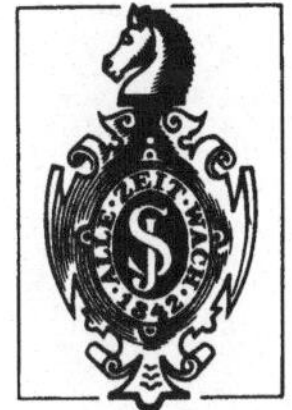

Belastungsblutdruck bei Hochdruckkranken

Ausmaß, Bedeutung und Konsequenzen für die Praxis

Herausgegeben von I.-W. Franz

Mit 79 Abbildungen

Springer-Verlag
Berlin Heidelberg New York 1981

Ass. Professor Dr. Ingomar-Werner Franz

Institut für Leistungsmedizin und kardiologische Abteilung
des Klinikums Charlottenburg der Freien Universität Berlin
Forckenbeckstraße 20, 1000 Berlin 33

ISBN-13:978-3-642-68080-9   e-ISBN-13:978-3-642-68079-3
DOI: 10.1007/978-3-642-68079-3

CIP-Kurztitelaufnahme der Deutschen Bibliothek. Belastungsblutdruck bei
Hochdruckkranken: Ausmaß, Bedeutung u. Konsequenzen für d. Praxis/hrsg.
von I.-W. Franz.-Berlin; Heidelberg; New York: Springer, 1981.
ISBN-13:978-3-642-68080-9

NE: Franz, Ingomar-Werner [Hrsg.]

2127/3140-543210

Vorwort

Der Risikofaktor „arterielle Hypertonie" stellt eine große Herausforderung an die präventive und kurative Medizin dar. So ist in Anbetracht der großen Zahl von geschätzten 6,3 Millionen Hochdruckkranken in der Bundesrepublik Deutschland und unter Berücksichtigung der Tatsache, daß von ihnen 40% unentdeckt und insgesamt nur 25% ausreichend behandelt sind, klar ersichtlich, wieweit wir davon entfernt sind, die Hochdruckkrankheit und somit die schwerwiegenden Folgeerkrankungen in den Griff zu bekommen. In zahlreichen epidemiologischen Studien wurde der direkte Zusammenhang zwischen Bluthochdruck und der Morbidität und Mortalität an Herz-Kreislauf-Erkrankungen nachgewiesen. So starben in der Bundesrepublik Deutschland etwa 40% aller Personen unter 65 Jahren an den Folgen der Hypertonie.

Sowohl aus präventivmedizinischer als auch aus sozialmedizinischer Sicht ist somit eine Lösung des Hypertonieproblems unerläßlich. Dieses läßt sich nur durch ein frühzeitiges Erfassen des erhöhten Blutdrucks und vor allen Dingen ein richtiges Einschätzen der ambulant gemessenen Blutdruckwerte erreichen. Hierbei ergeben sich jedoch erhebliche Probleme, da der Blutdruckwert als die zentrale Größe in der Diagnostik der arteriellen Hypertonie einer ausgeprägten Variabilität unterliegt. Je nach Tageszeit und der momentanen physischen und emotionellen Lage lassen sich erheblich unterschiedliche Blutdruckwerte erheben. So wird es verständlich, daß die Diagnosestellung besonders der Grenzwerthypertonie, der juvenilen labilen Hypertonie, aber auch des erhöhten Blutdrucks im Alter in der Praxis äußerst schwierig sein kann. Auf der anderen Seite bestehen für den behandelnden Arzt jedoch auch häufig Zweifel an der pathologischen Bedeutung und Behandlungsbedürftigkeit grenzwertig bis leicht erhöhter Blutdruckwerte. Bei dem üblicherweise fehlenden Beschwerdebild, besonders jugendlicher Patienten, wird der erhöht gemessene Blutdruck als Aufregungsblutdruck bagatellisiert und eine Kontrollmessung nicht durchgeführt. Aber auch bei eindeutig erhöhten Blutdruckwerten im Stadium I wird zum Teil, aufgrund der Unsicherheit bei der Beurteilung der Blutdruckwerte, eine antihypertensive Therapie nicht eingeleitet, obwohl gerade neuere amerikanische und australische Interventionsstudien zeigen konnten, daß besonders bei der leichten bis mittleren arteriellen Hypertonie die Mortalitätsrate signifikant gesenkt werden kann.

Eingedenk dieser Tatsachen forderte Wollheim 1975 in seinem Referat „50 Jahre Hochdruckforschung, Probleme und Ergebnisse" anläßlich der 1. Mitgliederversammlung der Deutschen Liga zur Bekämpfung des hohen Blutdrucks „für die positive Charakterisierung des essentiellen Hochdrucks sind weitere, klinisch objektivierbare Merkmale dringend erwünscht". Da aufgrund der großen Variabilität Blutdruckwerte strenggenommen nur miteinander vergleichbar sind bei möglichst gleichen äußeren Bedingungen, bietet sich zur Beurteilung der arteriellen Hypertonie eine ergometrische Untersuchung an, da diese objektive und reproduzierbare Ergebnisse gewährleistet. Dabei stellt sich aus diagnostischer Sicht zum einen die Frage, ob eine standardisierte ergometrische Untersuchung die Grenze zwischen willkürlich festgelegtem normalen und pathologischen Ruheblutdruck verdeutlichen kann und zum anderen, ob die prognostische Bewertung der Hochdruckerkrankung erleichtert wird.

So waren nicht nur die diagnostischen Probleme Anlaß dazu, den überhöhten Belastungsblutdruck von Hochdruckkranken in den Mittelpunkt eines Buchs zu stellen. Vielmehr drängt sich die Frage auf, ob der Risikofaktor arterielle Hypertonie nicht auch wesentlich mitbestimmt wird durch das Ausmaß, die Häufigkeit und Dauer der durch physische und psychische Alltagsbelastungen verursachten Blutdruckanstiege. Dieses gilt zum einen für die mögliche Progredienz vaskulärer Folgeerkrankungen, aber ganz besonders auch für die Gefahr akuter myokardialer Ereignisse bei Hochdruckkranken mit einer noch okkulten oder manifesten koronaren Herzerkrankung, da die überhöhten Belastungsblutdruckwerte gleichzeitig eine erhebliche Steigerung des myokardialen O_2-Verbrauchs bedeuten.

Konsequenterweise ergibt sich deshalb weiterhin die Frage, ob die Effizienz einer antihypertensiven Behandlung an der Senkung des Ruheblutdrucks gemessen werden sollte, oder ob nicht vielmehr das therapeutische Ziel einer blutdrucksenkenden Behandlung in Anbetracht der Häufigkeit der Belastungsreaktionen daraufhin gerichtet sein muß, gerade auch diese Blutdruckanstiege zu beeinflussen, um das Herz-Kreislauf-System zu entlasten.

Das Ausmaß der erhöhten Belastungsblutdrücke und die richtige therapeutische Beeinflussung ist nicht nur für die in Beruf und Freizeit körperlich aktiven Hochdruckkranken und für jene, die sich im Rahmen von präventiven und rehabilitativen Trainingsprogrammen sportlich betätigen von besonderer praktischer Bedeutung. Vielmehr gilt dieses für nahezu alle Hochdruckkranken, da es selbst bei kleinsten alltäglichen Verrichtungen zu deutlich überhöhten Blutdruckanstiegen kommen kann.

VI

Folgerichtig werden in diesem Buch schwerpunktmäßig das Ausmaß und die Beeinflussung des überhöhten Belastungsblutdrucks von Hochdruckkranken dargestellt und Konsequenzen für die tägliche Praxis abgeleitet. Dennoch wird auf eine sorgfältige Darstellung der pathogenetischen Faktoren und ganz besonders auch der diagnostischen und therapeutischen Maßnahmen in Anlehnung an die Empfehlungen der Deutschen Liga zur Bekämpfung des hohen Blutdrucks nicht verzichtet. Darüber hinaus werden die physiologischen und methodischen Grundlagen der Ergometrie besprochen, die eine Grundvoraussetzung für objektive und reproduzierbare Ergebnisse darstellen.

Die Grundlage dieses Buchs stellen überarbeitete und erweiterte Referate dar, die anläßlich eines Symposiums in Berlin gehalten wurden, welches unter der Schirmherrschaft der Deutschen Liga zur Bekämpfung des hohen Blutdrucks, der Akademie für ärztliche Fortbildung in der Ärztekammer Berlin und dem Deutschen Sportärztebund veranstaltet wurde. An dieser Stelle sei allen Autoren für die sachkundige und kooperative Zusammenarbeit gedankt, ohne die eine übersichtliche und umfassende Darstellung dieses komplexen Themas nicht möglich gewesen wäre. Mein besonderer Dank gilt dem Springer-Verlag und Herrn Dr. Wieczorek für die großzügige Unterstützung bei der Erstellung des Buches.

Berlin, im Januar 1981   I.-W. Franz

Inhaltsverzeichnis

IX. Hämodynamik bei der essentiellen Hypertonie in Ruhe und während Ergometrie und deren Beeinflussung durch Diuretika, β-Rezeptorenblocker und Vasodilatatoren. Von P. Lund-Johansen   107

X. Telemetrische Untersuchungen zum Ausmaß des Belastungsblutdrucks unbehandelter und behandelter Hochdruckkranker. Von B. Krönig   125

Referentenverzeichnis

Ass. Professor Dr. I.-W. Franz
Institut für Leistungsmedizin und kardiologische Abteilung des
Klinikums Charlottenburg der Freien Universität Berlin
Forckenbeckstraße 20, 1000 Berlin 33

Professor Dr. R. Gotzen
Medizinische Klinik und Poliklinik des Klinikums Steglitz
der Freien Universität Berlin
Hindenburgdamm 30, 1000 Berlin 45

Professor Dr. B. Krönig
Innere Abteilung des Evangelischen Elisabeth Krankenhauses
Theobaldstraße 12, 5500 Trier

Professor Dr. F. W. Lohmann
I. Innere Abteilung des Krankenhauses Neukölln
Rudower Straße 56, 1000 Berlin 47

Professor Dr. P. Lund-Johansen
Medical Department A, University of Bergen
N-5016 Haukeland-Sykehus, Bergen (Norwegen)

Professor Dr. H. Mellerowicz
Institut für Leistungsmedizin
Forckenbeckstraße 20, 1000 Berlin 33

Dr. R. Zerzawy
Medizinische Poliklinik der Universität Erlangen,
Östliche Stadtmauerstraße 29, 8520 Erlangen

I. Pathogenetische Faktoren bei der arteriellen Hypertonie

R. Gotzen

1. Einleitung

Bei der chronischen arteriellen Hypertonie wird nach ätiologischen Gesichtspunkten unterschieden zwischen einer primären essentiellen und einer sekundären Hypertonie (Tabelle 1). Zu den sekundären Hypertonien gehören die renalparenchymatösen Hypertonien bei beidseitigen und fakultativ einseitigen Nierenerkrankungen, die renovaskulären Hypertonien, die endokrinen Hypertonien bei Phäochromozytom, Conn- und Cushing-Syndrom und die Hypertonie bei Isthmusstenose der Aorta. Bei den sekundären Hypertonieformen kennen wir mit Ausnahme des Phäochromozytoms im Grunde genommen auch nur zusätzliche Krankheiten oder Funktionsstörungen, von denen wir annehmen, daß sie die Blutdrucksteigerung ausreichend erklären. Dieser bekannte ätiologische Zusammenhang der sekundären Hypertonieformen mit einer bestimmten Grundkrankheit darf jedoch nicht zu der Schlußfolgerung verleiten, daß hiermit auch die Pathogenese der arteriellen Hypertonie bekannt ist. Bei der essentiellen Hypertonie, die mit einem Anteil von 80–90% immer noch die häufigste Hochdruckform darstellt, gestehen wir uns schon mit der Bezeichnung ein, daß wir nichts oder nicht viel über ihre eigentliche Genese wissen.

2. Physiologische und pathophysiologische Grundlagen

Der Druck im arteriellen System ist eine Funktion des Herzminutenvolumens und des peripheren Widerstands. Eine Erhöhung des arteriellen Drucks kann grundsätzlich durch eine Steigerung des Herzminutenvolumens, eine Erhöhung des peripheren Widerstands oder eine Kombination beider Vorgänge zustandekommen. Der periphere Widerstand wird bestimmt durch den Gefäßwiderstand und die Blutviskosität. Der wesentliche Mechanismus, der bei untrainierten Menschen zur Erhöhung des Herzminutenvolumens führen kann, ist die Zunahme der Herfrequenz. Sie ist vorwiegend Folge einer erhöhten sympathoadrenergen Aktivität, die gleichzeitig am Herzen eine positiv-inotrope Wirkung hervorruft. Diese positiv-inotrope Wirkung kann ferner durch Zunahme der Kontraktionskraft des Herzmuskels das Schlagvolumen vergrößern. Unabhängig von diesen nervalen Einflüssen kann eine Zunahme des Schlagvolumens nach dem Frank-Starling-Mechanismus auch über eine Steigerung des Füllungs-

1

Tabelle 1. Einteilung der chronischen arteriellen Hypertonie

I. Primäre oder essentielle Hypertonie	ca. 80%
II. Sekundäre bzw. symptomatische Hypertonien	
1. renal-parenchymatös	ca. 15%
a) beidseitig	
b) fakultativ einseitig	
2. renovaskulär	ca. 5%
3. endokrin	ca. 1–2%
(Phäochromozytom, Conn- und Cushing-Syndrom)	
4. Isthmusstenose der Aorta	ca. 0,1%

drucks und damit der diastolischen Ventrikelfüllung erfolgen. Die Erhöhung des Füllungsdrucks kann schließlich durch eine Zunahme des Blutvolumens, eine Steigerung des Venentonus oder beide gleichzeitig auftretende Veränderungen hervorgerufen werden. Die glatte Muskulatur der arteriellen Widerstandsgefäße hat einen organspezifischen Basistonus, der auch im völlig denervierten Gefäß erhalten bleibt. Entsprechend der Stoffwechselintensität wird der basale Gefäßmuskeltonus und damit die Durchblutung dem Bedarf angepaßt. Bei gegebenem Blutbedarf reagiert dagegen die Gefäßmuskulatur auf eine Erhöhung des Blutdrucks und damit auch der Wandspannung der Widerstandsgefäße mit einer Verkürzung der Gefäßwandmuskulatur. Die dadurch hervorgerufene Erhöhung des Strömungswiderstands ist so bemessen, daß die Durchblutung konstant gehalten wird, unabhängig von akzidentellen Schwankungen des Blutdrucks. Dieser Vorgang wird auch als Autoregulation bezeichent. Bei erhöhtem Druck in den Gefäßen kommt es zu Strukturänderungen mit Hypertrophie der Muskularis. Das Verhältnis zwischen Mediadicke und Innenradius des Gefäßes nimmt zu. Wie Folkow [19, 20] zeigen konnte, erzeugt diese Änderung der Gefäßgeometrie eine Sensibilisierung: Auch bei unveränderter Empfindlichkeit der Muskelzelle führt ein „nomaler" konstriktorischer Impuls zu einer verstärkten Zuname des Strömungswiderstands und damit zu einem weiteren Anstieg des Blutdrucks. Es entwickelt sich ein Circulus vitiosus, der immer dann eingeleitet wird, wenn das Herzminutenvolumen stärker ansteigt, als es der Stoffwechselintensität der Peripherie entspricht.

3. Pathogenetische Faktoren

Die Hochdruckkrankheit ist eine Regulationskrankheit, an der vielfältige auslösende Faktoren beteiligt sein können. In Tabelle 2 sind Faktoren, die bei der Blutdruckregulation eine Rolle spielen können, aufgeführt (nach Marx [36]). Die Liste erhebt keineswegs Anspruch auf Vollständigkeit. Auf die Bedeutung einiger dieser Faktoren möchte ich im folgenden eingehen.

Tabelle 2. Alphabetische Liste der an der Blutdruckregulation beteiligten Faktoren (nach Marx [36])

Biochemische Substanzen	Hämodynamische Größen
Adrenalin	Arteriolendruck
Aldosteron	Blutmenge
Angiotensin I	Blutviskosität
Angiotensin II	Elastizität der Arterienwand
Angiotensin III	HZV
Angiotensinogen	Herzfrequenz
Angiotensin-Antagonisten	Nierendurchblutung
Bradykinin und andere Kinine	Schlagvolumen
Kallikrein	Venöser Rückstrom
Noradrenalin	Venentonus
PGE-Ketoreduktase	
Prorenin	*Organe, Gewebe*
Prostaglandin E_2	Barorezeptoren
Prostaglandin F_2 alpha	Großhirnrinde
Renin	Herz
	Mittelhirn
Exogene Substanzen	Nebennierenmark
Natrium (Na^+)	Nebennierenrinde
Wasser	Niere
	Nierenarterie
	Sympathische Ganglien und Neurone

3.1. Hämodynamik

Lange Zeit wurde angenommen, daß für die Entstehung der arteriellen Hypertonie hämodynamisch allein eine Erhöhung des peripheren Strömungswiderstands verantwortlich sei. Verbesserten diagnostischen Methoden mit der Möglichkeit einer genaueren ätiologischen Zuordnung und auch Berücksichtigung unterschiedlicher Schweregrade und Stadien der arteriellen Hypertonie war es zu verdanken, genauere Einblicke in das Kreislaufverhalten des Hypertonikers, vor allem auch in den frühen Phasen der Hochdruckentwicklung, zu gewinnen. Dabei zeigte sich, daß bei jüngeren Hypertonikern oder Patienten mit leichter und labiler Hypertonie häufig ein vergrößertes Herzzeitvolumen besteht. Durch umfangreiche hämodynamische Untersuchungen unserer Arbeitsgruppe konnte in Übereinstimmung mit anderen Untersuchern gezeigt werden, daß im Anfangsstadium der essentiellen Hypertonie und auch bei Patienten mit renovaskulärer Hypertonie das Herzminutenvolumen erhöht ist. Während bei der essentiellen Hypertonie der berechnete periphere Strömungswiderstand in der Regel normal ist, findet sich bei Patienten mit renovaskulärer Hypertonie gleichzeitig ein erhöhter Strömungswiderstand [3, 14, 16, 17, 21, 23, 33, 39, 40].

Ungeklärt ist, wodurch die Steigerung des Herzminutenvolumens in der Frühphase der Hochdruckentwicklung hervorgerufen wird. Grundsätzlich kommen hierfür folgende Mechanismen in Frage:

1. eine Erhöhung des Füllungsdrucks des Herzens durch Zunahme des Blutvolumens oder Venentonus;
2. eine Kontraktilitätssteigerung des Herzens.

Untersuchungen unserer Arbeitsgruppe [15] zu diesen Fragen haben zu folgenden Ergebnissen geführt:
1. Bei Patienten mit essentieller Hypertonie, sowohl beginnender als auch fortgeschrittener essentieller Hypertonie, und Patienten mit renovaskulärer Hypertonie besteht eine Verkleinerung des Blutvolumens. Die Verkleinerung des Blutvolumens beruht auf einer überwiegenden Abnahme des Plasmavolumens mit daraus resultierender Erhöhung des venösen Hämatokrits.
2. Der Quotient Körperhämatokrit/venöser Hämatokrit ist bei Patienten mit essentieller und renovaskulärer Hypertonie erniedrigt. Die veränderte Relation zwischen Körperhämatokrit und venösem Hämatokrit wird durch eine Zunahme oder weitere Verengung von kleinen Gefäßen hervorgerufen.

Weiterhin ergaben Untersuchungen bei der arteriellen Hypertonie des Menschen und bei der tierexperimentellen Hypertonie Hinweise auf eine herabgesetzte Kapazität des venösen Gefäßbetts [7, 25, 44, 45].
Eine Abnahme des Blutvolumens bei gleichzeitiger Abnahme der Dehnbarkeit des Kapazitätsgefäßsystems spricht für eine Konstriktion der Kapazitätsgefäße. Damit ist die Möglichkeit einer Herzminutenvolumensteigerung durch vermehrten venösen Rückfluß infolge Konstriktion der Kapazitätsgefäße gegeben. Der Nachweis eines normalen zentralen Venendrucks und einer Zunahme der Herzfrequenz bei diesen Untersuchungen spricht jedoch dafür, daß gleichzeitig adrenerge Einwirkungen am Herzen mit Steigerung der Kontraktilität und/oder Herzfrequenz wirksam sind.
Hieraus ergibt sich, daß im Anfangsstadium der essentiellen Hypertonie für die pathogenetischen Überlegungen an drei Stellen des Kreislaufs gleichzeitig vorliegende Veränderungen berücksichtigt werden müssen:
1. chronotrope und/oder inotrope Wirkungen am Herzen,
2. Tendenz zur Verengung der arteriellen Widerstandsgefäße und
3. Konstriktion der Kapazitätsgefäße.

Die stabile Phase der essentiellen Hypertonie ist dagegen gekennzeichnet durch eine Erhöhung des peripheren Gefäßwiderstands bei normalem oder vermindertem Herzminutenvolumen (Abb. 1). Gestützt auf tierexperimentelle Untersuchungen [10, 28–31] wird folgender Ablauf der hämodynamischen Veränderungen angenommen: Zunächst kommt es zu einer Steigerung des Herzminutenvolumens, wodurch eine disproportionale Mehrdurchblutung der peripheren Gewebe hervorgerufen wird. Die Folge der Mehrdurchblutung ist eine durch autoregulatorische Mechanismen ausgelöste Vasokonstriktion mit Zunahme des peripheren Strömungswiderstands. Durch zunächst funktionelle, später strukturelle Veränderungen der arteriellen Widerstandsgefäße wird dabei der anhaltende Anstieg des Blutdrucks hervorgerufen. Die Widerstandsgefäße können sich strukturell offenbar rasch an einen hohen Blutdruck anpassen, und morphologische Veränderungen als Reaktion auf eine vermehrte Druckbelastung sind bereits innerhalb einiger Wochen nachweisbar [18].
Die Kreislaufverhältnisse bei der renovaskulären Hypertonie stehen qualitativ in weitgehender Übereinstimmung mit diesen Veränderungen [14, 42]. Bei der

4

	HZV	PW	BV
labile essentielle Hypertonie	↑	N	↓
stabile essentielle Hypertonie	N	↑	↓
renovasculäre Hypertonie	↑	↑	↓
akute Glomerulonephritis	↑	N	↑
chron. renoparenchym. Erkrankung	N↓	↑	N↓
Phäochromozytom	N↑	↑	N↓
Conn-Syndrom	N↑	↑	N
Cushing-Syndrom	N	↑	↓

Abb. 1. Ruhehämodynamik bei verschiedenen Hypertonieformen (*HZV* #, Herzzeitvolumen; *PW*, # peripherer Strömungswiderstand; *BV*, # Blutvolumen)

akuten Glomerulonephritis beruht die meist ausgeprägte arterielle Blutdruckerhöhung auf einer Erhöhung des Herzminutenvolumens [13]. Gleichzeitig muß jedoch eine Kontraktionsbereitschaft der arteriellen Widerstandsgefäße vorliegen. Bei Hypertonie infolge chronischer Glomerulonephritis oder Pyelonephritis ohne höhergradige Anämie und Niereninsuffizienz wird meist nur eine Steigerung des Gefäßwiderstands als Ursache der arteriellen Druckerhöhung gesehen [8, 22, 38, 41].
Bei Patienten mit Cushing-Syndrom fanden wir ausschließlich eine Widerstandserhöhung [24]. Auffälligerweise ist auch bei diesen Patienten das Blutvolumen vermindert. Der Hochdruck beim Phäochromozytom und beim primären Aldosteronismus kann durch eine Zunahme des peripheren Widerstands und/oder des Herzzeitvolumens bewirkt werden [23, 35, 43].

3.2. Nierenfunktion

Vollhardt ist als erster aufgrund klinischer Überlegungen zu der Auffassung gekommen, daß Nierenkrankheiten dann und nur dann zu einem Hochdruck führen, wenn Nierendurchblutungsstörungen vorliegen. Diese Hypothese konnte durch die tierexperimentellen Untersuchungen am Modell des Goldblatthochdrucks gestützt werden. Ein Mißverhältnis zwischen der Kapazität der Nieren, Natrium auszuscheiden und der Natriumzufuhr, kann zu schwerer Hypertonie führen. Die Abhängigkeit der Blutdruckregulation von der Bilanzierung des Natrium- und Wasserhaushalts wurde von Guyton u. Mitarb. [26, 27] in bemerkenswerten experimentellen Untersuchungen veranschaulicht. Danach führen eine verminderte renale Ausscheidung von Natrium und Wasser, bzw. eine vermehrte Natriumzufuhr, über eine Vergrößerung des extrazellulären Flüssigkeitsvolumens und damit des Blutvolumens zu einer Steigerung des Herzminutenvolumens. Dadurch steigt der Blutdruck, die Niere wird unter höherem Druck perfundiert und die Ausscheidung von Natrium und Wasser nimmt zu. Dabei ist klar, daß bei einer normal funktionierenden Niere ein Anheben des Blutdrucks, über eine „Druckdiurese" den Blutdruck wieder zum ursprünglichen Niveau führt. Beim Hypertoniker ist die für eine ausgeglichene Natriumbilanz erforderliche Kochsalzausscheidung nur über eine Blutdruckerhöhung möglich, d. h. die Schwelle für die Druckdiurese und Natriurese ist bei Patienten mit essentieller Hypertonie nach oben verschoben. Hieraus muß der Schluß gezogen werden, daß bei Patienten mit essentieller Hypertonie die Funktionscharakteristik der Niere nicht normal sein kann. Für diese Annahme sprechen auch neuere Untersuchungen von Bianchi u. Mitarb. [4, 5], die bei normotensiven Kindern von hochdruckkranken Eltern eine signifikante Erhöhung des renalen Plasmaflusses nachweisen konnten. Wir konnten in Übereinstimmung mit einigen anderen Untersuchergruppen bei jüngeren Patienten mit essentieller Hypertonie ebenfalls eine Zunahme des renalen Plasmaflusscs feststellen. Es wird weiteren Untersuchungen vorbehalten sein, zu klären, ob nicht diskrete, funktionelle Nierenstörungen bei der Genese der essentiellen Hypertonie eine entscheidende Rolle spielen.

3.3. Renin-Angiotensin-Aldosteron-System

Es kann heute als gesichert angesehen werden, daß dem Renin-Angiotensin-System bei der Pathogenese der Mehrzahl aller Fälle von arterieller Hypertonie primär keine Bedeutung zukommt. Es gibt im Grunde nur wenige Hochdruckformen, bei denen das Renin-Angiotensin-System eine Rolle spielt. Gesichert oder sehr wahrscheinlich ist (nach Bock [6]) eine unmittelbare Beteiligung des Renin-Angiotensin-Systems an der Hochdruckentstehung oder -aufrechterhaltung bei folgenden Krankheitsbildern:
1. Renin-sezernierende Tumoren
2. renovaskuläre Hypertonie (mit Ausnahmen)
3. einseitige Nierenparenchymerkrankungen (häufige Ausnahmen)
4. maligne Hypertonie (mit Ausnahmen).
Mit Hilfe jetzt verfügbarer Hemmstoffe des Renin-Angiotensin-Systems sind neue Ansätze möglich, um in klinischen Studien die Bedeutung des Renin-Angiotensin-Systems zu untersuchen. So gibt es Hemmstoffe des Angiotensin-Converting-Enzyms, welche die Bildung von Angiotensin II aus Angiotensin I verhindern, und kompetitive Antagonisten der Wirkung von Angiotensin II.

6

Die Bedeutung des Aldosterons und anderer Mineralokortikoide für die Pathogenese der arteriellen Hypertonie ist nach wie vor unklar. Es ist anzunehmen, daß nicht so sehr deren volumenexpandierende Wirkung als vielmehr direkte Wirkungen an Widerstandsgefäßen zur Hypertonieentwicklung beitragen.

3.4. Natriumhaushalt

Zahlreiche Beobachtungen sprechen dafür, daß Kochsalz bzw. Natrium in der Pathogenese der essentiellen Hypertonie wie auch der meisten sekundären Hypertonieformen, bedeutsam sind. So führen eine streng kochsalzarme Diät oder die Verabreichung natriuretisch wirkender Medikamente häufig zu einem Blutdruckabfall. Außerdem ist die Höhe durchschnittlicher Kochsalzaufnahme in verschiedenen Bevölkerungsgruppen positiv mit der Inzidenz der Hochdruckerkrankung korreliert. Die Beobachtung aber, daß längst nicht bei allen Menschen die Zufuhr größerer Kochsalzmengen zur Entwicklung eines Hochdrucks führt, spricht für eine unterschiedliche Kochsalzempfindlichkeit. Gestützt auf tierexperimentelle Untersuchungen muß angenommen werden, daß es eine genetisch determinierte Kochsalzempfindlichkeit gibt [11]. Über welche Mechanismen Natrium zur Blutdrucksteigerung führt, ist noch ungeklärt. Für seinen zumindest permissiven Einfluß sprechen jedoch eine Reihe von Beobachtungen, wie die Erhöhung des Natriumgehalts in den Erythrozyten und der glatten Gefäßmuskulatur von essentiellen Hypertonikern. Interessant ist in dem Zusammenhang, daß nicht nur bei Patienten mit essentieller Hypertonie, sondern auch bei Normotonikern mit familiärer Hochdruckbelastung ein erhöhter Natriumeinstrom in die Erythrozyten festgestellt werden konnte. Diese Untersuchungsergebnisse lassen an eine angeborene Natriumstoffwechselstörung bei Patienten mit essentieller Hypertonie denken.

3.5. Sympathikusaktivität und Katecholamine

Gesichert ist die ursächliche Bedeutung der Katecholamine für die Pathogenese der Blutdrucksteigerung beim Phäochromozytom bzw. bei Katecholamin-produzierenden Tumoren. Die vom Tumor des chromaffinen Gewebes vermehrt sezernierten Katecholamine Adrenalin und/oder Noradrenalin bedingen den intermittierenden oder dauernden Hochdruck. Welche Bedeutung die Katecholamine bei anderen Hochdruckformen, vor allem bei der essentiellen Hypertonie haben, ist letztlich noch nicht geklärt. Mehrere Autoren fanden bei einem Teil der Patienten mit essentieller Hypertonie erhöhte Noradrenalin- oder totale Katecholaminspiegel im Plasma oder Urin. Andere beobachteten dagegen weitgehend normale Werte [2, 12, 32, 47, 48, 49]. Die Unterschiede könnten zum Teil dadurch erklärt werden, daß bei der Beurteilung die diätetische Natriumzufuhr und das Alter des Patienten nicht ausreichend Berücksichtigung fanden. So nehmen bei normotonen Erwachsenen Plasma- und Urin-Noradrenalin mit zunehmendem Alter sowie unter starker Natriumrestriktion zu. In neueren Studien, in denen das Alter der Patienten als modulierender Faktor in Betracht gezogen wurde, wurde die Plasma-Noradrenalin-Konzentration bei den meisten Patienten mit Grenzwert oder etablierter essentieller Hypertonie als normal beurteilt [47, 48]. Selbst der Nachweis einer Erhöhung der Plasma-Katecholamin-Konzentration ist jedoch nicht beweisend für einen durch primär zentrale Mechanismen ausgelösten erhöhten Sympathikotonus.

Generell ist für die Bewertung normaler oder erhöhter Plasma-Katecholamin-Konzentrationen die Tatsache von Wichtigkeit, daß einzelne Gefäßgebiete schon in der Frühphase der essentiellen Hypertonie eine erhöhte Ansprechbarkeit gegenüber pressorischen Reizen aufweisen.

3.6. Prostaglandine

Schon seit langem wird diskutiert, ob bei der Pathogenese der arteriellen Hypertonie eine verminderte renale Synthese von vasodepressorischen Substanzen wie den Prostaglandinen eine Rolle spielen könnte. Je nach Lokalisation (Systemarteriolen, renale Gefäße, Kapazitätsgefäße) könnten Störungen des Prostaglandinsystems zu einem erhöhten peripheren Gefäßwiderstand und zu einem Abfall des renalen Blutflusses mit Störung der Natriumausscheidung beitragen. Eine Anzahl von Prostaglandin-Lipid-ähnlichen Hormonen wurde in jüngster Vergangenheit intensiv erforscht. Darunter waren wenigstens zwei Substanzen, die an der Blutdruckregulation beteiligt sind (pgE 2 und pgF 2α). Von einigen Untersuchern konnte bei Patienten mit essentieller Hypertonie eine Erniedrigung der renalen Prostaglandinsynthese nachgewiesen werden. Ob es sich bei den Veränderungen der Prostaglandinsynthese um primäre Störungen handelt oder aber um sekundäre Veränderungen im Sinne beginnender blutdruckbedingter Gefäßschäden, läßt sich zum derzeitigen Zeitpunkt nicht sagen [1, 46]).

3.7. Kallikrein-Kinin-System

Durch Nierenkallikreine wird Bradykinin freigesetzt. Die wesentlichen Wirkungen von Bradykinin sind Dilatation der Arterien, Konstriktion der Venen und Steigerung der renalen Natriumausscheidung [37]. Von einzelnen Untersuchern [34] wurde bei Patienten mit essentieller Hypertonie eine vermindarte Ausscheidung von Kallikrein festgestellt. Bei Patienten mit primärem Aldosteronismus ist die Kallikrein-Ausscheidung im Harn erhöht [9].

4. Literatur

1. Abe K, Yasujima M, Chiba S, Irokawa N, Ito T, Yoshinage K (1977) Effect of furosemide on urinary excretion of prostaglandin E in normal volunteers and patients with essential hypertension. Prostaglandins 14:513
2. Axelrod J (1976) Catecholamines and hypertension. Clin Sci Mol Med 51 (Suppl. 3):415
3. Bello CT, Sevy RW, Harakal C (1965) Varying hemodynamic patterns in essential hypertension. Am J Sci 250:24
4. Bianchi G, Picotta GB, Bracchi G, Cusi M (1978) Familial hypertension and hormonal profile, renal haemodynamics and body fluids of young normotensive subjects. Clin Sci Mol Med 55:367

5. Bianchi G, Gatti M, Ferrari P, Picotti GB (1979) A renal abnormality as a possible cause of „essential" hypertension. Lancet I:173
6. Bock KD (1979) Pathogenetische Faktoren bei arterieller Hypertonie. In: Gotzen R, Lohmann FW (Hrsg), Hoher Blutdruck. Springer, Berlin Heidelberg New York, S 22
7. Brod J, Cachovan M, Harmjanz D, Hundeshagen H, Pixberg HU, Herbst B (1974) Das Kapazitätssystem beim Hochdruck. Verh Dtsch Ges Inn Med 80:146
8. Brod J, Cachovan M, Bahlmann J, Celsen B, Sippel B, Hundeshagen H (1975) Haemodynamics basis of hypertension in chronic non-uraemic parenchymatous renal disease. In: Proceedings of VIth International Congress of Nephrology, Abstracts of Symposia, p 62
9. Carretero OA, Scilli AG (1978) The renal kallikrein-kinin-system in human and in experimental hypertension. Klin Wochenschr 56 (Suppl II):113
10. Coleman RG, Granger HJ, Guyton AC (1971) Wholebody circulatory autoregulation and hypertension. Circ Res 28 (Suppl II):76
11. Dahl LK (1972) Salt and hypertension. Am J Clin Nutr 25:231
12. DeQuattro V, Campese V, Miura Y, Meijer D (1975) Biochemical markers of sympathetic nerve activity and renin in primary hypertension. In: Berglund G, Hansson L, Werkö L (eds) Pathophysiology and management of arterial hypertension. Lindgren & Söner AB, Mölndal, p 23
13. De Fazio V, Christensen RC, Regem TJ, Baer LJ, Monta V, Hellems HK (1959) Circulatory changes in acute glomerulonephritis. Circulation 20:190
14. Dissmann Th, Gotzen R, Molzahn M, Lohmann FW, Schwab M (1970) Kreislaufmechanik bei essentieller und renovaskulärer Hypertonie. Arch Kreislaufforsch 63:226
15. Dissmann Th, Gotzen R, Neuber K, Offermann B, Schwab M (1971) Das Erythrozyten- und Plasmavolumen, sowie die Relation zwischen Körperhämatokrit und venösem Hämatokrit, in verschiedenen Stadien der essentiellen und bei renovaskulärer Hypertonie. Klin Wochenschr 49:915
16. Eich RH, Peters RJ, Cuddy RP, Smulyan H, Lyons RH (1962) The hemodynamics in labile hypertension. Am Heart J 63:1888
17. Finkielman S, Worcel M, Agrest A (1965) Hemodynamic pattern in essential hypertension. Circulation 31:356
18. Folkow B, Sivertsson R (1968) Adaptive changes in reactivity and wall/luman ratio in cat blood vessels exposed to prolonged transmural pressure difference. Life Sci 7:1283
19. Folkow B, Hallbäck M, Lundgren Y, Sivertsson R, Weiss L (1973) Importance of adaptive changes in vascular design for establishment of primary hypertension, studied in man and in spontaneously hypertensive rats. Circ Res 32–33 (Suppl 1):2
20. Folkow B (1977) Strukturelle Anpassung peripherer Blutgefäße bei der Entstehung eines hohen Blutdruckes. In: Dietz R, Ganten D, Hofbauer KG, Lüth JB (Hrsg) Essentieller Hochdruck und seine Behandlung. Schattauer, Stuttgart New York: S 64
21. Frohlich ED, Ulrych M, Tarazi RC, Dustan HP, Page IH (1967) A hemodynamic comparison of essential and renovascular hypertension. Cardiac output and total peripheral resistance: Supine and tiled patients. Circulation 35:289
22. Frohlich ED, Ulrych M, Tarazi RC, Dustan HP, Page IH (1968) Hemodynamics of renal arterial diseases and hypertension. Am J Med Sci 255:29
23. Frohlich ED, Tarazi RC, Dustan HP (1969) Re-examination of the hemodynamics of hypertension. Am J Med Sci 257:9
24. Gotzen R, Dissmann Th, Lohmann FW, Molzahn M, Kalinke J (1971) Blutvolumen und Kreislaufmechanik bei der arteriellen Hypertonie des Cushing-Syndroms. Klin Wochenschr 49:19
25. Gotzen R, Herberg C, Schultze G, Lohmann FW (1971) Statischer Druck, Blutvolumen und zentralvenöser Druck bei renovaskulärer Hypertonie. Arch Kreislaufforsch 66:66
26. Guyton AC, Goleman TG, Cowley AW, Norman RA, Manning RD, Liard JF (1973) Relationship of fluid and electrolytes to arterial pressure control and hypertension: quantitative analysis of an infinite-gain feeedback system. In: Onesti G, Kim KE, Moyer JH (eds), Hypertension: Mechanismus and management Grune & Stratton, New York, p 25
27. Guyton AC, Young DB, DeClue JW, Trippodo N, Hall JE (1975) Fluid balance, renal function, and blood pressure. Clin Nephrol 4:122
28. Ledingham JM, Cohen RD (1962) Circulatory changes during the reserval of experimental hypertension. Clin Sci 22:69

29. Ledingham JM, Pelling D (1967) Cardiac output and peripheral resistance in experimental renal hypertension. Circ Res 20–21 (Suppl II):187
30. Ledingham JM, Pelling D (1970) Hemodynamic and other studies in the renoprival hypertensive rat. J Physiol (Lond) 210:230
31. Ledingham JM (1971) Mechanism in renal hypertension. Proc R Soc Med 64:409
32. Louis WJ, Jarrott B, Doyle AE (1975) The role of the autonomic nervous system in human hypertension: studies in essential hypertension and in phaeochromocytoma. In: Berglund G, Hansson L, Werkö L (eds) Pathophysiology and management of arterial hypertension. Lindgren & Söner AB, Mölndal, p 16
33. Lund-Johansen P (1966) Hemodynamics response to exercise in patients with arterial hypertension. Acta Med Scand 180 (Suppl 458):1
34. Margolius HS, Horwitz D, Pisano JJ, Keiser HR (1976) Relationships among urinary kallikrein, mineralocorticoids and human hypertensive disease. Fed Proc 35:203
35. Marsen B, Dissmann Th, Oelkers W, Lohmann FW, Molzahn M, Gotzen R (1971) Endokrinologische und Kreislaufbefunde bei einem Fall von primären Aldosteronismus. Dtsch Med Wochenschr 96:951
36. Marx JL (1976) Hypertension: a complex disease with complex causes. Science 194:821
37. Mills IH, Macfarlane NAA, Ward PE, Obika LFO (1976) The renal kallikrein-kinin system and the regulation of salt and water excretion. Fed Proc 35:181
38. Onesti G, Kim EK, Fernandes M, Neff MS, Mitteldorf St, Swartz Ch (1975) Haemodynamic alterations in hypertension of renal parenchymal disease. In: Milliez P, Safar M (eds) Recent advances in hypertension. Beaugency, p 227
39. Safar ME, Fendler JP, Weil B, Idatte JM, Beuve-Mary P, Milliez P (1970) Étude hémodynamique de l'hypertension artérielle labile. Presse Med 78:111
40. Sannerstedt R (1966) Hemodynamic response to exercise in patients with arterial hypertension. Acta Med Scand 180 (Suppl 458):1
41. Schneider KW (1966) Sind die Veränderungen der Hämodynamik unter Angiotensin ein Modell für die renale Hypertonie? In: Wolff H-P, Krück F (Hrsg) Aktuelle Probleme der Nephrologie. Springer, Berlin Heidelberg New York, S 230
42. Tarazi RC, Frohlich ED, Dustan HP (1973) Contribution of cardiac output to renovascular hypertension in man. Relation to surgical treatment. Am J Cardiol 31:600
43. Tarazi RC, Ibrahim MM, Bravo EL, Dustan HP (1973) Hemodynamic characteristics of primary aldosteronism. N Engl J Med 289:1330
44. Ulrych M (1976) The role of vascular capacitance in the genesis of essential hypertension. Clin Sci Mol Med 51:203
45. Walsh JA, Hyman Ch, Maronde RF (1969) Venous distensibility in essential hypertension. Cardiovasc Res 2:338
46. Weber PC, Scherer B, Lange H-H, Held E, Schnermann J (1978) Renal prostaglandins and renin release: Relationship to regulation of electrolyte excretion and blood pressure. In: Proc. VIIth Int. Congr. of Nephrology, Montreal 1978
47. Weidmann P, Keusch G, Flammer J (1979) Increased ratio between changes in blood pressure and plasma norepinephrine in essential hypertension. J Clin Endocrinol Metab 48:729
48. Weidmann P, Grimm M, Meier A (1980) Pathogenic and therapeutic significance of cardiovascular pressor reactivity as related to plasma catecholamines in borderline and established essential hypertension. Clin Exp Hypertension 2:427
49. Zanchetti A (1975) Neurohormonal factors in the pathophysiology of arterial hypertension: an introduction. In: Berglund G, Hansson L, Werkö L (eds) Pathophysiology and management of arterial hypertension. Lindgren & Söner AB, Mölndal, p 10

II. Diagnostische Maßnahmen bei der arteriellen Hypertonie

R. Gotzen

1. Einleitung

Eine Blutdruckerhöhung ist mit Hilfe der Blutdruckmessung auf einfache Weise feststellbar. Dann beginnen jedoch die Probleme und Schwierigkeiten. Zunächst ist zu klären, ob eine Hochdruckkrankheit im engeren Sinne vorliegt oder nicht. Nicht zur Hochdruckkrankheit im engeren Sinne zählen definitonsgemäß temporäre Blutdrucksteigerungen bei emotionalen Einflüssen, Erkrankungen des zentralen Nervensystems und Schwangerschaftstoxikose sowie permanente, vorwiegend systolische Blutdrucksteigerungen bei Hyperthyreose, hochgradiger Bradykardie, Aortenklappeninsuffizienz und Elastizitätsverlust der großen Gefäße. Diese Blutdrucksteigerungen führen nicht zu den typischen Hochdruckkomplikationen am Herzen und Gefäßsystem. Eine differentialdiagnostische Abgrenzung ist mit Hilfe der Anamnese und des klinischen Untersuchungsbefunds möglich und aus prognostischen und praktisch-therapeutischen Gründen wichtig.

Die diagnostischen Ziele bei der Hochdruckkrankheit (= chronische arterielle Erhöhung des Blutdrucks) sind:

1. Klärung der Hochdruckursache,
2. Beurteilung des Hochdruckschweregrads und
3. Erfassung weiterer Risikofaktoren (Diabetes mellitus, Fettstoffwechselstörungen, Hyperurikämie, Übergewicht, Rauchen).

Der Sinn der Kausaldiagnostik besteht ausschließlich darin, die Hochdruckformen herauszufinden, die einer ursächlichen, d. h. in der Regel chirurgisch heilbaren oder besserungsfähigen Behandlung zugängig sind. Zu den potentiell chirurgisch heilbaren oder besserungsfähigen Hypertonien gehören: die einseitige Schrumpfniere, die renovaskuläre Hypertonie, die endokrinen Hypertonien (Phäochromozytom, Conn-Syndrom und Cushing-Syndrom) und die Isthmusstenose der Aorta.

Der Anteil der sekundären Hypertonien am Gesamtkrankengut der Hypertoniker ist klein. Die Zahl der kausal behandelbaren Patienten mit arterieller Hypertonie wird dadurch noch kleiner, daß längst nicht alle sekundären Hypertonien chirurgisch behandelbar sind. Hieraus ergibt sich, daß aufwendigere diagnostische Maßnahmen medizinisch und ökonomisch nur dann vertretbar sind, wenn Alter und Allgemeinzustand des Patienten eine Operation möglich und der Schweregrad bzw. die medikamentöse Behandelbarkeit der Hypertonie gegebenenfalls eine Operation sinnvoll und notwendig erscheinen lassen. Ein basisdiagnostisches Untersuchungsprogramm sollte folgende Forderungen erfüllen:

1. Zumindest verdachtsmäßige Erfassung der potentiell chirurgisch behandelbaren sekundären Hypertonien.
2. Die verwendeten Untersuchungsverfahren sollten möglichst wenig falsch-negative Ergebnisse liefern.
3. Die Untersuchungen müssen in jeder Praxis durchführbar sein.

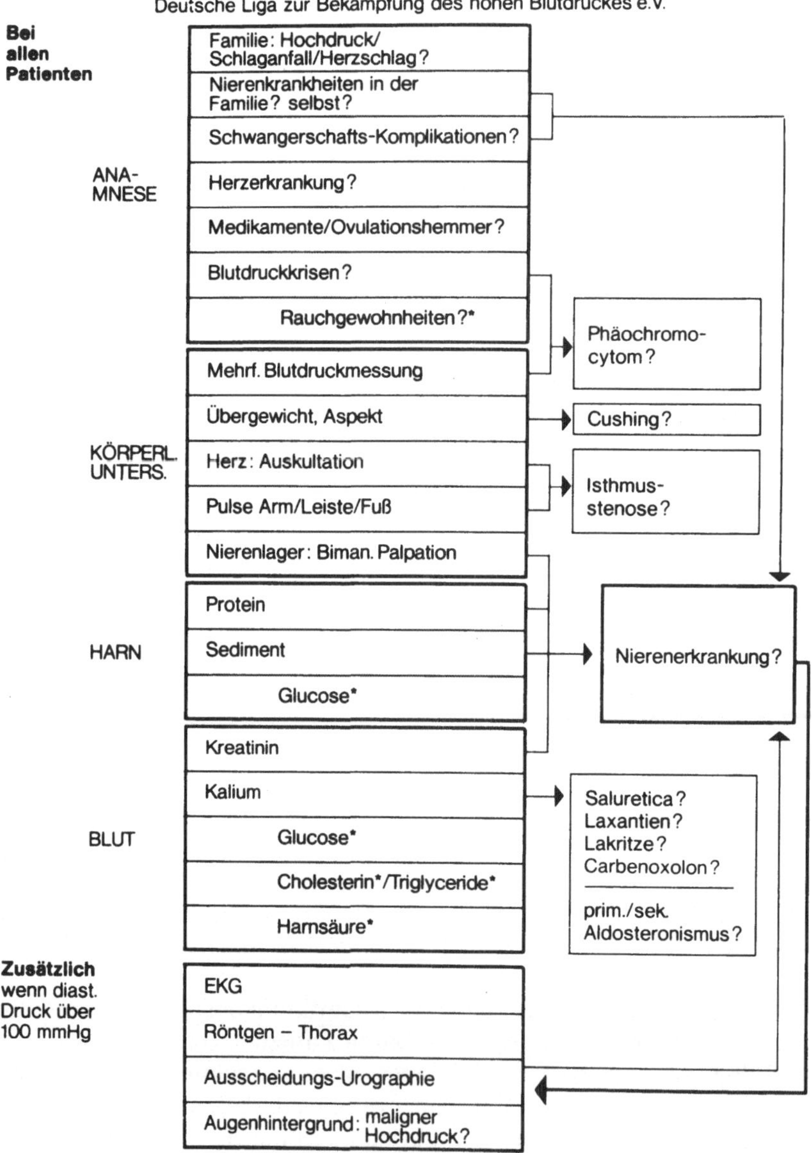

*Zur Hochdruckdiagnostik nicht unbedingt erforderliche, aber zur Erfassung weiterer kardiovaskulärer Risikofaktoren empfehlenswerte Untersuchungen.

Abb. 1. Schema „Empfehlungen zur Basisdiagnostik des Hochdrucks"

12

Unter Berücksichtigung dieser Kriterien wurde von der Deutschen Liga zur Bekämpfung des hohen Blutdrucks ein basisdiagnostisches Programm (Abb. 1) erarbeitet, welches auch in der Praxis die Möglichkeit gibt, zahlreiche Hochdruckformen ohne großen finanziellen und apparativen Aufwand zu diagnostizieren. Es handelt sich selbstverständlich nur um ein Minimalprogramm unter dem speziellen Gesichtspunkt der Hochdruckdiagnostik [1].

2. Basisdiagnostik des Hochdrucks

2.1. Anamnese

Im Rahmen der Anamneseerhebung interessieren vor allem Fragen nach der Hochdruckdauer sowie in der Familienanamnese Angaben über Hochdruck oder Hochdruckkomplikationen (Schlaganfall, Herzinfarkt). Eine familiäre Häufung von Bluthochdruck findet sich bei der essentiellen Hypertonie. Eine diskriminierende Bedeutung kommt dieser Information jedoch nicht zu, da auch z. B. bei Patienten mit renalen Hypertonien häufig eine familiäre Belastung nachzuweisen ist. Jugendliches Alter der Patienten macht eine essentielle Hypertonie eher unwahrscheinlich und erfordert den Ausschluß einer Organursache des Hochdrucks.

Eine schnelle Entwicklung des Hochdrucks ebenso wie eine maligne Hypertonie lassen vor allem bei leerer Nierenanamnese in erster Linie an das Vorliegen einer renovaskulären Hypertonie denken. Nierenkrankheiten, Schwangerschaftskomplikationen oder Eiweißausscheidungen im Urin können generell auf eine renale Genese des Hochdrucks hinweisen.

Wichtig ist auch, die Einnahme von blutdrucksteigernden Medikamenten sowie von Ovulationshemmern auszuschließen. Die Angabe, daß sich der Bluthochdruck nach Einnahme von Ovulationshemmern verschlimmert habe bzw. seit der Einnahme von Ovulationshemmern erst aufgetreten sei, verdient dabei große Bedeutung. Ggf. müssen Ovulationshemmer probatorisch für etwa 3 Monate abgesetzt werden, was häufig allein schon zu einer Blutdrucknormalisierung führt.

Blutdruckkrisen lassen an das Vorliegen eines Phäochromozytoms denken. Es muß jedoch betont werden, daß beim Phäochromozytom häufig, d. h. in etwa 50% der Fälle ein Dauerhochdruck besteht. Häufige anamnestische Angaben bei Phäochromozytom-Patienten sind: Kopfschmerzen, Schweißausbrüche, Herzklopfen, Gesichts- oder allgemeine Hautblässe, Angstgefühl, Tremor und Erbrechen. Blutdruckkrisen treten nicht selten im Zusammenhang mit der Betätigung der Bauchpresse (Miktion, Defäkation), bei plötzlichen Drehbewegungen des Kopfes sowie nach Alkohol- und Nikotinabusus auf. Bei vielen Phäochromozytom-Trägern fehlen jedoch alle diese Hinweise [5, 12, 14, 19, 22].

2.2. Körperliche Untersuchung

Wichtig sind mehrfache Blutdruckmessungen im Liegen *und* im Stehen bzw. im
Sitzen. Wenigstens einmal sollte bei jedem Hypertonie-Patienten eine vergleichende Blutdruckmessung an beiden Armen erfolgen. Bei weiteren Messungen
genügt die Blutdruckmessung an dem Arm, an dem die höheren Blutdruckwerte
ermittelt wurden. Evtl., vor allem bei Nachweis abgeschwächter Fußpulse, ist
auch eine Blutdruckmessung am Bein erforderlich. Auf diese Weise läßt sich im
Zusammenhang mit dem kardialen Auskultationsbefund die Isthmusstenose der
Aorta verdachtsmäßig erfassen.
Neben der Isthmusstenose der Aorta können aufgrund der *körperlichen Untersuchung* noch folgende Hochdruckursachen vermutet werden: einmal das Voll-
bild des Cushing-Syndroms aufgrund des äußeren Aspekts mit dem charakteristischen Habitus der Patienten (Rubor, Facies lunata, Büffelnacken, Stammfett-
sucht bei Atrophie der Extremitätenmuskulatur), und das Vorliegen von Zy-
stennieren aufgrund bimanueller Palpation der Nierenlager.

2.3. Laboruntersuchungen

Unzuverlässigkeiten der Anamnese und körperlichen Untersuchungsmöglich-
keiten sowie generell die Symptomarmut gerade bei renalen Hypertonien machen zur Erfassung einer Nierenerkrankung weitere Untersuchungen unbedingt
erforderlich. Als Suchteste eignen sich hierfür insbesondere die qualitative und
evtl. quantitative Eiweißbestimmung im Harn, Sedimentuntersuchungen und
die Bestimmung des Serum-Kreatinins zur Beurteilung der globalen Nierenfunktion. Harnstoff- oder Harnstoff-N-Konzentrationen im Blut sind von der
Eiweißzufuhr abhängig, weshalb die Bestimmung dieser Parameter für die Basisdiagnostik weniger geeignet erscheint.
Eine Hypokaliämie, welche an einen Mineralokortikoid-Hochdruck denken
läßt, sollte allerdings nur dann zu weiteren diagnostischen Konsequenzen führen, wenn eine medikamentöse Ursache ausgeschlossen ist. Häufige Ursachen
einer medikamentös induzierten Hypokaliämie sind: Saluretika-Einnahme,
chronischer Laxantien-Abusus und Biogastrone-Medikation. Zur Beurteilung
der Serum-Kalium-Werte ist es ggf. erforderlich, diese Medikamente für mindestens 14 Tage vor der geplanten Elektrolytbestimmung abzusetzten.
Die in Abb. 1 aufgeführten weiteren laborchemischen Parameter Glukose,
Cholesterin bzw. Triglyceride und Harnsäure im Blut dienen der Erfassung
weiterer kardiovaskulärer Risikofaktoren und sind für die Kausaldiagnostik der
Hypertonie entbehrlich.
Ein besonderes schwieriges Problem im Rahmen der Basisdiagnostik des Hoch-
drucks stellt die verdachtsmäßige Erfassung des Phäochromozytoms dar, bei
dem die klinische Symptomatik in Abhängigkeit vom Krankheitsstadium und
Ausmaß der Noradrenalin- bzw. Adrenalinsekretion sehr vieldeutig sein kann
[5, 22]. Wichtigste Grundlage für die Diagnose eines Phäochromozytoms ist der
Nachweis einer erhöhten Ausscheidung von Katecholaminen und/oder ihrer
Metaboliten (Metanephrine oder Vanillinmandelsäure) im Urin [1, 6, 22, 27].
Als Routineverfahren kommen diese Untersuchungen allerdings wegen der un-

befriedigenden Kosten-Nutzen-Relation nicht in Frage. Solange keine ausreichend zuverlässigen Schnellteste für die Praxis zur Verfügung stehen, an denen z. Z. jedoch gearbeitet wird und die in Erprobung sind, ist eine Patientenselektion für diese Hormonanalysen unumgänglich.

Wichtige Indikationen zur Bestimmung der Katecholamine und/oder ihrer Metaboliten im Urin sind neben den bereits bei der Anamnese besprochenen Hinweisen:

1. Blutdruckkrisen bei normalem oder erhöhtem Ruheblutdruck,
2. ungeklärte Tachykardien, paroxysmal oder permanent bei labiler oder stabiler Hypertonie sowie Neigung zur Orthostase,
3. therapieresistente arterielle Hypertonien,
4. stärkere Blutdruckanstiege nach Einnahme von Reserpin oder Guanethidin sowie nach Einleitung einer Narkose.

Je jünger ein Patient mit anamnestischen Blutdruckkrisen oder einer konstanten Blutdruckerhöhung ist, um so eher sollte ein Phäochromozytom ausgeschlossen werden, während bei älteren Patienten nur schwere und therapieresistente Hypertonien eine solche Diagnostik im strengen Sinne erforderlich machen. Der Tumorverdacht ist um so mehr begründet, wenn die Patienten über eine Gewichtsabnahme klagen, Glukosetoleranz-Störungen aufweisen bzw. eine Neurofibromatose haben.

Laborchemische Gründe machen es notwendig, daß mindestens 8–10 Tage vor Bestimmung der Katecholamine bzw. ihrer Metaboliten im Urin Alpha-Methyl-Dopa-haltige Medikamente abgesetzt werden müssen [10].

2.4. Zusätzliche Untersuchungen

In Abhängigkeit von der Blutdruckhöhe und dem Lebensalter der Patienten sind folgende zusätzliche Untersuchungen im Rahmen der Basisdiagnostik zu erwägen: Elektrokardiogramm, Röntgenuntersuchung der Thoraxorgane, Ausscheidungsurographie und Augenhintergrunduntersuchung.

2.4.1. Elektrokardiogramm

Mit Hilfe des Elektrokardiogramms soll der Frage nachgegangen werden, ob Zeichen der Linksherzbelastung (Linkspositionstyp, Linkshypertrophie, pathologischer Linkstyp) nachweisbar sind. Hierdurch lassen sich im Zusammenhang mit der Röntgenuntersuchung der Thoraxorgane wichtige Hinweise auf Auswirkungen des Hochdrucks am Herzen gewinnen.

2.4.2. Röntgenuntersuchung der Thoraxorgane

Die Röntgenuntersuchung der Thoraxorgane dient der Frage nach Herzgröße und Herzform und damit der Suche nach kardialen Auswirkungen des bestehenden Hochdrucks, der Überprüfung der Aorta (Aortenisthmusstenose, Aortensklerose?) sowie dem Nachweis oder Ausschluß von Rippenusuren als indirektem Hinweis auf das Vorliegen einer Isthmusstenose der Aorta.

Eine Ausscheidungsurographie, zweckmäßigerweise mit Früh- und Spätaufnahmen, ist unter folgenden Voraussetzungen angeraten:
1. bei positiver Nierenanamnese und/oder klinischen Hinweisen für eine Nierenerkrankung.
2. bei Patienten unter 50 Jahren mit diastolischen Blutdruckwerten über 100 mm Hg,
3. bei Patienten über 50 Jahre mit schwerer und therapieresistenter Hypertonie.
Aus praktischer Sicht ist auf die Durchführung eines Ausscheidungsurogramms bei jüngeren Patienten mit leichteren Hypertonien und bei älteren Patienten mit gut behandelbaren Hypertonien verzichtbar. Das Ausscheidungsurogramm kann in Verbindung mit Früh- und evtl. Spätaufnahmen gleichzeitig Hinweise auf das Vorliegen einer Nierenarterienstenose liefern. Entsprechend den Ergebnissen der amerikanischen „Cooperative Study of Renovascular Hypertension" [2, 21] ist folgende Befundkonstellation im Minutenurogramm auf eine einseitige Nierenarterienstenose verdächtig:
1. eine Differenz der Nierenlängsdurchmesser, wobei die betroffene Niere um mindestens 1,5 cm kleiner ist als die kontralaterale Niere,
2. eine verzögert einsetzende Kontrastmittelausscheidung oder verminderte Kontrastmitteldichte im Kelchsystem der befallenen Niere auf den Frühaufnahmen,
3. eine vermehrte Kontrastmitteldichte im Nierenbeckenkelchsystem der befallenen Niere auf den Spätaufnahmen.
Es muß jedoch ausdrücklich betont werden, daß ein unauffälliges Früh- und Späturogramm bei einem Hypertonie-Patienten sowohl eine funktionell wirksame einseitige Nierenarterienstenose als auch beiderseitige Nierenarterienstenosen keineswegs ausschließt, weshalb die Indikation zur Nierenarteriographie nicht allein vom Ergebnis des Minutenurogramms abhängig gemacht werden kann [2, 17]. Dennoch hat diese Untersuchung als Suchtest im Rahmen der Hochdruckdiagnostik zum gegenwärtigen Zeitpunkt einen höheren Stellenwert als z. B. nuklearmedizinische Untersuchungsverfahren der Nieren, die wegen des geringeren Zeit- und Kostenaufwands eigentlich zu bevorzugen wären. Die Gründe hierfür sind: Einmal haben die bisher zur Verfügung stehenden nuklearmedizinischen Untersuchungen (131-Jod-Hippuran-Nephrographie bzw. Sequenzszintigraphie mit 131-Jod-Hippuran oder Pertechnetrat) keineswegs eine größere Aussagekraft und höhere Trefferquote (die Zahl der falsch-positiven und falsch-negativen Befunde liegt sogar höher) und zum anderen lassen sich mit Hilfe des Urogramms in jedem Fall sehr wertvolle Hinweise über die Morphologie der Nieren und ableitenden Harnwege gewinnen [4, 13, 20, 21, 29].

2.4.4. Untersuchung des Augenhintergrunds

Bei der Untersuchung des Augenhintergrunds geht es im Rahmen der Hochdruckdiagnostik in erster Linie darum, festzustellen, ob Hinweise für eine maligne Hypertonie gegeben sind (Nachweis von Parenchymveränderungen der Netzhaut in Form von Blutungen, Netzhautherden, Cotton-Wool-Herden und Papillenveränderungen in Form von Papillenunschärfe bzw. Hinweise für Papillenödem).

2.4.5. Schlußfolgerungen

Mit Hilfe des besprochenen Basisprogramms lassen sich die meisten sekundären Hypertonien zumindest verdachtsmäßig erfassen, Schweregrad und mögliche Komplikationen des Hochdrucks abschätzen und evtl. weitere Risikofaktoren aufdecken. Die schwierigsten Probleme im Rahmen der Basisdiagnostik stellen zweifellos die Erfassung des Phäochromozytoms dar, sofern man nicht gleich bei jedem Patienten eine eingehende Hormonanalyse vornehmen will, und die Indikationsstellung zur Ausscheidungsurographie. Medizinisch ist es aber durchaus vertretbar, bei älteren Hypertonie-Patienten auf diese und andere aufwendigere Untersuchungen von vornherein zu verzichten und zunächst einen medikamentösen Behandlungsversuch zu machen.

3. Spezielle Diagnostik bei arterieller Hypertonie

Weitergehende speziellere Untersuchungsverfahren, die kosten- und zeitaufwendig sind und in der Regel eine stationäre Aufnahme erforderlich machen, sollten ausschließlich auf die Hypertonie-Patienten beschränkt werden, deren Lebensalter und Allgemeinzustand eine Operation möglich und Hochdruckschweregrad bzw. medikamentöse Behandelbarkeit der Hypertonie eine Operation ggf. sinnvoll und notwendig erscheinen lassen. Verallgemeinernd läßt sich sagen, daß, je jünger der Patient und je schwerer der Hochdruck sind, um so intensiver die Bemühungen zur diagnostischen Abklärung sein sollten.
Folgende *fakultative Untersuchungen* kommen dabei in Frage (Tabelle 1).

Tabelle 1. Fakultative Untersuchungen bei arterieller Hypertonie

---

1. Bei Verdacht auf renovaskuläre Hypertonie
   Nierenarteriographie, evtl. Renin (seitengetrennt im Nierenvenenblut, peripheres Blut), Saralasin-Test

2. Bei Verdacht auf endokrine Hypertonie
   a) Phäochromozytom
      Katecholamine bzw. VMS im 24-Std.-Urin (Nur in Ausnahmefällen: Provokationsteste –
      Tyramin-Test, Glucagon-Test, –)
   b) Cushing-Syndrom
      Plasmacortisol (Morgenwert) vor und nach Dexamethason, evtl. ACTH im Plasma, Metopiron-Test
   c) Conn-Syndrom
      Aldosteron (Sekretions- und/oder Exkretionsrate)
      Plasmarenin (Ruhe, Stimulation)
      evtl. Aldosteron seitengetrennt im NN-Venenblut
Bei biochem. Sicherung der Diagnosen (a–c): NN-Arteriographie/Phlebographie/Szintigraphie

3. Bei Verdacht auf Aortenisthmusstenose
   Angio-Kardiographie

3.1. Verdacht auf renovaskuläre Hypertonie

Zum morphologischen Nachweis einer Nierenarterienstenose ist eine Nierenarteriographie erforderlich. In Tabelle 2 sind unter Berücksichtigung der bereits
angesprochenen Kriterien die Indikationen zur Nierenarteriographie zusammengefaßt. Der morphologische Nachweis einer Nierenarterienstenose sagt
noch nichts darüber aus, ob die Nierenarterienstenose Ursache oder Folge des
Hochdrucks ist. Zur Beurteilung dieser Frage sind besondere Funktionsteste
erforderlich.
Zur Prüfung der hämodynamischen Wirksamkeit der Nierenarterienstenose hat
die seitengetrennte Reninbestimmung im Nierenvenenblut die größte Aussagekraft [11, 18, 31, 32]. Bei einer hämodynamisch wirksamen Nierenarterienstenose steigt die Plasma-Renin-Aktivität im Venenblut der betroffenen Niere
durch a) Mehrsekretion von Renin und/oder b) Verminderung des renalen
Blutflusses mehr oder weniger stark an. Bei starker Mehrsekretion ist die
Plasma-Renin-Aktivität auch im peripheren Venenblut erhöht. Liegt der Nie-
renvenen-Renin-Quotient (Plasma-Renin-Aktivität der befallenen Seite divi-
diert durch die der kontralateralen Nierenvene) über 1,5 bis 2,0, ist eine erhebliche hämodynamische Wirksamkeit des Gefäßdefekts und die Möglichkeit der
operativen Heilung oder Besserung wahrscheinlich. Bei fehlender Seitendifferenz der Reninaktivität im Nierenvenenblut sollte zunächst von einer Operation
abgesehen und das Ergebnis eines medikamentösen Behandlungsversuchs abge-
wartet werden. Das gleiche gilt für Patienten mit bds. Nierenarterienstenosen,
sofern nicht zur Aufrechterhaltung oder Besserung der globalen Nierenfunktion
eine revaskularisierende Operation angeraten erscheint.
Seitengetrennte quantitative Nierenfunktionsproben (Howard-, Rapoport- und
Stamey-Test) werden heute zur Beurteilung der hämodynamischen Wirksamkeit einer Nierenarterienstenose nicht mehr verwendet. Ihre Aussagefähigkeit
ist geringer als die der seitengetrennten Reninbestimmung im Nierenvenenblut.
In Erprobung ist z. Z. ein pharmakologischer Test, bei dem Saralasin, welches
kompetitiv Angiotensin II an den Rezeptoren hemmt, als Suchtest für eine
Angiotensin-abhängige Hypertonie angewandt wird. Zuverlässigkeit und praktische Anwendbarkeit dieses Testes müssen jedoch noch weiteren Prüfungen
unterzogen werden [3, 9, 25, 26, 30].

Tabelle 2. Indikationen zur Nierenarteriographie im Rahmen der Hochdruckdiagnostik

Voraussetzung: Eine Operation ist klinisch notwendig und möglich

a) Bei Hypertoniepatienten mit Verdacht auf eine Nierenarterienstenose auf Grund der Basisun-
tersuchungen (Seitendifferenz im i.v. Pyelogramm bzw. einseitig kleine Niere, Hypokaliämie).

b) Bei jüngeren Patienten (<50 Jahre) mit diastolischen Blutdruckwerten von >110 mm Hg.

c) Bei älteren Patienten (>50 Jahre) mit schwerer und konservativ nicht zu beeinflussender Hypertonie.

d) Bei Patienten mit einer sich schnell entwickelnden malignen Hypertonie.

e) Bei Patienten, bei denen plötzlich die bisherige und wirksame antihypertensive Therapie nicht
mehr ausreicht.

f) Bei Patienten mit plötzlicher Hypertonie bei klinischen Hinweisen für einen Niereninfarkt.

3.2. Verdacht auf endokrine Hypertonie

3.2.1. Phäochromozytom

Zur diagnostischen Sicherung des Phäochromozytoms ist die Bestimmung der Katecholamine und/oder ihrer Metaboliten (Metanephrine oder Vanillinmandelsäure) im Urin erforderlich [6, 27]. Beim Phäochromozytom mit Dauerhypertonie sind dabei immer hochsignifikant erhöhte Werte nachweisbar, während bei Blutdruckkrisen im normotonen Intervall die Katecholamine normal sein können. Läßt sich bei klinischem Verdacht auf ein Phäochromozytom mit Blutdruckkrisen im normotonen Intervall keine erhöhte Katecholamin-Ausscheidung nachweisen, sollte man dem Patienten zunächst ein entsprechend präpariertes Gefäß mitgeben und ihn auffordern, in direktem zeitlichen Zusammenhang mit der nächsten Blutdruckkrise bzw. einer entsprechend verdächtigen Symptomatik den Urin über 24 Stunden zu sammeln. Auf diese Weise läßt sich häufig die Diagnose sichern.

Nur bei dringendem klinischen Verdacht und selten auftretenden Blutdruckkrisen können evtl. im normotonen Intervall Provokationsteste (Tyramin-Test, Glucagon-Test) in Verbindung mit der Bestimmung der Plasma-Katecholamine durchgeführt werden. Da diese Teste zeitaufwendig, unzuverlässig und auch nicht risikolos sind, sollten sie nur in Ausnahmefällen – selbstverständlich unter stationärer Kontrolle – zur Anwendung kommen. In Verbindung mit der gleichzeitigen Bestimmung der Plasma-Katecholamine können diese Provokationsteste zur Prophylaxe einer Anfallssymptomatik auch unter dem Schutz von oral verabreichten Alpha- (und Beta) Rezeptorenblockern vorgenommen werden [23].

Nach biochemischer Sicherung der Diagnose erfolgt die Lokalisationsdiagnostik (in etwa 80% der Fälle wächst ein Phäochromozytom in der Marksubstanz der Nebennieren, in etwa 20% extraadrenal). Hierzu sind neben dem Ausscheidungsurogramm kombiniert mit Schichtaufnahmen der Nieren eine Nebennierenarteriographie oder evtl. Phlebographie erforderlich. Da hierbei Blutdruckkrisen ausgelöst werden können, sollten entsprechende Vorsichtsmaßnahmen getroffen werden (Bereitstellung von Regitin). Wenn bei sehr kleinen Tumoren mit Hilfe der Nebennierenarteriographie und Phlebographie kein Tumornachweis gelingt (oder ein extraabdominell gelegener Tumor vermutet werden muß), empfiehlt sich die etagenweise Blutentnahme aus der V. cava zur Katecholamin-Bestimmung und Tumorlokalisation [22, 32]. Durch Konzentrationsunterschiede kann auf diese Weise die Lage auch radiologisch nicht nachweisbarer Tumoren eingegrenzt werden.

Welche Bedeutung dem in Entwicklung befindlichen szintigraphischen Verfahren unter Anwendung von C 14-markiertem Dopamin, welches vom Tumorgewebe aufgenommen wird, bei der Lokalisation vor allem multipler und metastasierender Phäochromozytome zukommt, läßt sich zum augenblicklichen Zeitpunkt noch nicht entscheiden [7].

3.2.2. Cushing-Syndrom

Die Diagnose des Cushing-Syndroms wird gesichert durch den Nachweis eines erhöhten Plasma-Cortisols mit Verlust des normalen Tag-Nacht-Rhythmus sowie fehlender Suppression des Cortisol-Spiegels nach einer abendlichen Dexamethason-Gabe von 2 mg (Dexamethason-Kurztest). Zur Unterscheidung zwischen bilateraler Hyperplasie und autonomer Sekretion infolge Adenom oder Karzinom der Nebennierenrinde können der Dexamethason-Test, ggf. die Bestimmung des ACTH-Plasma-Spiegels und evtl. der Metopiron-Test durchgeführt werden [15, 24, 28, 32].
Das Prinzip des Dexamethason-Hemmtestes besteht darin, das Plasma-Cortisol bzw. evtl. die 17-Hydroxy-Kortikosteroide im Urin vor und nach Hemmung von ACTH mit verschiedenen Dosen Dexamethason zu bestimmen. Ist die Ursache des Cushing-Syndroms eine bilaterale Nebennierenrindenhyperplasie, dann erfolgt mit höheren Dosen von Dexamethason eine Suppression des Plasma-Cortisols bzw. der Kortikoid-Ausscheidung im Urin, während bei autonomer Sekretion (Adenom oder Karzinom) auch mit hohen Dexamethason-Dosen keine Suppression erfolgt. Gesunde zeigen schon mit 2 mg Dexamethason/Tag eine starke Suppression des Plasma-Cortisols bzw. der Kortikoid-Ausscheidung im Urin.
Das Prinzip des Metopiron-Tests beruht auf einer Verminderung der Cortisol-Produktion durch Hemmung der 11-Beta-Hydroxylase. Hierdurch kommt es zu einer Stimulierung der ACTH-Sekretion bei bilateraler Nebennierenrindenhyperplasie, nicht aber beim Tumor, bei dem ACTH chronisch supprimiert ist. Das vermehrte ACTH bei der Hyperplasie steigert die Synthese von Cortisol-Vorstufen, die mit Hilfe der Bestimmung der 17-Hydroxy-Kortikosteroid-Ausscheidung im Urin erfaßt werden [32].
Zur Lokalisationsdiagnostik empfiehlt sich die Nebennierenarterio- bzw. Phlebographie. Weiterhin besteht die Möglichkeit der szintigraphischen Darstellung der Nebennierenrinde mit Jod-131-Cholesterol, wodurch eine Differenzierung zwischen Adenomen und Hyperplasien möglich ist. Entscheidender Nachteil dieser Methode ist jedoch, daß das injizierte Jod-131-Cholesterol in allen Steroid-produzierenden Geweben angereichert wird und somit zu einer sehr hohen Strahlenbelastung der Gonaden führt [9]. Somit kommt die Anwendung dieser Untersuchungsmethode bei jüngeren Patienten nicht in Frage.

3.2.3. Conn-Syndrom (primärer Aldosteronismus)

Für das Vorliegen eines Conn-Syndroms (primärer Aldosteronismus) spricht die biochemische Konstellation einer erhöhten Aldosteron-Sekretions- und/oder Exkretionsrate und einer verminderten und nur wenig stimulierbaren Plasma-Renin-Aktivität. Die Differentialdiagnose zwischen den beiden Hauptformen des primären Aldosteronismus, dem solitären Adenom und der nodulären Hyperplasie, die im Hinblick auf die operativen Heilungschancen von großer Bedeutung ist, kann große Schwierigkeiten bereiten. Zur Differenzierung eignen sich am besten die Plasma-Aldosteron-Bestimmung vor und nach aktiver Orthostase, wobei die Plasma-Aldosteron-Konzentration bei Vorliegen einer Hyperplasie in Orthostase signifikant ansteigt [32] und besser noch die Nebennierenphlebographie kombiniert, mit einer seitengetrennten Bestimmung des Aldosterons im Nebennierenvenenblut. Die seitengetrennte Bestimmung des Plasma-Aldosterons im Nebennierenvenenblut ist die sicherste Methode zur Differenzierung zwischen einem Adenom und einer Hyperplasie. Einziger Nachteil ist, daß nicht in allen Fällen eine Sondierung beider Nebennierenvenen gelingt. Bei Vorliegen eines solitären Adenoms finden sich auf der Tumorseite im Nebennierenvenenblut hohe Hormonkonzentrationen bei niedrigen Hormonkonzentrationen auf der kontralateralen Seite. Sind diese Untersuchungsmethoden nicht durchführbar, kann evtl. eine szintigraphische Darstellung der Nebennieren mit Jod-131-Cholesterol versucht werden. Die differentialdiagnostische Treffsicherheit diese Verfahrens soll bei 60–70% liegen. Auf die wesentlichen Nachteile dieser Methode wurde bereits eingegangen.

3.2.4. Verdacht auf Aortenisthmusstenose

Angiographie, wodurch die Diagnose gesichert und Aussagen über die Lokalisation und Ausdehnung der Stenose gemacht werden können.

4. Literatur

1. Bock KD (1975) Die Differentialdiagnose des Hochdrucks. Med Klin 70:67
2. Bookstein JJ, Abrams HL, Buenger RE, Lecky J, Stanley SF, Reiss MD, Bleifer KH, Klatte ED, Varady PD, Maxwell MH (1972) Radiologic aspects of renovascular hypertension. JAMA 220:1218 (Part I) and 1225 (Part II)
3. Case DB, Wallace JM, Keim HJ, Sealey JE, Laragh JH (1976) Usefulness and limitations of saralasin, a partial competitive agonist of angiotensin II for evaluating the renin and sodium factors in hypertensive patients. Am J Med 60:825
4. Dietrich W-R, Schmidt PKH, Schneider G, Gorka H, Bones H (1973) Der Wert der Isotopennephrographie für die Diagnostik hormonell aktiver Nierenarterienstenosen. Dtsch Gesundh.-Wes 28:733
5. Gifford RW jr (1969) Evaluation of the hypertensive patient with emphasis on detecting curable causes. Milbank Mem Fund Q 47:170
6. Greeff K Strobach H (1970) Diagnose des Phäochromocytoms und Neuroblastoms durch Bestimmung von Noradrenalin, Adrenalin und deren Metaboliten im Harn. Herz/Kreisl 2:431
7. Harrison TS, Freier DT, Cohen EL (1974) Recurrent pheochromocytoma. Arch Surg 108:45
8. Helber A, Dvorak K, Winkelmann W, Meurer KA, Würz H, Dickmans A, (1975) ^{131}J-Cholesterin-Szintigraphie der Nebennieren. Dtsch Med Wochenschr 100:2524
9. Helber A, Hummerich W, Bönner G, Meurer KA, Moritz G (1977) Saralasin-Test, Nierenvenenrenin und seitengetrennte Nierendurchblutung bei renovaskulärer Hypertonie. Verh Dtsch Ges Kreislaufforsch 43:15
10. Hengstmann JH, Dengler HJ (1975) Der Einfluß von Antihypertensiva auf die Ausscheidung von Katecholaminen und ihren Metaboliten und seine Bedeutung für die Diagnostik des Phäochromozytoms. Dtsch Med Wochenschr 100:2349
11. Hussain RA, Gifford RW, Stewart BH, Meaney TF, Lawrence JM, Donald GV, Humphrey DC (1973) Differential renal venous renin activity in diagnosis of renovascular hypertension. Review of 29 cases. Am J Cardiol 32:707
12. Jahnecke J (1974) Risikofaktor Hypertonie. Studienreihe Boehringer, Mannheim
13. Kean JM, Schlegel JU (1972) The use of a scintillation camera system for screening of hypertensive Patients. J Urol 108:12
14. Kirkendall WM, Liechty RD, Culp DA (1965) Diagnosis and treatment of patients with pheochromocytoma. Arch Intern Med 115:529

15. Kley HK (1977) Aktuelle endokrinologische Diagnostik. Das Nebennierenrindensystem. Dtsch Ärztebl 74:207
16. Lohmann FW, Dissmann Th, Gotzen R, Molzahn M, Oelkers W, Bachmann D, Grohme S (1970) Praktische Erfahrungen bei 312 nephroangiographierten Patienten mit Hypertonie. Arch Kreislaufforsch 63:90
17. Lohmann FW, Dissmann Th, Gotzen R (1974) Die Bedeutung des intravenösen Pyelogramms für die Funktionsdiagnostik bei Hypertoniepatienten mit Nierenarterienstenose. Verh Dtsch Ges Inn Med 80:301
18. Lohmann FW, Dissmann Th, Gotzen R, Molzahn M, Oelkers W, Rücker G, Baumgärtel H, Bachmann D (1971) Funktionsdiagnostik und Spätergebnisse bei operierten Hypertonie-Patienten mit Nierenarterienstenose. Dtsch Med Wochenschr 96:1347
19. Lynch JD, Shep SG, Bernatz PE, Re Mine WH, Harrison EG jr. (1972) Neurofibromatosis and hypertension due to pheochromocytoma or renal artery stenosis. Minn Med 55:25
20. Maxwell MH, Lupu AN, Taplin V (1968) Radioisotope renogram in renal arterial hypertension. J Urol 100:376
21. Maxwell MH (1975) Cooperative study of renovascular hypertension: current status. Kidney Int 8:153
22. Meurer KA, Lang R, Kaufmann W (1975) Das Phäochromocytom. Nieren und Hochdruckkr 5:187
23. Mühlhoff G, Sack H (1976) Zur Problematik von Provokationstesten beim Phäochromozytom. Med Welt 27:1179
24. Philipp Th (1976) Spezielle Hochdruckdiagnostik im Krankenhaus. Therapiewoche 26:1114
25. Plas DT, Frederick DM, Frank S, George SD jr. (1971) A specific competitive antagonist of the vascular action of angiotensin II. Circ Res 29:664
26. Röckel A, Wernze H, Sabel B, Heidland A (1977) Kritische Analyse des Saralasintestes in der Differentialdiagnostik der Hypertonie. Klin Wochenschr 55:651
27. Sack H (1970) Das Phäochromocytom. Herz/Kreisl 2:437
28. Schoen R, Südhof H (1965) Biochemische Befunde in der Differentialdiagnose innerer Krankheiten. Thieme, Stuttgart
29. Stolle E, Gotzen R, Khalil M (1977) Der Wert des Frühurogramms bei der Abklärung einer arteriellen Hypertonie. Fortschr Röntgenstr 127:238
30. Streeten DHP, Anderson GH, Freiberg FM, Dalakos TG (1975) Angiotensin antagonist in diagnosing angiotensinogenic hypertension. Engl J Med 292:657
31. Vaughan ED, Bühler FR, Laragh JH, Sealey JE, Bear L, Bard RH (1973) Renovascular hypertension: renin measurements to indicate hypersecretion and contralateral suppression, estimate renal plasma flow and score for surgical curability. Am J Med 55:402
32. Vetter H (1976) Spezielle Diagnostik bei Hypertonie. Therapiewoche 26:6854
33. Wolff HP (1973) Die Differentialdiagnose der Hypertonien. Therapiewoche 12:985

III. Blutdruckvariabilität bei Hochdruckkranken – Ergebnisse telemetrischer Langzeitmessungen*

B. Krönig

1. Einleitung

Es gibt kaum eine Größe des körperlichen Befunds, die einer so starken Variabilität unterliegt, wie der arterielle Blutdruck. Dies gilt sowohl für Blutdruckgesunde, als auch in besonderem Maße für Hochdruckkranke. Eine Einzelmessung kann immer nur als „Momentaufnahme" aus dem weiten Spektrum der alltäglich vorkommenden Blutdruckwerte angesehen werden [15, 23]. Die tatsächliche Druckbelastung des Herz-Kreislauf-Systems – und damit das Ausmaß des „Risikofaktors Hypertonie" bei der Entstehung arteriosklerotischer Folgeerkrankungen – läßt sich somit am besten durch eine Vielzahl von Meßwerten unter möglichst verschiedenen Bedingungen abschätzen [19].
Die wichtigsten Ursachen der alltäglichen Blutdruckvariabilität sind:
a) emotionelle Einflüsse [13, 36, 39, 46, 47, 52],
b) Reaktionen auf Lagewechsel und körperliche Belastungen [5, 11, 26, 28, 41, 42, 43, 49, 54] sowie
c) tageszeitliche Schwankungen [8, 25, 27, 31, 33, 37, 38, 44, 53].
Modifizierend wirken sich ferner Änderungen im Schlaf-Wach-Rhythmus [32, 50], in der Körperhaltung und im Ablauf vegetativer Funktionen (z. B. Blasen- und Mastdarmfüllung) aus. Auch sind Blutdruckausgangslage und Lebensalter als modifizierende Faktoren anzusehen [4, 13, 29].
Die Blutdruckvariabilität wurde aus Gründen der unmittelbaren Verständlichkeit und in Anknüpfung an zahlreiche Ergebnisse der Literatur [5, 8, 17, 27, 31, 33, 38, 44, 52] in mm Hg und zwar als Differenz (ΔP) zweier unterschiedlich definierter Mittelwerte (z. B. Ruheblutdruck am Abend liegend minus niedrigstem Blutdruck im Schlaf) getrennt für den systolischen und diastolischen Wert angegeben. Der von Birkenhäger u. Mitarb. [6] vorgeschlagenen Definition – Differenz zwischen höchstem und niedrigstem Wert in Prozent des höchsten Werts, zusammengezogen in einem prozentualen Mittelwert für systolischen und diastolischen Druck – konnten wir uns auch deshalb nicht anschließen, da daraus die tatsächlichen Blutdruckverhältnisse und die konsekutive Entspannung bzw. Druckbelastung des Herz-Kreislauf-Systems nur bedingt ablesbar sind.
Unter Anwendung der Mikrokatheterblutdrucktelemetrie [22], die es gestattet, den Blutdruck am frei-sich-bewegenden Probanden kontinuierlich intraarteriell

---

* Auszugsweise Darstellung aus der gleichlautenden Habilitationsschrift des Autors [19]

zu messen, versuchten wir im Rahmen systematischer Untersuchungen an drei
Kollektiven hochdruckkranker Patienten die folgenden Fragen zu beantworten:
a) Wie unterscheiden sich die Ruheblutdruckprofile bei verschiedenen Hyper-
   tonieschweregraden und welches Ausmaß erreicht die Ruheblutdruckvariabilität innerhalb von 24 Stunden?
b) Wie weit wirken sich alltägliche Belastungen, z. B. aktive Orthostase, Gehen
   zu ebener Erde und Treppensteigen, modifizierend auf die jeweiligen Ruheblutdruckprofile aus und inwieweit bestehen tageszeitliche Unterschiede in
   der Blutdruckreaktion?
c) Inwieweit sind Ruhe- und Belastungsblutdruck sowie Blutdruckvariabilität
   altersabhängig?

2. Untersuchungsmethode und Patienten

Zur Beantwortung der Fragen wurden 102 unausgewählte Patienten mit essentieller arterieller Hypertonie untersucht, die primär unbehandelt waren, bzw.
bei denen eine antihypertensive Pharmakotherapie mindestens 10 Tage vor der
Untersuchung abgesetzt worden war. Entsprechend der Einteilung der Weltge-
sundheitsorganisation [51] ergab sich eine Klassifizierung von 15 Patienten des
WHO-Stadiums I, 69 Patienten des WHO-Stadiums II und 18 Patienten des
WHO-Stadiums III. Die Aufteilung in Altersklassen und Geschlecht war in
allen drei Gruppen etwa gleich; im *Tagesmittel* – bezüglich der Einzelheiten
dieses aus einer mindestens 24stündigen intraarteriellen Langzeitmessung ge-
wonnenen Wertes sei auf die Originalarbeit verwiesen [19] – ergab sich für die
Patienten des WHO-Stadiums I ein Druck von 142,3/82,7, für jene des WHO-
Stadiums II 173,5/87,0 und für die Patienten des WHO-Stadiums III 217,8/
119,6 mm Hg.
Demgegenüber waren die indirekt gemessenen Blutdrücke bei stationärer Aufnahme der Patienten wesentlich höher ausgefallen, und zwar im Mittel 168,3/
99,8 für WHO I, 193,1/114,9 für WHO II und 220,8/131,1 mm Hg für
WHO III.
Die Untersuchung umfaßte eine kontinuierliche intraarterielle Messung am
frei-sich-bewegenden Probanden mit der von uns eingeführten Mikrokatheterblutdrucktelemetrie [22]. Die Dauer betrug mindestens 24 Stunden und umfaßte neben einer regulären Nachtruhe mehrfach die Vornahme sog. „normierter oder standardisierter Perioden" alltäglicher Belastung während des Tags,
etwa zu den Zeiten 7.00 bis 8.00 Uhr, 8.00 bis 9.00 Uhr, 13.00 bis 14.00 Uhr,
18.00 bis 19.00 Uhr, bzw. am folgenden Morgen wieder ca. 7.00 bis 8.00 Uhr.
Im einzelnen bestanden diese normierten bzw. standardisierten Perioden
(Abb. 1) aus jeweils 10 Minuten aktiver Orthostase und Gehen zu ebener Erde
sowie einmal Treppensteigen über zwei Stockwerke, eingeleitet und gefolgt von
einer 20minütigen Ruhepause im Liegen. Aus den Originalregistrierungen wurden – in jeder Aktionsphase dreimal – durch geometrische Mittelung über
jeweils 1 Minute – bzw. bei Belastung durch Treppensteigen über drei einzelne
Pulse – eine Mehrzahl von Blutdruckwerten festgehalten, die zwecks statisti-

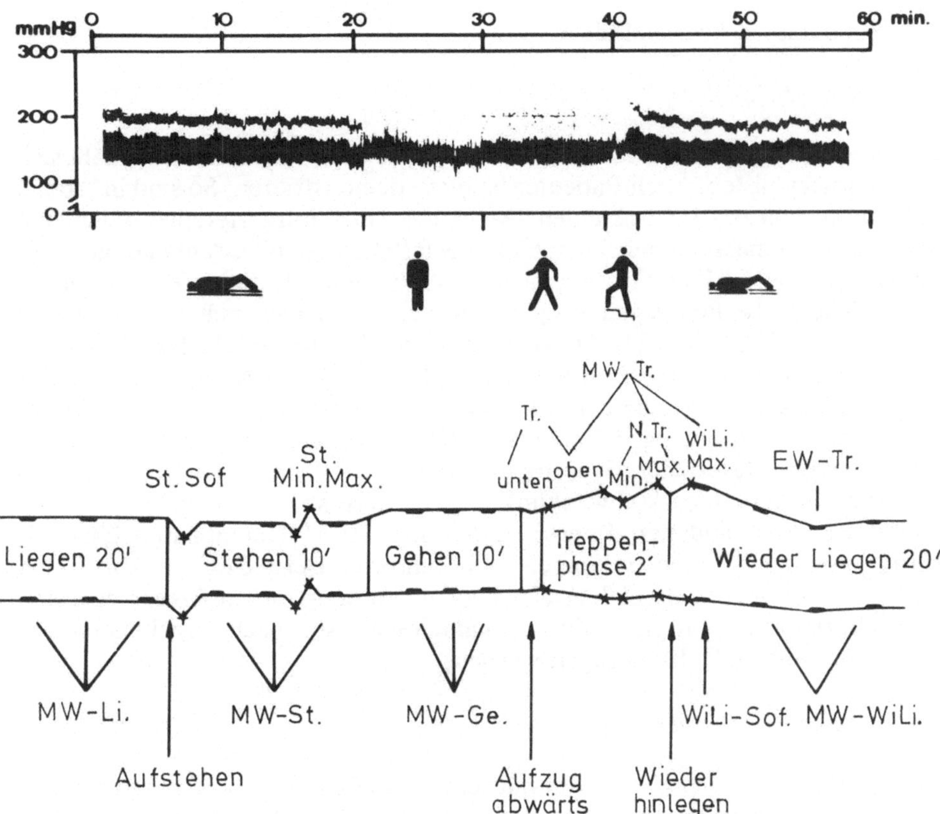

Abb. 1. *Obere Hälfte:* Kurvenausschnitt über etwa 60 Minuten aus einer original-registrierten blutdrucktelemetrischen Langzeitmessung zur Illustration einer sog. „normierten" oder „standardisierten" Periode alltäglicher Belastung.
Untere Hälfte: Schematische Wiedergabe des Kurvenverlaufs mit Angabe des Auswertungsmodus: bei „Bälkchen" Mittelung der Blutdrücke über jeweils 1 Minute, bei „Kreuzchen" über jeweils 3 aufeinanderfolgende Pulswellen. Details s. bei [19]

scher Verarbeitung noch zu jeweils einem Wert pro Aktionsphase zusammengezogen wurden. Ein spezieller weiterer Wert, über 1 Minute gemittelt, wurde lediglich noch in der Aktionsphase „Wieder Liegen" nach Belastung durch Treppensteigen registriert und zwar jenes Minutenintervall, das nach optischen Kriterien in dieser Aktionsphase am niedrigsten ausgefallen war (sog. „Entspannungswert" (= EW-Tr.)).

3. Ergebnisse

3.1. Ruheblutdruckvariabilität

3.1.1. Einzelbeispiele

Das Ausmaß der *Ruhe*blutdruckvariabilität innerhalb von 24 Stunden läßt sich am eindruckvollsten durch Patienten*beispiele* demonstrieren: So sind in Abb. 2 Abschnitte von 65–100 Sekunden Dauer aus einer intraarteriellen telemetrischen Langzeitmessung bei einem 53jährigen Patienten mit essentieller arterieller Hypertonie (WHO II) wiedergegeben. Während all dieser Phasen wurde körperliche Ruhe im Liegen eingehalten, dennoch lassen sich so diskrepante Werte wie 212/122 mm Hg (17.02 Uhr) bzw. 179/93 mm Hg (um 3.56 Uhr) oder gar 174/93 mm Hg (um 9.45 Uhr) ablesen. Selbst während der in der Regel durch körperliche und geistige Aktivität nur wenig gestörten *Nachtphase* sind – wie das aus analogen Kurvenausschnitten bei einer 63jährigen Patientin mit essentieller arterieller Hypertonie (WHO II) erkennbar ist (Abb. 3) – erhebliche Ruheblutdruckschwankungen nachweisbar die kurzfristig (etwa 10–20 Sekunden andauernd) noch durch sog. REM-Traumphasen übersteigernd modifiziert werden können – in unseren Beispielen in Abb. 2 bei 0.25 Uhr und in Abb. 3 bei 0.41 Uhr (wobei allerdings einschränkend zu sagen ist, daß zu dieser Interpretation „Analogieschlüsse" nach Ergebnissen der EEG-Literatur (z. B. [9] gezogen wurden).

3.1.2. Kollektive Betrachtung

Zur kollektiven Beschreibung des mittleren Ruheblutdruckprofils unserer drei Gruppen hochdruckkranker Patienten (Abb. 4, Tabelle 1) wurden aus den insgesamt fünf „normierten Perioden" (und zwar zu den Untersuchungszeitpunkten 7.00 bis 8.00 Uhr, 8.00 bis 9.00 Uhr, 13.00 bis 14.00 Uhr, 18.00 bis 19.00 Uhr und wieder 7.00 bis 8.00 Uhr) die vorgenannten „Entspannungswerte" nach Belastung durch Treppensteigen (= EW-Tr.) herangezogen. Des weiteren wurde – aus Blutdrucken im Schlaf – ein jeweils absolut niedrigster Wert (= „Schlaf-Minimum") und ein Mittelwert aus stündlich abgelesenen Minutenintervallen (= „Schlaf-Mittelwert") bestimmt. Es zeigt sich – gemäß den Auswahlkriterien für die drei Kollektive nach den WHO-Schweregraden Stadium I, II und III – eine zur Blutdruckhöhe parallel verschobene Säulenschar (Abb. 4), wobei sich die bekannte zirkadiane Rhythmik mit einem diskreten Abfall des Blutdrucks in der Mittagszeit (zumindest bei den Kollektiven WHO I u. II) und einem deutlichen Abfall während der Nacht nachweisen läßt.

3.1.2.1. Patientenkollektiv WHO III

Eliminiert man bei der Betrachtung des Kollektivs WHO III gedanklich die beiden „Extremsäulen" – Entspannungswerte zwischen 18.00 und 19.00 Uhr und „Schlaf-Minimum" –, so resultiert der Eindruck einer gewissen Starrheit des Blutdruckprofils. Die mittleren Ruheblutdrucke bewegen sich dann nämlich

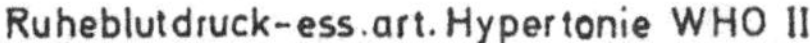

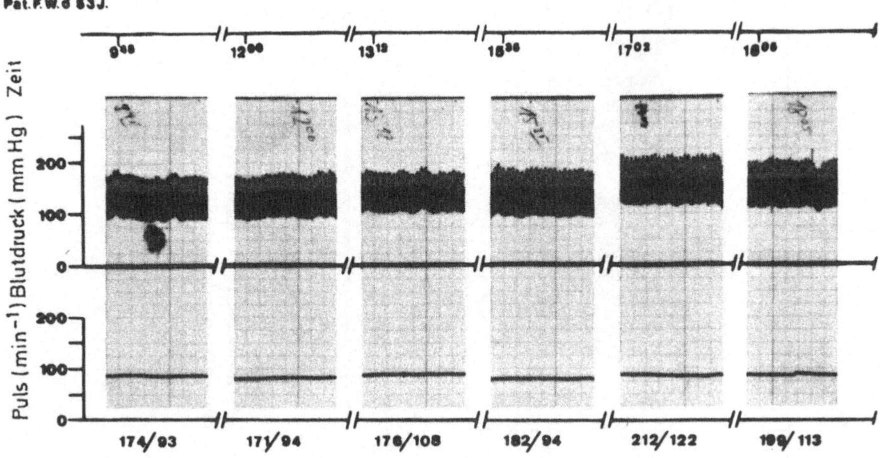

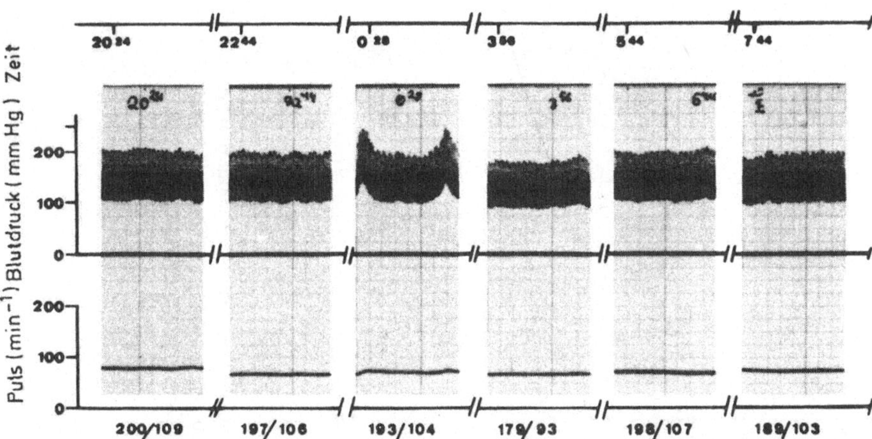

Abb. 2. Kurvenausschnitte von 65–100 Sekunden Dauer aus einer blutdrucktelemetrischen Langzeitmessung bei einem 53jährigen Patienten mit essentieller arterieller Hypertonie (WHO II) zu verschiedenen *Tages- und Nachtzeiten* während körperlicher *Ruhe* im *Liegen,* zur beispielhaften Demonstration der Ruheblutdruckvariabilität

nur noch zwischen 197,7/110,2 und 201,4/114,7 mm Hg, jeweils gemessen in der frühmorgendlichen normierten Untersuchungsperiode. Dieser Eindruck ist jedoch nur bedingt richtig: Nimmt man den niedrigsten Mittelwert im Schlaf (= „Schlaf-Minimum") mit 173,9/102,9 mm Hg hinzu, so zeigt sich bereits unter Ruhebedingungen eine beträchtliche Variabilität. Demnach ist selbst bei Patienten mit schwerer arterieller Hypertonie (WHO III) in der Regel noch eine Tag-Nacht-Rhythmik vorhanden, sofern nur die niedrigsten Werte im (ungestörten!) Schlaf erfaßt werden.

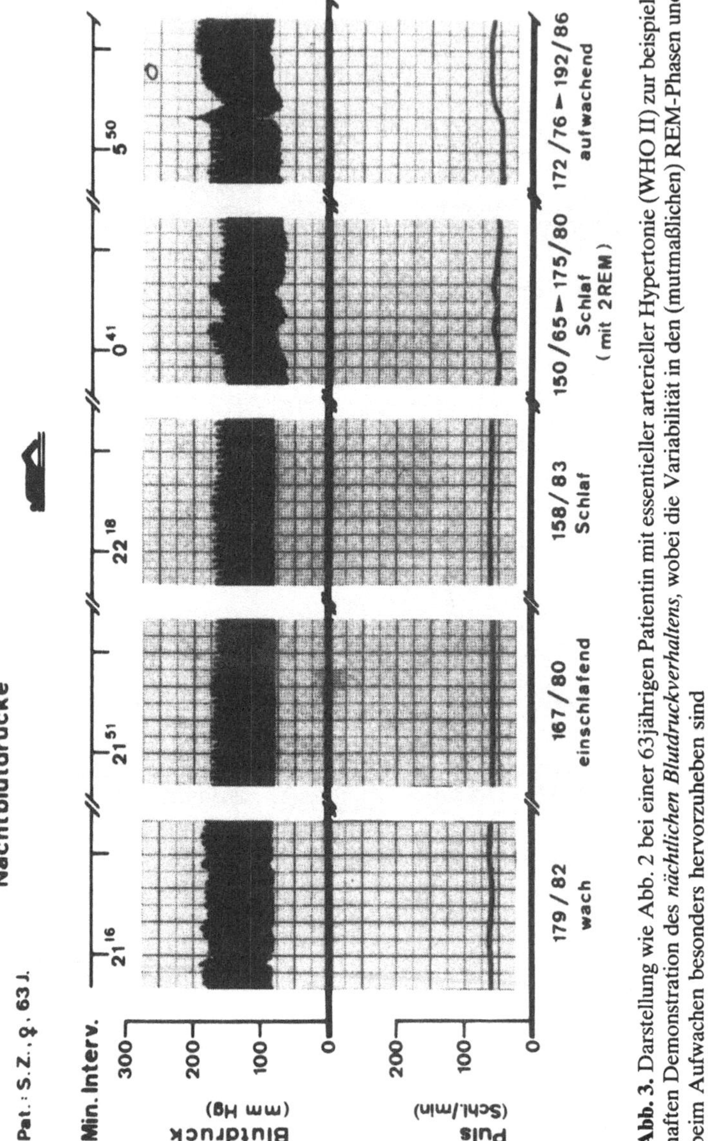

Abb. 3. Darstellung wie Abb. 2 bei einer 63jährigen Patientin mit essentieller arterieller Hypertonie (WHO II) zur beispielhaften Demonstration des *nächtlichen Blutdruckverhaltens*, wobei die Variabilität in den (mutmaßlichen) REM-Phasen und beim Aufwachen besonders hervorzuheben sind

Die mittleren Tageshöchstwerte in *Ruhe* wurden – in allen drei Kollektiven – in der abendlichen „normierten Periode" erreicht, ein Befund, der mit den Ergebnissen z. B. von Bock u. Mitarb. [8] gut übereinstimmt: bei 51 Patienten mit essentieller arterieller Hypertonie, die in körperlicher Ruhe einer intermittierenden indirekten Blutdruckmessung alle 15 Minuten über 24 Stunden unterzogen wurden, traten die Tageshöchstwerte etwa in der Zeit zwischen 16.00 und 20.00 Uhr ein. In „umgekehrter" Projektion bietet sich das aus chrono-biologischer Sicht interessante 24-Stunden-Profil der akustischen Reaktionszeit dar,

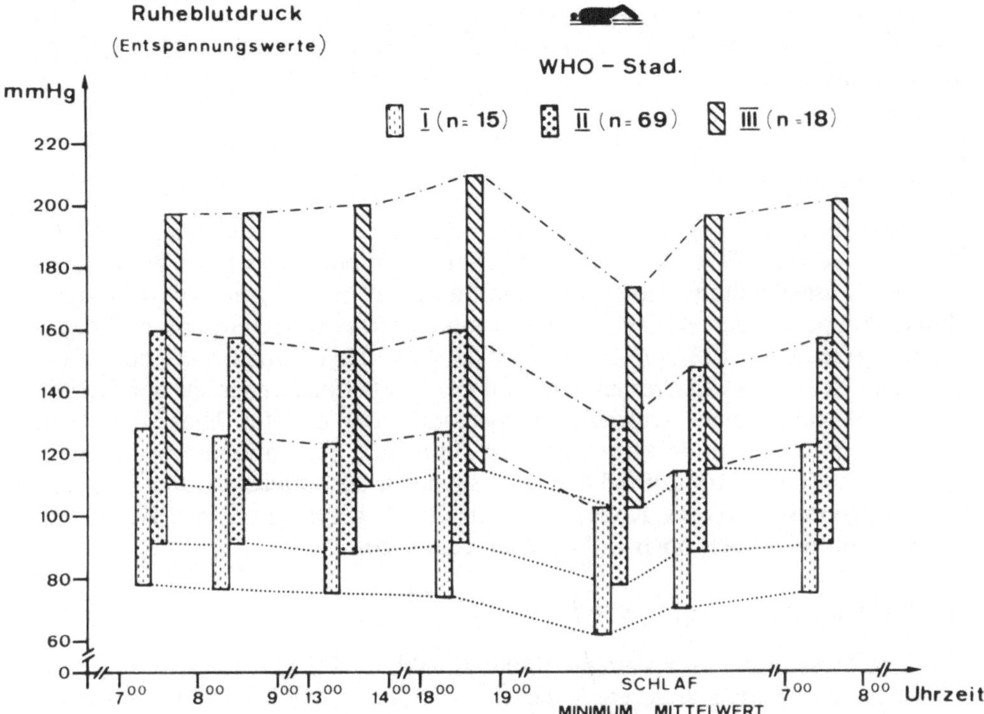

Abb. 4. Mittelwerte „definierter" Ruheblutdrücke (= Entspannungswerte im Liegen nach Belastung durch Treppensteigen) aus fünf sog. „normierten Perioden" in Gegenüberstellung zu einem jeweils niedrigsten und mittleren Blutdruck im Schlaf, getrennt aufgetragen nach den drei untersuchten Kollektiven WHO I, II und III. (Werteaufstellung mit Standardabweichung in Tabelle 1)

Tabelle 1. Werteaufstellung in mm Hg zur Abb. 4. ($\bar{x}$, Mittelwert; Sx, Standardabweichung)

		WHO I (n=15) syst./diast.	WHO II (n=69) syst./diast.	WHO III (n=18) syst./diast.
7.00–8.00 Uhr	$\bar{x}$	184,4/78,4	159,5/91,6	197,7/110,2
	Sx	14,2/13,0	16,2/11,9	27,0/ 18,5
8.00–9.00 Uhr	$\bar{x}$	126,1/76,9	157,8/91,7	198,1/110,2
	Sx	9,4/ 9,8	17,4/12,1	28,5/ 20,1
13.00–14.00 Uhr	$\bar{x}$	123,9/75,8	153,1/88,4	200,6/110,2
	Sx	12,0/10,0	16,4/10,7	31,0/ 23,7
18.00–19.00 Uhr	$\bar{x}$	127,3/74,7	159,8/91,8	209,6/115,2
	Sx	10,3/ 9,5	17,3/10,6	28,0/ 23,9
Schl.Min.	$\bar{x}$	103,2/62,1	130,6/78,4	173,9/102,9
	Sx	12,3/10,3	19,7/13,6	24,8/ 22,9
Schl.Mit.	$\bar{x}$	114,9/70,5	147,7/89,0	196,2/115,4
	Sx	11,3/ 9,8	20,6/12,7	25,2/ 22,4
7.00–8.00 Uhr	$\bar{x}$	122,7/75,2	156,8/91,3	201,4/114,7
	Sx	11,8/11,4	17,1/11,6	27,2/ 25,0

indem nach Untersuchungen von Voigt u. Mitarb. [48] die prozentual betrachtete durchschnittliche Reaktionszeit auf ein akustisches Signal gerade zu Zeiten relativ hoher Blutdruckwerte – nämlich zwischen ca. 17.00 und 19.00 Uhr – am kürzesten war.

3.1.2.2. Patientenkollektiv WHO I

Ein weiterer auffälliger Befund in den dargestellten Ruheblutdruckprofilen (s. Abb. 4) sind die *völlig „normalen" Werte* des Patientenkollektivs WHO I, indem die ausgewählten „Entspannungsblutdrucke" im Liegen nach Belastung durch Treppensteigen zu den verschiedenen Untersuchungszeitpunkten Mittelwerte von lediglich 122,7/75,2 bis 128,4/78,4 mm Hg ergaben. Dennoch gab es aufgrund der Auswahlkriterien während der Vorbeobachtungszeit der Patienten am Bestehen einer arteriellen Hypertonie kein Zweifel. Dies zeigte sich auch am mittleren, indirekt gemessenen Blutdruck bei stationärer Aufnahme der Patienten von 168,3/99,8 mm Hg, sowie insbesondere an den Untersuchungsergebnissen dieses Kollektives bei alltäglicher körperlicher Belastung, worüber im folgenden noch zu berichten sein wird.

3.1.2.3. Patientenkollektiv WHO II

Die Ergebnisse für unser Patientenkollektiv WHO II liegen erwartungsgemäß zwischen den beiden anderen Kollektiven, wobei auffällt, daß die mittleren Ruheblutdrücke während der gewählten Untersuchungszeitpunkte mit Werten zwischen 153,1/88,4 und 159,8/91,8 mm Hg eigentlich erst im hypertonen Grenzbereich liegen, obwohl der indirekte Blutdruck dieses Kollektivs bei stationärer Aufnahme mit 193,1/114,9 mm Hg eindeutig pathologisch ausfiel und auch noch eine größere Differenz zu den genannten Ruhewerten während der intraarteriellen Langzeitmessung aufweist, als dies bei unserem Patientenkollektiv WHO I der Fall war.
Erwähnenswert ist auch – insbesondere in Gegenüberstellung zu unserem Patientenkollektiv WHO III –, daß sich, gemessen am Entspannungswert der mittäglichen „normierten Periode" (13.00 bis 14.00 Uhr), mit im Mittel 153,1/88,4 mm Hg, eine eindeutige (zirkadian vorgegebene) Senke demonstrieren läßt, verglichen mit den entsprechenden Blutdrucken von 159,5/91,6 mm Hg (7.00 bis 8.00 Uhr) und 159,8/91,8 mm Hg (18.00 bis 19.00 Uhr).

3.1.3. Maximale mittlere Ruheblutdruckvariabilität

Trägt man die maximale Blutdruckvariabilität in Ruhe (am liegenden Probanden) – ausgehend von einem relativ hohen Tageswert in der abendlichen „normierten Periode" (und zwar als Mittelwert im Liegen nach Belastung durch Treppensteigen (= MW-WiLi., s. Abb. 1) gegenüber dem jeweilig niedrigsten Blutdruck im Schlaf (= Schlaf-Minimum) – als Säulendiagramm auf (Abb. 5, Tabelle 2), so läßt sich für die *absoluten Differenzen* in mm Hg zumindest *systolisch* eine *Zunahme der Ruheblutdruckvariabilität mit dem Schweregrad* der Hypertonie erkennen und zwar betrugen die Differenzen im Mittel für WHO I 37,3, WHO II 45,4 und WHO III 50,1 mm Hg (wobei der Unterschied für den

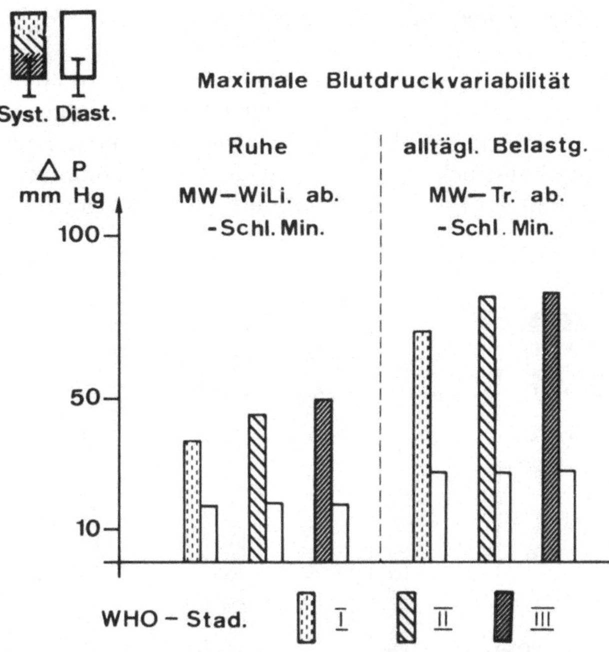

Abb. 5. Mittlere maximale Blutdruckvariabilität unter Ruhebedingungen am liegenden Probanden *(linke Hälfte der Abbildung)* und unter alltäglicher Belastung *(rechte Hälfte der Abbildung)* als Differenzen in mm Hg zum niedrigsten Blutdruck im Schlaf (= Schl.Min.), getrennt nach systolischen *(gefüllten)* und diastolischen Werten *(offene Säulen),* sowie nach den einzelnen WHO-Kollektiven (MW-WiLi.ab., mittlerer Blutdruck am Abend liegend 18.00 bis 19.00 Uhr) nach Belastung durch Treppensteigen; MW-Tr.ab., mittlerer maximaler Blutdruck beim Treppensteigen am Abend). Werteaufstellung s. Tabelle 2

Tabelle 2. Blutdruckdifferenzen ($\bar{D}$) in mm Hg mit Standardabweichung (S_D) zur maximalen Blutdruckvariabilität in Ruhe (MW-WiLi.ab. minus Schl.Min.) und unter alltäglicher Belastung (MW-Tr.ab. minus Schl.Min.). Werteaufstellung zu Abb. 5

	WHO I (n=15) syst/diast	WHO II (n=69) syst/diast	WHO III (n=18) syst/diast
		Ruhe	
$\bar{D}$	37,7/17,1	45,4/18,2	50,1/17,7
S_D	9,6/ 9,3	18,8/14,2	27,8/15,3
		Alltägliche Belastung	
$\bar{D}$	71,0/27,7	81,6/27,9	83,1/28,7
S_D	12,3/12,3	24,2/17,8	41,3/20,4

Vergleich systolisch WHO I zu II mit einem $P < 0,05$ eben signifikant ist). Die zugehörigen diastolischen Druckdifferenzen mit 17,1 (für WHO I), 18,2 (für WHO II) und 17,7 mm Hg (für WHO III) lassen diesen Trend nicht erkennen. Spekulativ und in Übereinstimmung mit einigen Ergebnissen anderer (z. B. [8, 14]) könnte daraus eine gewisse überschießende Blutdruckreaktion, auch bereits in Ruhe, durch den zunehmenden Schweregrad der Hochdruckkrankheit gefolgert werden.

Ein allerdings anderes Bild ergibt sich dann, wenn man – wie in einer Vorabauswertung unserer drei Kollektive (Abb. 6) erfolgt – nicht die Absolut – sondern die *prozentualen Differenzen* zwischen einem Ruhewert (hier dem Entspannungsblutdruck nach Treppensteigen) und dem niedrigsten Blutdruck während des Schlafes (= Schlaf-Minimum) einander gegenüberstellt: zu allen drei Meß-

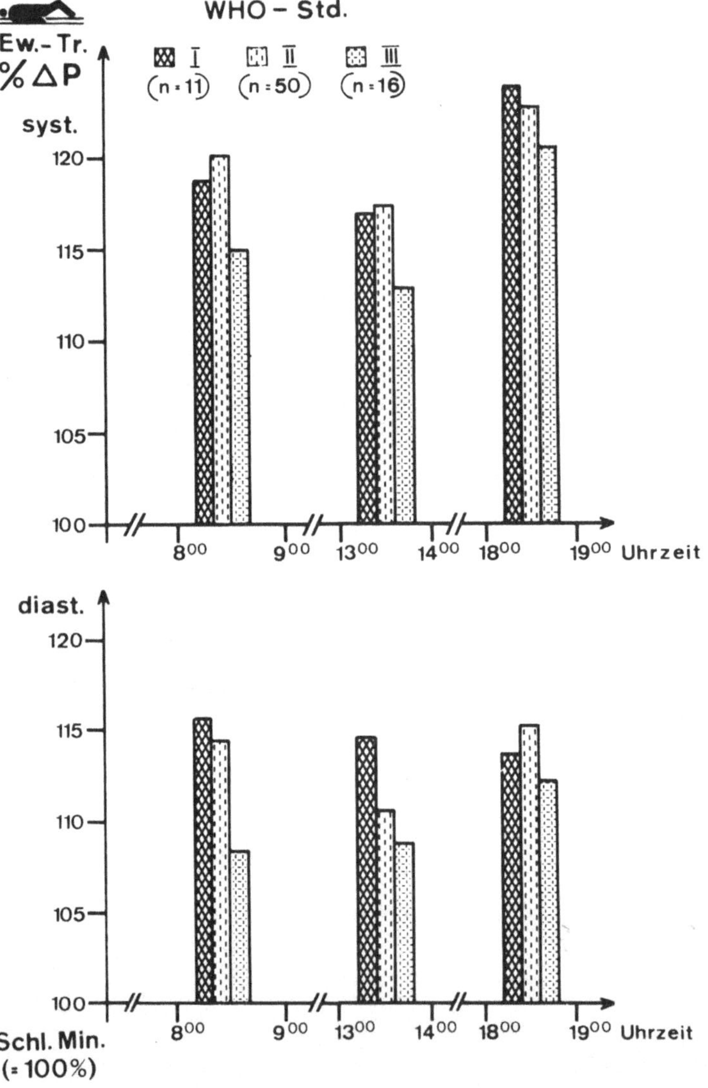

Abb. 6. *Prozentuale* Abweichung des als 100%-gesetzten niedrigsten Blutdrucks im Schlaf (= Schl.Min.) zu den jeweiligen mittleren Entspannungswerten im Liegen, morgens, mittags und abends, und getrennt nach WHO-Kollektiven. (Ergebnisse aus einer Vorauswertung mit WHO I 11, WHO II 50 und WHO III 60 Patienten)

zeitpunkten – morgens, mittags und abends – lagen die systolischen wie diastolischen prozentualen Änderungen des als 100% gesetzten niedrigsten Blutdrucks im Schlaf bei Patienten des WHO-Stadiums III niedriger als bei Patienten des WHO-Stadiums II. Darüber hinaus läßt sich die bekannte tageszeitliche Variabilität auch der Ruheblutdruckwerte mit relativ niedrigen Drücken in der Mittagszeit und den Tageshöchstwerten am Abend selbst in dieser prozentualdifferenzierenden Betrachtungsweise gut erkennen.

3.1.4. Diskussion zur Ruheblutdruckvariabilität

Die auch von uns, wie von vielen anderen Autoren [6, 8, 27, 31, 37, 38] beobachtete biphasische zirkadiane Blutdruckrhythmik ist in jüngster Zeit nicht unwidersprochen geblieben: so fanden Millar-Craig u. Mitarb. [33] bei kontinuierlicher intraarterieller Messung und Registrierung in einem patientenseitigen Magnetbandaufnahmegerät einen nur andeutungsweisen biphasischen Verlauf, wobei die Tageshöchstwerte – wie aus den stündlich ermittelten Drücken erkennbar – in den Morgen- und nicht in den Abendstunden lagen. Des weiteren fällt in den Darstellungen – die von 20 unbehandelten hochdruckkranken Patienten gewonnen wurden – ein deutlicher Abfall des Blutdrucks noch vor der eigentlichen Schlafzeit in den Abendstunden auf, dies könnte, ebenso wie der auffällige morgendliche Gipfel, methodisch bedingt sein, indem die von Millar-Craig u. Mitarb. [33] beobachteten Patienten z. T. einem ganz normalen Arbeitstag nachgingen und damit die Zeit jenseits etwa 16.00 Uhr bereits als „abendliche Entspannungsphase" anzusehen sein könnte.
Dies läßt sich auch an einem kasuistischen Beispiel (Abb. 7) aus unserem Patientenkollektiv WHO II zeigen, indem bei einer 43jährigen Patientin unter unbeobachteten Ruhebedingungen am Abend (19.57 Uhr: 145/84 mm Hg) ein niedrigerer Blutdruck, als während eines analogen Ruhewerts in der nur kurz voraufgegangenen „normierten Beobachtungsperiode" (17.30 Uhr: 175/95 mm Hg) zu messen war.
Die in der Abb. 7 des weiteren auffällige enorme Drucksteigerung während der Defäkation (22.02 Uhr: 218/150 mm Hg!) läßt sich gut mit Ergebnissen von Zerzawy und Bachmann [54] zur Blutdrucksteigerung unter isometrischer Belastung in Einklang bringen.

3.2. Blutdruckverhalten unter alltäglichen Belastungen

Die Betrachtung allein des Ruheblutdruckprofils gibt nur ein sehr unvollständiges Bild davon wieder, was tatsächlich an Blutdruckschwankungen innerhalb von 24 Stunden und unter alltäglichen Situationen „erlebt" wird. Beispielhaft (Abb. 7) läßt sich dies auch an den vorgenannten Kurvenausschnitten aus einer blutdrucktelemetrischen Langzeitmessung bei einer 43jährigen Patientin mit essentieller arterieller Hypertonie (WHO II) demonstrieren, danach können – ohne Einfluß antihypertensiver Substanzen – innerhalb weniger Stunden Diskrepanzen zwischen 218/150 – (22.02 Uhr beim Stuhlgang) und 114/82 mm Hg (0.25 Uhr im Schlaf) auftreten.

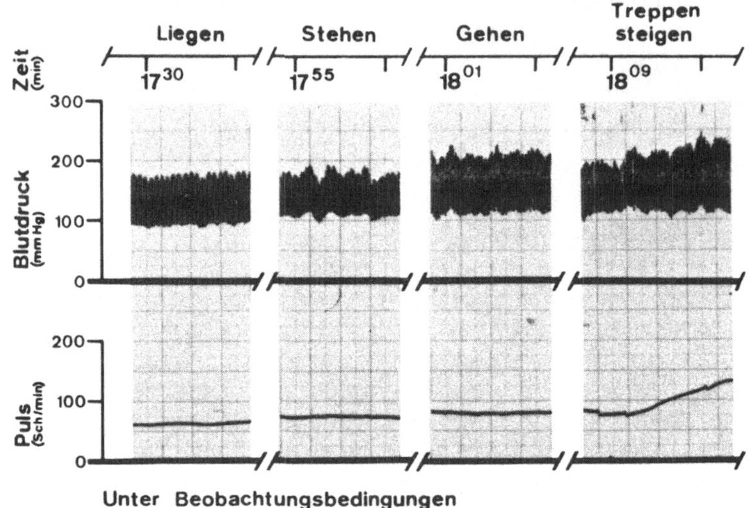

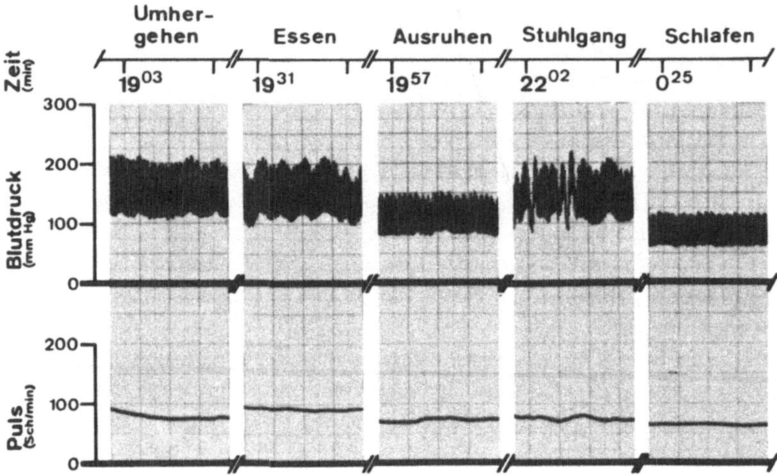

Abb. 7. Kurvenausschnitte (von 80–100 Sekunden Dauer) einer blutdrucktelemetrischen Langzeitmessung bei einer 43jährigen Patientin mit essentieller arterieller Hypertonie (WHO II), unter Beobachtungsbedingungen (= „normierte Periode") mit 17.30 Uhr: 175/85, 17.55 Uhr: 177/108, 18.01 Uhr: 208/115 und 18.09 Uhr maximal 239/125 mm Hg, sowie bei verschiedenen Situationen unter allgemeinen stationären Bedingungen mit 19.03 Uhr: 202/115, 19.31 Uhr: 193/111, 19.57 Uhr: 145/84, 22.02 Uhr: 218/150 (!-Stuhlgang) und 0.25 Uhr: 114/82 mm Hg

3.2.1. Emotionelle Einflüsse

Zwischen diesen Extremwerten innerhalb von 24 Stunden gruppieren sich alle jene Blutdrücke, die durch körperliche Belastung oder auch emotionelle Einflüsse zu einer Modifikation des Ruheblutdruckprofils führen. „Klassische"

34

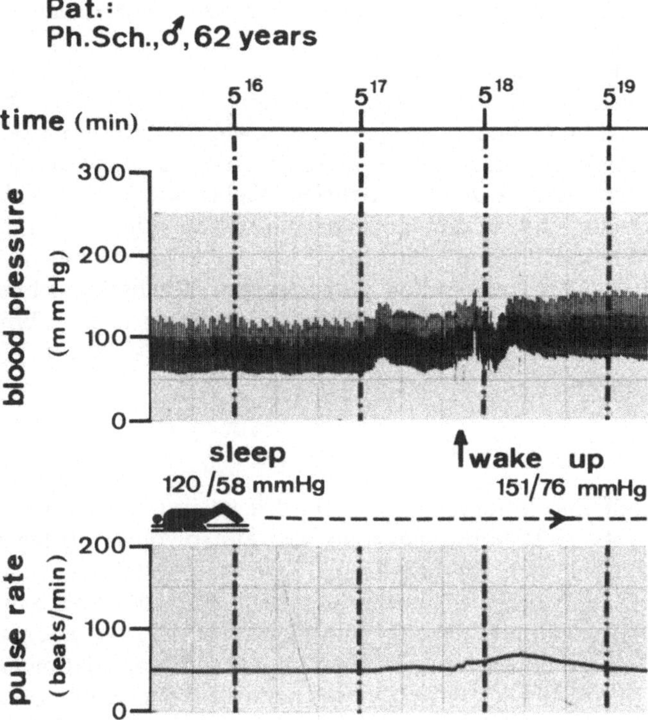

Abb. 8. Kurvenausschnitt von ca. 4 Minuten Dauer aus einer blutdrucktelemetrischen Langzeitmessung bei einem 62jährigen Patienten mit essentieller arterieller Hypertonie (WHO II) während der Aufwachphase

Beispiele hierzu sind in der Literatur mehrfach zu finden, erwähnt sei z. B. eine von Uexküll u. Mitarb. [47] beobachtete 62jährige Patientin mit essentieller arterieller Hypertonie, bei der der Blutdruck während des Berichts über einen Familienkonflikt von 170/90 auf 200/120 mm Hg anstieg, bzw. auch die Blutdruckreaktion bei einem 34jährigen, von Richardson u. Mitarb. [38] beobachteten Patienten mit schwerer arterieller Hypertonie, der während der Mitteilung, daß sich bei ihm bereits neurologisch-organische Gehirnveränderungen nachweisen ließen, einen Druckanstieg von ca. 190/140 auf 245/160 mm Hg erlebte. Aus eigenen diesbezüglichen Untersuchungsergebnissen sei lediglich kasuistisch die im weiteren Sinne als „emotional" zu betrachtende Reaktion der *Aufwachphase* eines 62jährigen Patienten mit essentieller arterieller Hypertonie (Abb. 8) wiedergegeben: während im ungestörten Schlaf der Blutdruck bei 120/58 mm Hg – lediglich modifiziert durch die atemsynchronen kleinen Blutdruckschwankungen von ca. 5–10 mm Hg (Literatur bei [18]) – liegt, kommt es mit dem Aufwecken (zu einer allerdings „unchristlichen" Zeit um 5.18 Uhr) zu einem sprunghaften Anstieg des Blutdrucks auf 151/76 mm Hg.

3.2.2. Reaktionen auf Lagewechsel und körperliche Belastung

Als einfach reproduzierbare alltägliche Belastungen wurden – wie in Abschn. 2 ausgeführt – eine jeweils 10minütige Untersuchungsphase in aktiver Orthostase und im Gehen zu ebener Erde, sowie einmal Treppensteigen über 2 Stockwerke gewählt. Diese Aktionsphasen wurden im Rahmen der genannten „normierten Perioden" (s. Abb. 1) mehrfach täglich wiederholt, wobei für die gegenüberstellende und zusammenfassende Auswertung die Untersuchungsperioden zwischen 8.00 und 9.00 Uhr, 13.00 und 14.00 Uhr sowie 18.00 und 19.00 Uhr herangezogen wurden. Zur besseren Veranschaulichkeit des jeweiligen Effekts wurden nicht die Originaldrücke, sondern deren *Differenzen* zu den vorangegangenen Ruhewerten im Liegen (= MW-Li., s. Abb. 1) als Säulen aufgetragen.

3.2.2.1. Aktive Orthostase

Für die Differenzen der Blutdrücke in aktiver Orthostase zeigt sich (Abb. 9, Tabelle 3) zumindest systolisch, ein sowohl nach tageszeitlichen Kriterien, als auch in den verschiedenen Hypertoniekollektiven sehr unterschiedliches Bild. Danach liegen die mittleren systolischen Blutdrücke morgens um 0,9 (WHO I), 3,9 (WHO II) bzw. 6,7 mm Hg (WHO III) *unter* den voraufgegangenen Ruhewerten im Liegen; am Abend hat sich diese Relation umgekehrt, indem jetzt im Mittel alle Orthostaseblutdruckwerte oberhalb der vorangegangenen Ruhewerte liegen, und zwar für die Patienten des Kollektivs WHO I um 4,5, WHO II um 2,2 und WHO III um 2,7 mm Hg. Die diastolischen Blutdrücke fallen zu allen Zeitpunkten – wie insbesondere auch aus der Darstellung der offenen Säulen für das Gesamtkollektiv erkennbar (Abb. 9) – um rund 9 mm Hg höher aus, als die vorangegangenen Ruheblutdruckwerte im Liegen.
Eine *statistische Signifikanz* für die Blutdruckdifferenzen innerhalb der einzelnen WHO-Kollektive wird nur *systolisch* und zwar für WHO II zwischen morgens und mittags, bzw. mittags und abends (jeweils $p < 0,01$), bzw. für WHO III zwischen morgens und abends, bzw. mittags und abends (jeweils $p < 0,05$) erreicht (Details s. bei [19]).

Tabelle 3. Mittlerer Blutdruckdifferenz im mm Hg ($\bar{D}$) mit Standardabweichung (S_D) zwischen Blutdruck in aktiver Orthostase und vorangegangenem Ruhewert im Liegen (WM-St. minus MW-Li., s. Abb. 1). Werteaufstellung zu Abb. 9

		WHO I (n=15) syst/diast	WHO II (n=69) syst/diast	WHO III (n=18) syst/diast	Gesamt-Kollektiv (n=102) syst/diast
8.00–9.00 Uhr	$\bar{D}$	0,9/6,4	3,9/8,7	6,7/ 8,9	3,9/8,4
	S_D	14,1/7,1	12,8/7,9	26,0/12,8	15,9/8,8
13.00–14.00 Uhr	$\bar{D}$	2,2/6,6	0,4/9,5	5,2/ 9,5	0,3/9,0
	S_D	6,9/4,1	10,5/6,8	23,9/10,5	13,5/7,3
18.00–19.00 Uhr	$\bar{D}$	4,4/6,6	2,2/9,3	2,7/12,6	2,6/9,5
	S_D	7,4/4,9	11,5/6,7	22,2/ 8,8	13,4/7,1

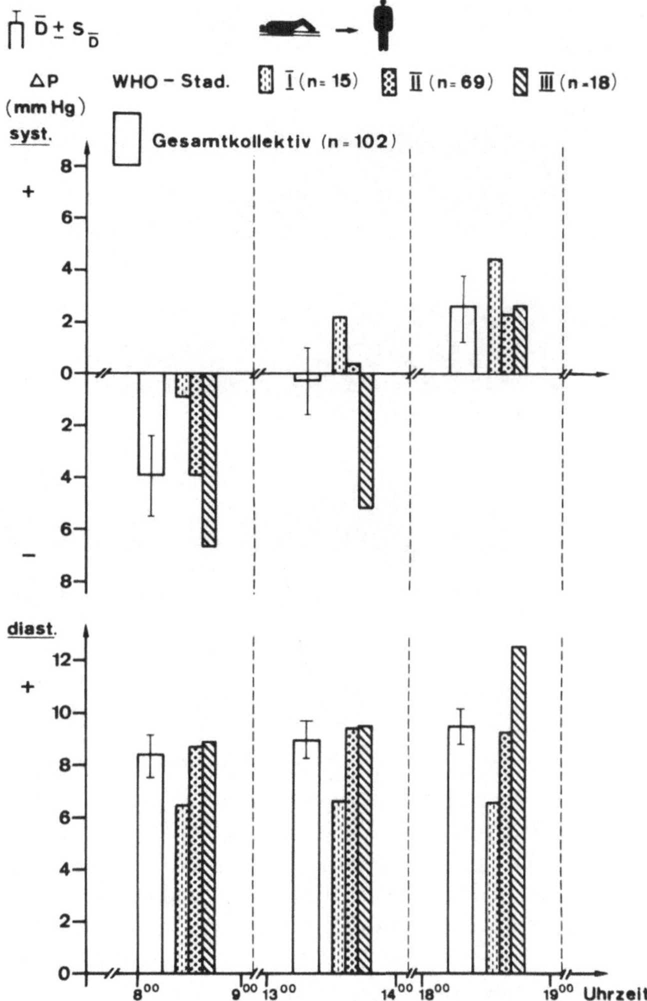

Abb. 9. Mittelwerte der systolischen *(oben)* und diastolischen Blutdruckdifferenzen *(unten)* in mm Hg zwischen Blutdruck in aktiver Orthostase (= MW-St., Abb. 1) und vorangegangenem Ruhewert im Liegen (= MW-Li.), getrennt nach Untersuchungszeitpunkten und WHO-Kollektiven incl. Gesamtkollektiv. Werteaufstellung s. Tabelle 3

Eine Erklärung für die tageszeitlich sehr unterschiedliche orthostatische Labilität – wie sie sich im systolischen Blutdruckverhalten manifestiert – ist durch die Ergebnisse systematischer Untersuchungen von Aschoff u. Mitarb. [3] zu geben: sie fanden bei acht blutdruckgesunden Probanden in 3stündlichen Kipptisch-Untersuchungen, daß das Maximum der orthostatischen Labilität in den frühen Morgenstunden (ca. 4.00 Uhr) liegt. Dies dürfte bei Hochdruckkranken (mit mutmaßlich gestörter orthostatischer Haltefunktion des Kreislaufsystems) sowohl nach zeitlicher Latenz wie Ausmaß noch deutlicher in Erscheinung treten.

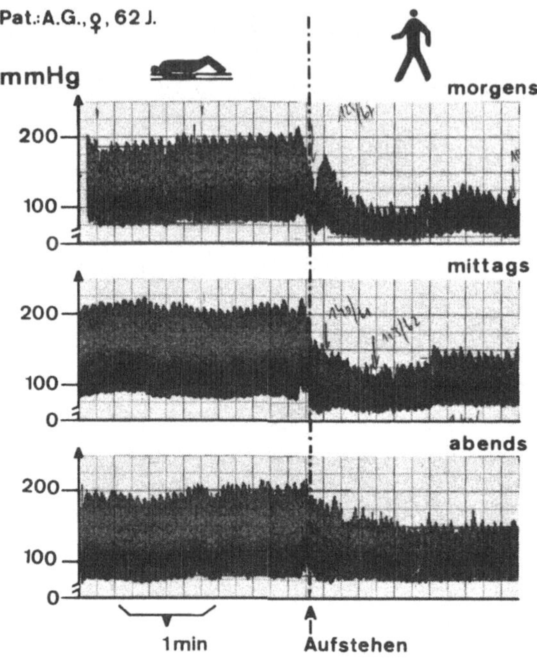

Abb. 10. Kurvenausschnitte vom Übergang Liegen zu aktiver Orthostase zu verschiedenen Tageszeiten bei einer 62jährigen unbehandelten Patientin mit essentieller arterieller Hypertonie (WHO III). Der orthostatische Blutdruckabfall wird spontan zum Abend hin geringer

Kasuistisch läßt sich die tageszeitliche Variabilität der orthostatischen Hypotension auch an einer 62jährigen Patientin mit essentieller arterieller Hypertonie (Abb. 10) demonstrieren, indem bei etwa gleicher Ausgangsblutdrucklage im Liegen von ca. 200/80 mm Hg morgens, mittags und abends ein sehr unterschiedlicher Blutdruck in aktiver Orthostase von morgens ca. 126/60, mittags 145/65 und abends 160/75 mm Hg zu registrieren ist.

3.2.2.2. Gehen zu ebener Erde

Die Modifikation des Ruheblutdruckprofils durch leichte körperliche Belastung, wie Gehen zu ebener Erde, geht bereits deutlich über die vorgenannten absoluten Blutdruckdifferenzen hinaus (Abb. 11, Tabelle 4) und zwar beträgt der *systolische Blutdruckzugewinn* im Vergleich zum vorangegangenen Ruhewert im Liegen für das Gesamtkollektiv morgens 10,6, mittags 15,4 und abends 15,9 mm Hg, die dazugehörigen diastolischen Blutdruckdifferenzen fallen demgegenüber mit 6,4 (morgens), 7,3 (mittags) und 7,4 mm Hg (abends) eher bescheiden aus. Während ein nennenswerter Unterschied der mittleren Differenzen bei den einzelnen Patientenkollektiven nicht zu erkennen ist, ist ein tageszeitlicher Trend dahingehend unverkennbar, daß der systolische Blutdruckzugewinn unter Belastung durch Gehen zu ebener Erde mittags und abends größer als morgens ausfällt.
Eine *statistische Signifikanz* für die Blutdruckdifferenzen innerhalb der einzelnen WHO-Kollektive wird – ähnlich den vorbeschriebenen Veränderungen in aktiver Orthostase (s. Abschn. 3.2.2.1) – *systolisch,* und zwar lediglich für

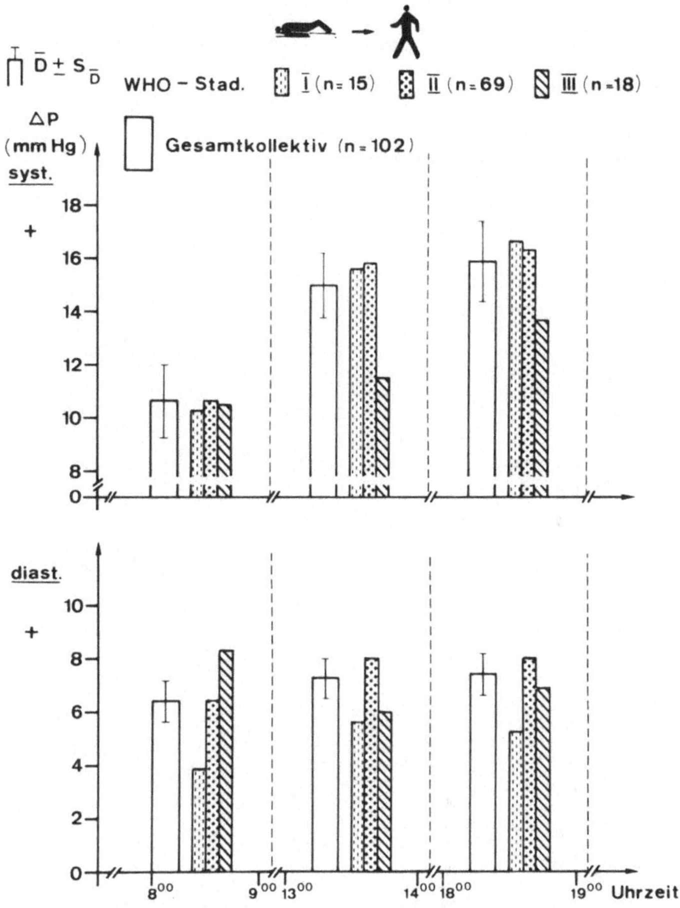

Abb. 11. Mittelwerte der systolischen *(oben)* und diastolischen Blutdrückdifferenzen *(unten)* in mm Hg zwischen Blutdrucken im Gehen zu ebener Erde (= MW-Ge., Abb. 1) und vorangegangenem Ruhewert im Liegen (= MW-Li.), getrennt nach Untersuchungszeitpunkten und WHO-Kollektiven incl. Gesamtkollektiv. Werteaufstellung s. Tabelle 4

Tabelle 4. Mittlere Blutdruckdifferenz in mm Hg (D̄) mit Standardabweichung (S_D) zwischen Blutdruck im Gehen zu ebener Erde und vorangegangenem Ruhewert im Liegen (MW-Ge. minus MW-Li., s. Abb. 1). Werteaufstellung zu Abb. 11

		WHO I (n=15) syst/diast	WHO II (n=69) syst/diast	WHO III (n=18) syst/diast	Gesamt-Kollektiv (n=102) syst/diast
8.00–9.00 Uhr	D̄	10,3/3,9	10,6/6,4	10,5/8,3	10,6/6,4
	S_D	15,2/7,6	15,0/7,7	14,4/8,9	14,8/8,0
13.00–14.00 Uhr	D̄	15,6/5,6	15,8/8,0	11,5/6,0	15,0/7,3
	S_D	6,7/3,6	12,2/7,4	18,0/8,5	12,8/7,2
18.00–19.00 Uhr	D̄	16,7/5,3	16,4/8,0	13,7/6,9	15,9/7,4
	S_D	10,9/7,6	13,8/7,7	20,0/9,1	14,6/7,9

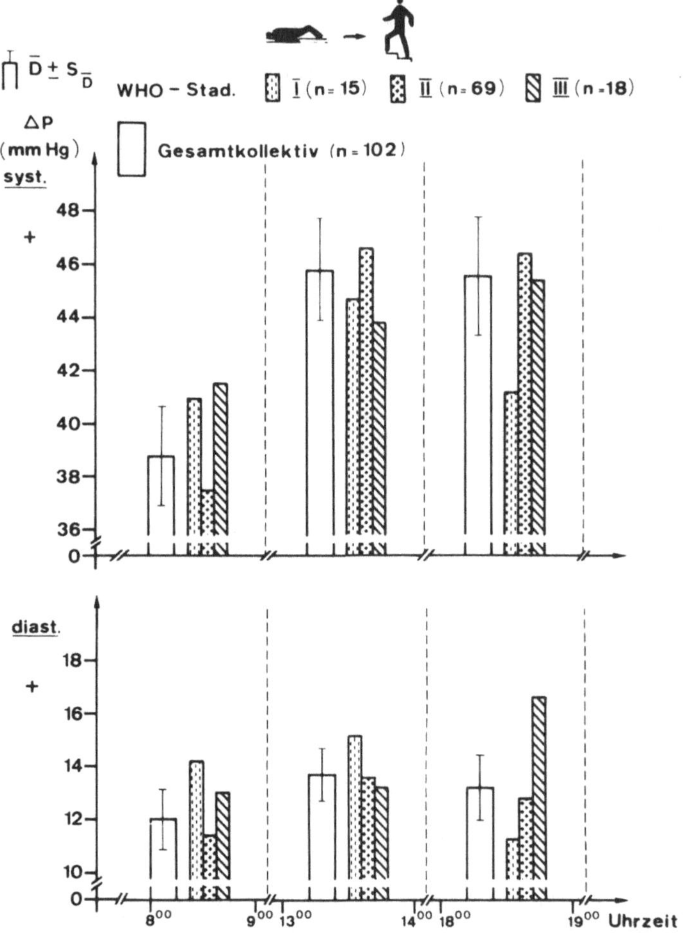

Abb. 12. Mittelwerte der systolischen *(oben)* und diastolischen Blutdruckdifferenzen *(unten)* in mm Hg zwischen Blutdrücken beim Treppensteigen über zwei Stockwerke (= MW-Tr., Abb. 1) und vorangegangenem Ruhewert im Liegen (= MW-Li.), getrennt nach Untersuchungszeitpunkten und WHO-Kollektiven incl. Gesamt-Kollektiv. Werteaufstellung s. Tabelle 5

Tabelle 5. Mittlere Blutdruckdifferenzen in mm Hg (D̄) mit Standardabweichungen (S_D) zwischen Blutdruck beim Treppensteigen über zwei Stockwerke und vorangegangenem Ruhewert im Liegen (MW-Tr. minus MW-Li., s. Abb. 1). Werteaufstellung zu Abb. 12

		WHO I (n = 15) syst/diast	WHO II (n = 69) syst/diast	WHO III (n = 18) syst/diast	Gesamt-Kollektiv (n = 102) syst/diast
8.00–9.00 Uhr	D̄	41,0/14,2	37,4/11,4	41,5/13,0	38,7/12,1
	S_D	19,6/12,7	19,7/11,3	23,2/12,2	20,2/11,6
13.00–14.00 Uhr	D̄	44,7/15,2	46,6/13,6	43,8/13,2	45,8/13,7
	S_D	16,6/10,1	17,8/ 9,2	28,6/16,2	19,8/10,8
18.00–19.00 Uhr	D̄	41,2/11,3	46,4/12,7	45,4/16,6	45,5/13,2
	S_D	11,9/11,2	21,8/10,7	32,0/17,8	22,7/12,3

40

WHO II, zwischen morgens und mittags und morgens und abends (jeweils p <
0,01) erreicht.
Der geringfügige Abfall der diastolischen Differenzen, im Vergleich zu den
entsprechenden Differenzen in aktiver Orthostase, erklärt sich zwanglos aus
einer hämodynamisch bedingten, gewissen Zunahme der Blutdruckamplitude
im Gehen.

3.2.2.3. Treppensteigen

Ein dem Trend entsprechendes Blutdruckverhalten läßt sich bei den Ergebnissen unter Belastung durch Treppensteigen über zwei Stockwerke erkennen
(Abb. 12, Tabelle 5): Entsprechend der höheren körperlichen Belastung (ca.
75 Watt) kommt es *systolisch* im Vergleich zum vorangegangenen Blutdruck in
Ruhe zu mittleren Zugewinnen (am Gesamtkollektiv betrachtet) von 38,7 bis
45,8 mm Hg, auch hier fallen die diastolischen Druckzugewinne mit 12,1 bzw.
13,7 mm Hg wesentlich geringer aus. Während ein nennenswerter Unterschied
bei Betrachtung der einzelnen Patientenkollektive wiederum nicht zu erkennen
ist, läßt sich ein *eindeutiger tageszeitlicher Effekt* dahingehend beobachten, daß
der Blutdruckzugewinn bei Belastung durch Treppensteigen mittags und abends
systolisch höher ausfällt als morgens. Analog zu den Verhältnissen im Gehen
ließ sich ein *signifikanter Unterschied* der Blutdruckdifferenzen nur für WHO II
beim Vergleich der systolischen Werte zwischen morgens und mittags, bzw.
morgens und abends auf dem Ein-Prozent-Niveau der Irrtumswahrscheinlichkeit sichern.
Im Patientenkollektiv WHO III können damit – ausgehend von einem mit
211,7/115,0 mm Hg bereits hohen Ruheblutdruckniveau – während der abendlichen Untersuchungsperiode beim Treppensteigen mittlere Blutdrücke von
257,1/131,6 mm Hg erreicht werden, die durchaus bei vorgeschädigtem Gefäßsystem auch einmal zu Komplikationen führen könnten, obwohl die Zeitdauer
der Spitzenbelastung gering gewesen ist.
Der Trend einer ausgeprägteren hypertensiven Reaktion auf Belastung durch
Treppensteigen mittags und abends im Vergleich zum morgendlichen Untersu-
chungsergebnis läßt sich gut in Einklang bringen mit chrono-biologischen Untersuchungen (z. B. [40]), nach denen die maximal mögliche willkürliche Muskelkraft „in der Nacht und in den frühen Morgenstunden ein breites, hochsigni-
fikantes Minimum" aufweist und im Tagesgang bis zu den Abendstunden hin
um etwa 11,5% ansteigt.
Die Kenntnis der unterschiedlichen Blutdruckreaktion in Abhängigkeit von der
Tageszeit ist besonders bei vergleichenden Studien und bei der Beurteilung des
Erfolgs therapeutischer Maßnahmen wichtig, kann doch bei Mißachtung *zirka-
dianer Reaktionsunterschiede* ein „therapeutischer Effekt" sowohl fälschlich
verstärkt als auch abgeschwächt in Erscheinung treten.

3.3. Gesamte alltägliche Blutdruckvariabilität

Die gesamte alltägliche Blutdruckvariabilität läßt sich einmal aus der bereits in
Abschn. 3.1.3 erläuterten Abb. 5 (und Tabelle 2) erkennen; aus einer weiteren
Darstellung (Abb. 13, Tabelle 6) läßt sich das unterschiedliche Verhalten in den

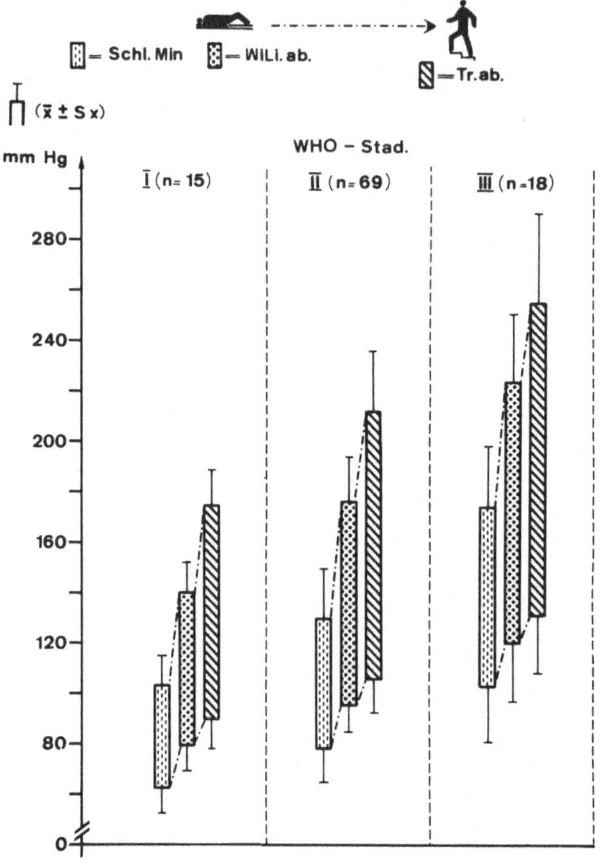

Abb. 13. Mittelwerte mit Standardabweichungen von einem niedrigen (= Schl.Min.) und einem hohen Blutdruck im Liegen (= WiLi. ab.) sowie einem Druck unter Belastung durch Treppensteigen (= Tr.ab.) bei Hochdruckkranken der WHO-Stadien I, II, III. Werteaufstellung s. Tabelle 6

Tabelle 6. Mittelwerte (x̄) mit Standardabweichungen (Sx) in mm Hg von drei verschiedenen alltäglichen Blutdrücken (Schl.Min., niedrigster Blutdruck im Schlaf, WiLi.ab., relativ hoher Tagesblutdruck im Liegen abends (18.00 bis 19.00 Uhr) nach Belastung durch Treppensteigen (Tr.ab., Blutdruck unter Belastung durch Treppensteigen am Abend, s. Abb. 1), getrennt nach den einzelnen WHO-Kollektiven, zur Demonstration der erheblichen mittleren alltäglichen Blutdruckvariabilität Hochdruckkranker. Werteaufstellung zu Abb. 13

		Schl.Min. syst/diast	WiLi.ab. syst/diast	Tr.ab. syst/diast
WHO I (n = 15)	x̄	103,2/62,1	140,5/79,1	174,2/89,2
	Sx	12,3/10,3	11,9/11,1	14,0/12,3
WHO II	x̄	130,6/78,4	176,0/96,6	212,2/106,2
	Sx	19,7/13,6	18,5/10,5	24,4/ 13,6
WHO III	x̄	173,9/102,9	224,0/120,6	257,1/131,6
	Sx	24,6/ 22,9	27,6/ 22,8	36,1/ 23,1

einzelnen Kollektiven andererseits noch detaillierter verfolgen: Am ausgeprägtesten sind die Blutdruckunterschiede in dem Patientenkollektiv WHO III, indem hier ausgehend von einem mittleren minimalen Blutdruck im Schlaf von 173,9/102,9, über einen relativ hohen Blutdruck am Tag (nach Belastung durch Treppensteigen am Abend) von 224,0/120,1 mm Hg ein mittlerer maximaler Blutdruck (unter alltäglicher Belastung durch Treppensteigen am Abend) von 257,1/131,6 mm Hg erreicht wird. Demgegenüber nehmen sich die korrespondierenden Mittelwerte für das Kollektiv WHO I mit 103,2/62,1 (= Schl.Min.), 140,5/79,1 (= WiLi.ab.) und 174,2/89,8 mm Hg (= Tr.ab.) eher bescheiden aus.

Eine ähnliche, mit dem Schweregrad der Hypertonie zunehmende hypertensive Reaktion auf alltägliche Belastungen hin wurde – zumindest bei Betrachtung der Absolutwerte – von einer Reihe älterer Autoren [8, 42, 26, 16, 2] gefunden, während in jüngerer Zeit (z. B. [6]) Zweifel daran aufkamen und eher angenommen wurde, daß die Gesamtvariabilität des Blutdrucks mit dem Schweregrad der Hypertonie abnimmt.

3.4. „Gelegenheitsblutdruck"

Die aus praktischer Sicht wichtige Frage, welchem leicht faßbaren Blutdruck – angesichts der tatsächlichen erheblichen Variabilität alltäglich vorkommender Werte – die größte Bedeutung zukommt, sei der Vollständigkeit halber kurz angesprochen; detailliertere Angaben sind in der einschlägigen Literatur zu finden [1, 17, 21, 30, 45, 20]. Danach hat weder die aufwendige Bestimmung des „Basisblutdrucks" nach Smirk [45], noch die praktikablere Modifikation durch den „Entspannungswert" nach Meesmann [30] Vorteile in der Festlegung eines normierten individuellen Blutdrucks gebracht: Am besten scheint das alltägliche Blutdruckverhalten sowohl systolisch wie diastolisch durch einen *„Gelegenheitswert"* (= „casual blood pressure") repräsentiert zu werden, wie er sich
nach 2–3 Minuten
im Sitzen oder Liegen
morgens, bzw. abends
mit der indirekten Methode nach Riva-Rocci und von Recklinghausen-Korotkoff messen läßt [21]. Dieser Wert stellt ein gutes Mittelmaß alltäglich vorkommender Drücke – wie durch telemetrische Blutdrucklangzeitmessungen belegt – dar und ist zudem im Rahmen epidemiologischer Untersuchungen bzw. in der täglichen ärztlichen Praxis am ehesten realisierbar.

3.5. Altersabhängigkeit

Wenn auch seit längerem bekannt ist, daß der Ruheblutdruck mit dem Alter bis zu gewissen Grenzen physiologischerweise ansteigt [4, 10, 12, 29], wurde der Beziehung zwischen hypertensiver Reaktion auf alltägliche Belastung und Lebensalter bisher doch nur wenig Aufmerksamkeit geschenkt. Mit den vorgenannten Daten war es deshalb naheliegend, auch dieses Problem kurz zu be-

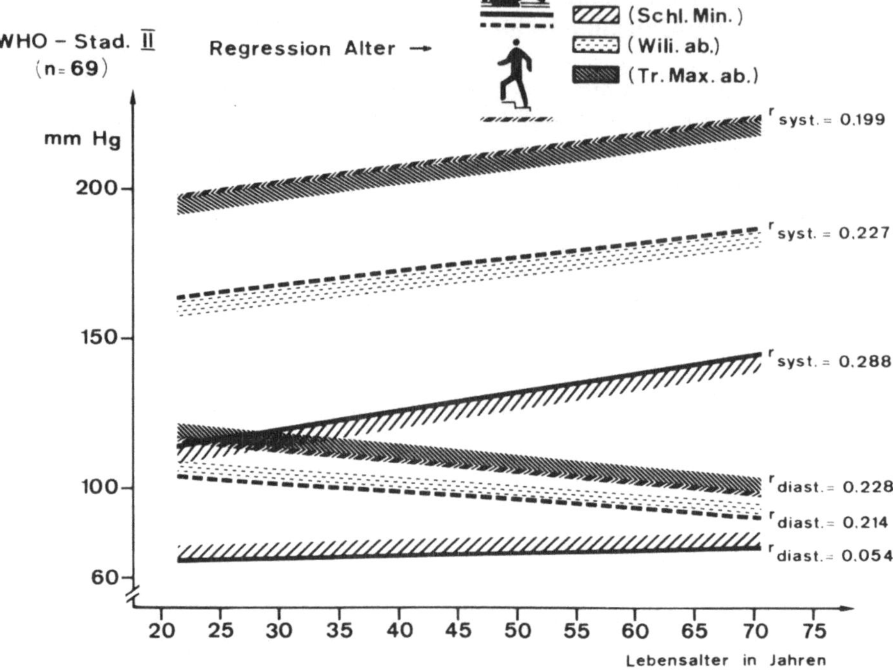

Abb. 14. Korrelationen zwischen Alter und verschiedenen Blutdrücken in Ruhe (Schl.Min. und WiLi. ab., s. Abb. 1) sowie einem Wert unter Belastung durch Treppensteigen über zwei Stockwerke (Tr.max.ab.) bei 69 Hochdruckkranken des WHO-Stadiums II. Regressionsgleichungen etc. in Tabelle 7

Tabelle 7. Korrelation zwischen Alter in Jahren und verschiedenen Blutdruckausgangswerten bzw. Blutdruckdifferenzen in mm Hg bei 69 Hochdruckkranken des WHO-Stadiums II. Regressionsgleichungen (y = a + bx) mit Korrelationskoeffizienten (r) und Signifikanzangabe gegenüber Null, sowie der errechneten „Konstruktionspunkte" der Regressionsgeraden. Werteaufstellung zu Abb. 14 und 15

	Regression		Gleichung	r	p<	„Konstruktionspunkte" 30 J.	60 J.
Abb. 14	Alter/Schl.Min.	syst.	y = 100.90 + 0.63x	0.29	0.05	119.80	138.69
		diast.	y = 74.51 + 0.08x	0.05	n. s.	76.95	79.40
	Alter/MW-WiLi.ab.	syst.	y = 154.00 + 0.47x	0.23	n. s.	167.99	181.99
		diast.	y = 108.34 + 0.25x	−0.21	n. s.	100.84	93.34
	Alter/MW-Tr.ab.	syst.	y = 186.80 + 0.54x	0.20	n. s.	202.95	219.10
		diast.	y = 122.43 − 0.34x	0.23	n. s.	112.12	101.80
Abb. 15	Alter/ΔP MW-Ge. mi.- MW-Li.mi.	syst.	y = 0.42 + 0.33x	0.24	0.05	10.24	20.06
		diast.	y = 9.11 − 0.03x	−0.03	n. s.	8.38	7.64
	Alter/ΔP MW-Tr.mi.- MW-Li.mi.	syst.	y = 30.45 + 0.34x	0.17	n. s.	40.75	51.04
		diast.	y = 13.11 + 0.03x	0.02	n. s.	13.98	14.85

44

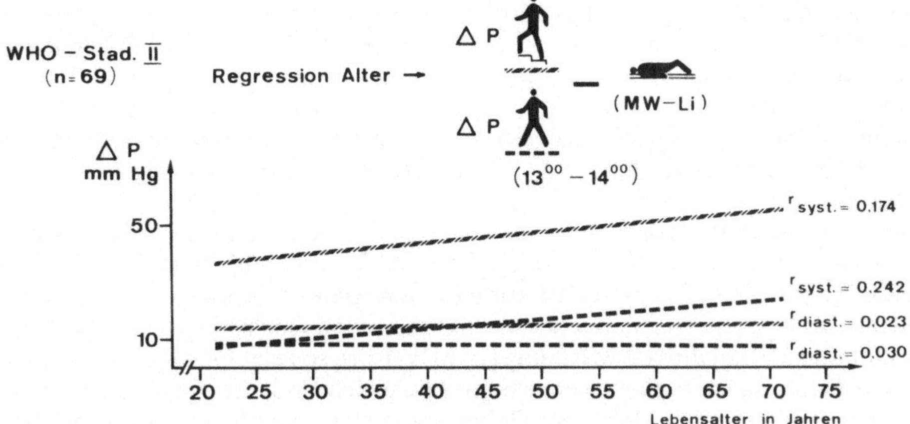

Abb. 15. Korrelationen zwischen Alter und Blutdruckzugewinn unter alltäglicher Belastung durch Gehen zu ebener Erde (MW-Ge. minus MW-Li.) und Treppensteigen über zwei Stockwerke (MW-Tr. minus MW-Li.) bei 69 Hochdruckkranken des WHO-Stadiums II. Regressionsgleichungen etc. in Tabelle 7

leuchten, wobei aus Gründen der Homogenität des Ausgangsmaterials lediglich unser Patientenkollektiv WHO II (n = 69) analysiert wurde.

Eine erste Gruppe von Korrelationen (Abb. 14, Tabelle 7) zwischen zwei zueinander „exponierten" Blutdruckwerten in Ruhe (liegend), und zwar dem niedrigsten Blutdruck im Schlaf (= Schl.Min.) bzw. dem Ruheblutdruck nach Belastung durch Treppensteigen am Abend (= WiLi.ab.) einerseits und dem maximalen Blutdruck unter alltäglicher Belastung durch Treppensteigen am Abend (= Tr.Max.ab.) andererseits zeigt, daß der niedrigste Blutdruck im Schlaf diastolisch mit zunehmendem Alter nur gering ansteigt – von im Mittel 77,0 mit 30 Jahren auf 79,4 mm Hg mit 60 Jahren –, während die zugehörigen systolischen Werte eine mit dem Alter deutlich ansteigende Tendenz – 119,8 bei 30 und 138,7 mm Hg bei 60 Jahren – aufweisen. Diese zweitgenannte Korrelation ist mit einem Korrelationskoeffizienten von r = 0,29 auf dem 5%-Niveau der Irrtumswahrscheinlichkeit signifikant.

Erklärend für den *Anstieg des systolischen Drucks mit dem Alter* ist – entsprechend den Verhältnissen bei Blutdruckgesunden – eine zunehmende Rigidität des Kreislaufsystems infolge arteriosklerotischer Prozesse anzunehmen, wobei jedoch einschränkend zu sagen ist, daß Untersuchungen an sehr alten Menschen (über 65 Jahre) häufiger wieder einen geringen Abfall sowohl des systolischen, wie des diastolischen Drucks erkennen lassen [4, 35, 7].

Nimmt man zu den genannten Korrelationen des Ruheblutdrucks zum Alter die Abhängigkeit zum Blutdruckverhalten unter alltäglicher Belastung durch Treppensteigen (= „Tr.Max.ab." in Abb. 14) hinzu, so zeigt sich in fast analoger Weise systolisch eine positive Korrelation zum Alter, während diastolisch die beiden Tageswerte (sowohl im Liegen wie unter Belastung durch Treppensteigen) – entgegen der Regressionsgrade für den minimalen Blutdruck im Schlaf – eine schwach negative Korrelation aufweisen. Danach nimmt die Amplitude der Werte unter alltäglicher Belastung „überproportional" mit dem Alter zu, rein rechnerisch und bezogen auf die arbiträren Fixpunkte bei 30 und 60 Jahren für den Ruheblutdruck (= Wi.Li.ab.) von 168,0/100,8 auf 182,0/93,3 mm Hg, bzw. für den alltäglichen Belastungsblutdruck (Tr.Max.ab.) von 203,0/112,1 auf 219,1/101,8 mm Hg (s. Tabelle 7). Die *Blutdruckamplitude* (systolischer minus diastolischer Druck) hat sich demnach bei 60 Jahren, ausgehend vom Ergebnis in Ruhe mit 88,6 auf 117,3 mm Hg unter *alltäglicher Belastung* durch Treppensteigen *erweitert*.

Betrachtet man demgegenüber die *Altersabhängigkeit der hypertensiven Reaktion* auf alltägliche Belastung, wie Gehen und Treppensteigen (Abb. 15, s. Tabelle 7), jeweils in Form der Blutdruckdifferenzen des vorangehenden Ruhewertes im Liegen (Werte aus der mittäglichen Untersuchungsperiode zwischen 13.00 und 14.00 Uhr vor Belastung [= MW-Li.]), so zeigt sich, daß die diastolischen Differenzen in allen Altersstufen fast gleich sind, die systolischen Differenzen aber mit dem Alter – im Gehen sogar eben signifikant – ansteigen. Für den älteren Hochdruckkranken stellt demnach dieselbe körperliche Aktivität eine größere zusätzliche Druckbelastung des Herz-Kreislauf-Systems dar, als dies bei jüngeren Patienten der Fall ist. Inwieweit hier die von Leeuw u. Mitarb. [23] gewählte prozentuale Betrachtung – sie führt zu einer schwach negativen Korrelation zwischen Gesamtvariabilität des Blutdrucks und Alter – sinnvoller ist, sei dahingestellt. Aus mechanischer Sicht der tatsächlichen Druckbelastung des Kreislaufsystems scheint eine Betrachtung der absoluten Blutdruckzugewinne in mm Hg sinnvoller.

4. Zusammenfassung

Durch kontinuierliche intraarterielle Langzeitmessungen mittels Mikrokatheterblutdrucktelemetrie konnte an drei verschiedenen Kollektiven unbehandelter Patienten mit essentieller arterieller Hypertonie (WHO-Stadium I 15 Patienten, WHO-Stadium II 69 Patienten und WHO-Stadium III 18 Patienten) folgendes nachgewiesen werden:

a) Die *Variabilität* des *systolischen* Blutdrucks unter Ruhe- wie alltäglichen Belastungsbedingungen (Gehen zu ebener Erde und Treppensteigen) nimmt mit dem Schweregrad der Hypertonie zu; bei Patienten des Kollektivs WHO II konnte zudem eine geringfügige Zunahme der hypertensiven Reaktion auf alltägliche Belastungen mit dem Alter festgestellt werden. Die *diastolischen Differenzen* lassen weder eine Abhängigkeit vom Schweregrad der Hypertonie, noch des Alters der Patienten erkennen.

b) Der belastungsbedingte *systolische Blutdruckzugewinn* ist mittags und abends größer als morgens, diastolisch sind wiederum keine nennenswerten Unterschiede feststellbar.

c) Der *orthostatische Abfall* des systolischen Blutdrucks ist – der zirkadianen Variabilität folgend – morgens am größten und wird zum Abend hin „überkompensiert", darüber hinaus besteht eine geringfügige Zunahme der orthostatischen Dysregulation mit dem Schweregrad der Hypertonie.

d) Sowohl bei der therapeutischen Führung als auch im Rahmen klinischer Studien an Hochdruckkranken sind die Ergebnisse zur Blutdruckvariabilität bedeutsam.

5. Literatur

1. Alam GM, Smirk FH (1943) Casual and basal blood pressure. II. In essential hypertension. Br Heart J 5:156
2. Amery A, Julius S, Whitlock LS, Conway J (1967) Influence of hypertension on the hemodynamic response to exercise. Circulation 36:231
3. Aschoff J, Aschoff J (1969) Tagesperiodik der orthostatischen Kreislaufreaktion. Pflügers Arch 306:146
4. Bachmann K, Reitmeier H, Graf N (1970) Untersuchungen zur Normalverteilung des menschlichen Blutdrucks. Dtsch Med Wochenschr 95:307
5. Barath E (1928) Arterial hypertension and physical work. Arch Intern Med 42:296
6. Birkenhäger WH, Schalekamp MADH (1976) Control mechanisms in essential hypertension. Biomedical Press, Amsterdam
7. Birkenhäger WH, Schalekamp MAHD, Kraus XH, Klosters G, Schalekamp-Kuyken MPA, Kroon BJM, Teulings FAG (1972) Systemic and renal hemodynamics, body fluids and renin in benign essential hypertension with special reference to natural history. Eur J Clin Invest 2:115
8. Bock KD, Kreuzenbeck W (1965) Über die Tagesschwankungen des arteriellen Blutdrucks. In: Heilmeyer L, Holtmeier JH (Hrsg) Hochdruckforschung. Thieme, Stuttgart, S. 72
9. Coccagna G, Mantovani M, Brignani F, Manzini A, Lugares E (1971) Arterial pressure changes during spontaneous sleep in man. Electroencephalogr Clin Neurophysiol 31:277
10. Döring H (1958) Die Blutdruckwerte in Abhängigkeit von Alter, Geschlecht und Körperbau. Lebensversicherungsmedizin 10:14
11. Franz I-W (1979) Untersuchungen über das Blutdruckverhalten während und nach Ergometrie bei Grenzwerthypertonikern im Vergleich zu Normalpersonen und Patienten mit stabiler Hypertonie. Z Kardiol 68:107
12. Hamilton M, Pickerling GW, Roberts JAF, Sowry GSC (1954) The aetiology of essential hypertension I. The arterial pressure in the general population. Clin Sci 13:11
13. Hürlimann AA, Imhof P (1958) Die Blutdruckveränderung unter psychischer Belastung und ihre Altersabhängigkeit. Gerontologia 2:233
14. Irving JB, Kerr F, Ewing DJ, Kirby BJ (1974) Value of prolonged recording of blood pressure in assessement of hypertension. Br Heart J 36:859
15. Jahnecke J (1974) Risikofaktor Hypertonie. Hochdruckfibel für die ärztliche Praxis. Boehringer, Mannheim
16. Julius S, Amery A, Whitlock LS, Conway J (1967) Influence of age on the hemodynamic response to exercise. Circulation 36:222
17. Kilpatrick JA (1948) The variation of casual, basal and supplemental blood pressures in health and in essential hypertension. Br Heart J 10:48
18. Koepchen HP (1962) Die Blutdruckrhythmik. Steinkopff, Darmstadt
19. Krönig B (1976) Blutdruckvariabilität bei Hochdruckkranken. Ergebnisse telemetrischer Langzeitmessungen. Hüthig, Heidelberg
20. Krönig B (1978) Diagnostikum Blutdruckwert. Ärztl Praxis 30:2795
21. Krönig B, Dufey K, Moergel K, Michaelis J, Jahnecke J (1974) Telemetrische Untersuchungen zur Wertigkeit eines Basalblutdruckes bei Hochdruckkranken. Klin Wochenschr 52:809
22. Krönig B, Parade D, Schwarz W, Witzel U, Klemeit R, Jahnecke J, Wolff HP (1972) Blutdrucktelemetrie beim Menschen mit der Mikrokathetermethode. Klin Wochenschr 50:898
23. Leeuw PW de, Birkenhäger WH (1980) Arterieller Blutdruck – der variable Parameter. In: Rosenthal J (Hrsg) Arterielle Hypertonie. Springer, Berlin Heidelberg New York
24. Leeuw PW de, Kho TL, Wester A, Falke HE, Birkenhäger WH (1978) Hemodynamic and endocrinological profile of essential hypertension. Acta Med Scand (Suppl) 622
25. Littler WA, West MJ, Honour AJ, Sleight P (1978) The variability of arterial blood pressure. Am Heart J 95:180
26. Lund-Johansen P (1967) Hemodynamics in early essential hypertension. Acta Med Scand (Suppl) 183
27. Mac William JA (1925) Blood pressure in man under normal and pathological conditions. Physiol Rev 5:303
28. Mac William JA (1933) Postural effects on heart rate and blood pressure. Quart J Exp Physiol 23:1

29. Master AM, Dublin LI, Marks HH (1950) The normal blood pressure range and its clinical implications. JAMA 143:1464

30. Meesmann W, Stöveken HJ, Billing CP (1970) Die Bestimmung des Basisblutdruckes in der Praxis durch die Ermittlung des sogenannten Entspannungswertes. Dtsch Med Wochenschr 95:734

31. Menzel W (1962) Menschliche Tag-Nacht-Rhythmik und Schichtarbeit; die spontane Tagesrhythmik der Körperfunktionen in ihrer Bedeutung für den Nacht- und Schichtarbeiter. Schwabe, Basel Stuttgart

32. Menzel W (1979) Schlafstörungen – aus der Sicht des Internisten. Therapiewoche 29:5333

33. Millar-Craig MW, Bishop CN, Raftery EB (1978) Circadian variation of blood pressure. Lancet I:795

34. Moeller J, Heyden O (1959) Die labile Blutdrucksteigerung. Z Kreisl-Forsch 48:413

35. Moyer JJ (1975) Blood pressure should be measured in supine and standing positions. JAMA 231:520

36. Nitschkoff S (1966) Über Blutdruckwerte und Blutdruckschwankungen bei der arteriellen Hypertonie. Dtsch Gesundh-Wes 21:244

37. Pessina AC, Semplicini A, Palatini P, Mormino P, Casiglia E, Hlede M, Dal Palu C (1980) Blood pressure variability in ‚labile‘ and ‚established‘ hypertension. Biotelemetry 7:96

38. Richardson DW, Honour AJ, Fenton GW, Stott FH, Pickering GW (1964) Variation in arterial pressure throughout the day and night. Clin Sci 26:445

39. Richer-Heinrich E, Borys M, Sprung H, Läuter J (1971) Psychophysiologische Reaktionsprofile von Hypo- und Hypertonikern. Dtsch Gesundh-Wes 26:1481

40. Rieck A, Kaspareit A (1976) Zur Frage tagesrhythmischer Änderungen von maximaler Muskelkraft und Extremitätendurchblutung nach isometrischer Kontraktion. In: Hildebrandt G (Hrsg) Biologische Rhythmen und Arbeit. Springer, Wien New York

41. Rowlands DB, Stallard TJ, Watson RDS, Littler WA (1980) The influence of physical activity on arterial pressure during ambulatory recordings in man. Clin Sci 58:115

42. Sannerstedt R (1966) Hemodynamic response to exercise in patients with arterial hypertension. Acta Med Scand (Suppl) 180

43. Schellong F, Heinemeier M (1933) Über die Kreislaufregulation in aufrechter Körperstellung und ihre Störungen. Z Ges Exp Med 89:61

44. Shaw DB, Knapp MS, Davies DH (1963) Variations of blood pressure in hypertensives during sleep. Lancet I:797

45. Smirk FH (1944) Casual and basal blood pressures. IV. Their relationship to the supplemental pressure with a note on statistical implications. Br Heart J 6:176

46. Stieglitz EJ (1930) Emotional hypertension. Am J Med Sci 179:775

47. Uexküll T von, Wick H (1962) Die Situationshypertonie. Arch Kreisl-Forsch 39:236

48. Voigt ED, Engel P, Klein H (1968) Über den Tagesgang der körperlichen Leistungsfähigkeit. Int Z Angew Physiol 25:1

49. Wald H, Guernsey M, Stott FH (1937) Some effects of alteration of posture on arterial blood pressure. Am Heart J 14:319

50. Watson RDS, Stallard TJ, Littler WA (1979) Influence of once-daily administration of beta-adrenoceptor antagonists on arterial pressure and its variability. Lancet II:1210

51. World Health Organisation (1978) Arterial hypertension. Report of a WHO expert committee. Techn Rep Ser 628

52. Zabel D (1910) Plötzliche Blutdruckschwankungen und ihre Ursachen. Münch Med Wochenschr 57:2278

53. Zadek D (1881) Die Messung des Blutdrucks am Menschen mittels des Basch'schen Apparates. Z Klin Med 2:509

54. Zerzawy R, Bachmann K (1979) Telemetrie von arteriellem Druck und Herzfrequenz unter alltäglichen und sportlichen Belastungen im Vergleich zur Fahrradergometrie. Z Kardiol 69:617

IV. Belastungshypertonie bei stabiler und grenzwertiger Hypertonie – Vergleich geistiger, isometrischer und dynamischer Belastungen[*]

R. Zerzawy

1. Einleitung

Obwohl Blutdruckmessungen unter Belastung auf dem Ergometerprüfstand heute zur Routine gehören, steht die diagnostische Bedeutung des Belastungsblutdrucks weit hinter der des Belastungs-Elektrokardiogramms zurück. Ein Blick in die Literatur zeigt, daß im Belastungsblutdruck nur selten mehr als ein Abbruchkriterium für die Belastungsuntersuchung gesehen wird. Bei einem Parameter, der in Ruhe gemessen höchstes diagnostisches, therapeutisches und prognostisches Gewicht hat, stellt sich natürlich die Frage, welche Zusatzinformationen unter Belastung gewonnen werden können. Systematische Untersuchungen über die diagnostische Verwertbarkeit des Belastungsblutdrucks unter besonderer Berücksichtigung der Grenzwerthypertonie datieren erst wenige Jahre zurück [1, 2, 4, 5, 6, 7, 10]. Allen diesen Untersuchungen liegt die Hypothese zugrunde, daß der potentielle Hochdruckkranke in seiner pathogenetischen Entwicklung zunächst das Stadium der Grenzwerthypertonie durchläuft.

Es stellt sich die Frage, ob der wegen der besonderen Blutdrucklabilität diagnostisch besonders problematische Grenzwerthypertoniker durch geeignete Provokationstests einer sichereren Frühdiagnose zugeführt werden kann.

Ziel der vorliegenden Untersuchung war es, das Blutdruckverhalten von normotonen Probanden, Grenzwerthypertonikern und Hochdruckkranken unter geistiger, isometrischer und dynamischer Arbeit zu untersuchen. Um von vornherein die zusätzlichen Ungenauigkeiten und Behinderungen durch die indirekte Blutdruckmessung auszuschalten, wurde die direkte intraarterielle Messung über Mikrokatheter angewandt.

2. Patienten und Methodik

Die Zuordnung der Probanden in die 3 Gruppen der Normotoniker „N" (n = 23), der Grenzwerthypertoniker „GH" (n = 15) und der Hochdruckkranken „H" (n = 18) erfolgte anhand des arteriellen Mitteldrucks unter Ruhebe-

---

* Mit Unterstützung durch die Deutsche Forschungsgemeinschaft

dingungen im Liegen. Ausgehend von der Definition der Grenzwerthypertonie (systolischer Druck SAP 140–159 mm Hg, diastolischer Druck DAP 90–94 mm Hg) liegt der entsprechende arterielle Mitteldruck zwischen 110 und 120 mm Hg, wenn die Formel:

$$MAP = 0,4 \times (SAP - DAP) + DAP$$

zugrundegelegt wird. In die Gruppe der Hochdruckkranken wurden Patienten mit einem arteriellen Mitteldruck in Ruhe von 121–150 mm Hg aufgenommen. Voraussetzung war, daß anamnestisch, röntgenologisch und elektrokardiographisch keine Zeichen einer linksventrikulären Dekompensation vorlagen, entsprechend dem WHO-Schweregrad I und II. Keiner der Patienten stand unter antihypertensiver Therapie.

Die Altersverteilung der drei Gruppen war wie folgt (Mittelwert $\bar{x}$ und Standardabweichung):

Gruppe „N": 34,9 ∓ 6,6 Jahre
Gruppe „GH": 38,9 ∓ 8,6 Jahre
Gruppe „H": 41,4 ∓ 5,2 Jahre.

Ein statistisch signifikanter Altersunterschied bestand lediglich zwischen den Normotonikern und Hochdruckkranken.

Die Blutdruckmessung erfolgte über einen Teflon-Mikrokatheter in der linken Arteria brachialis. Der Druckwandler vom Typ Statham P23 wurde prästernal in Höhe des Ansatzes der 2. Rippe fixiert. Die Untersuchungszeit lag zwischen 9 und 13 Uhr. Nach Registrierung der Ruhewerte von direktem arteriellen Blutdruck, elektronisch integriertem arteriellen Mitteldruck, Herzfrequenz und systolischem Druckfrequenzprodukt im Liegen erfolgte eine passive orthostatische Belastung mittels Kipptischversuch zum Ausschluß einer orthostatischen Dysregulation. Als geistige Belastung wurden standardisierte arithmetische Aufgaben gewählt. Die Testdauer betrug 5 Minuten. Nach einer Ruhephase im Sitzen folgte eine isometrische Belastung durch eine Kniebeuge-Haltung von 90° ähnlich der typischen Skiabfahrtshaltung. Dieser Test wurde bis zur subjektiven muskulären Erschöpfung (im Mittel 2 Minuten und 15 Sekunden) ausgeführt. Nach einer erneuten Ruhephase im Sitzen von mindestens 15 Minuten folgte die Fahrradergometrie im Sitzen auf einem mechanisch gebremsten Ergometer vom Typ Monark. Die Belastung begann mit 50 Watt über 4 Minuten, anschließend wurde alle 2 Minuten um 25 Watt bis zur muskulären Erschöpfung gesteigert. Im Mittel erreichten die Normotoniker 2,41 Watt/kg, die Grenzwerthypertoniker 1,88 Watt/kg und die Hochdruckkranken 1,92 Watt/kg.

3. Blutdruckverhalten von Normotonikern, Grenzwerthypertonikern und Hypertonikern

3.1. Orthostasetest

Im Orthostaseversuch zeigen Normotoniker, Grenzwerthypertoniker und Hochdruckkranke übereinstimmend eine stabile Blutdruckregulation mit geringer Einengung der Druckamplitude infolge geringfügiger Abnahme des systoli-

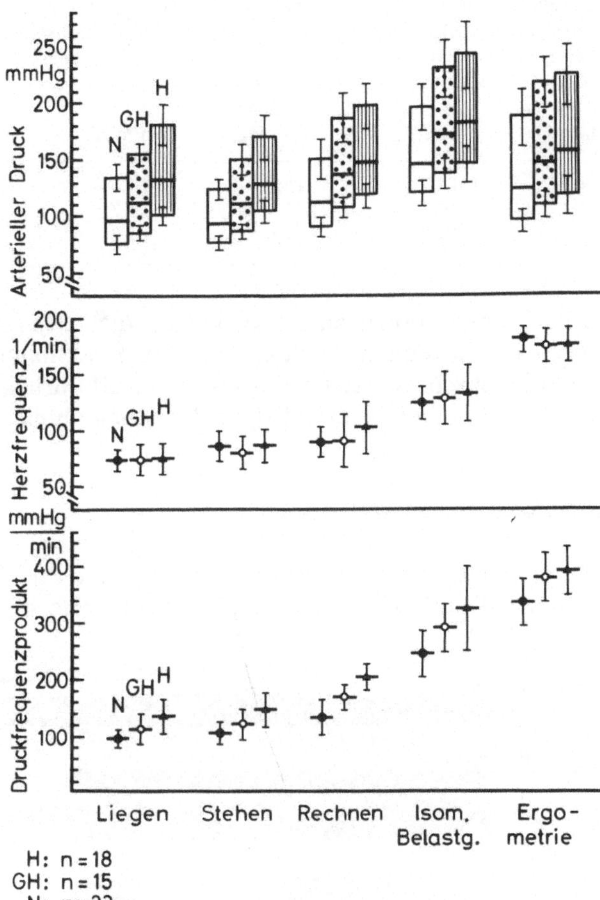

Abb. 1. Mittelwerte und Streuung von arteriellem Blutdruck, Herzfrequenz und systolischem Druckfrequenzprodukt bei 18 Hochdruckkranken *(H)*, 15 Grenzwerthypertonikern *(GH)* und 23 normotonen Vergleichspersonen *(N)* in Ruhe und unter verschiedenen Belastungen. Erläuterungen s. Text

schen Drucks und geringen Anstiegs des diastolischen Drucks (Abb. 1). Der arterielle Mitteldruck fällt beim passiven Lagewechsel nur ganz geringfügig ab. Der Herzfrequenzanstieg ist in allen Gruppen annähernd gleich. Obwohl statistisch keine signifikanten Unterschiede zwischen den 3 Gruppen zu sichern sind, fällt auf, daß die Grenzwerthypertoniker im Orthostasetest die geringsten Änderungen von arteriellem Mitteldruck und Herzfrequenz zeigen.

3.2. Geistige Belastung

Geistige Belastung durch arithmetische Aufgaben provoziert in allen 3 Gruppen einen signifikanten Anstieg der Blutdrücke und der Herzfrequenz gegenüber den Ruhewerten im Liegen (Tabelle 1, Abb. 1). Grenzwerthypertoniker zeigen einen statistisch signifikant höheren Anstieg von systolischem, diastolischem und mittlerem arteriellen Druck (p < 0,01) als Normotoniker und Hochdruckkranke. Dagegen sind die relativen Blutdruckanstiege bei Hochdruckkranken und Normotonikern ähnlich, wobei die Absolutwerte jedoch bei den Hoch-

Tabelle 1. Zunahme des systolischen *(Δ SAP),* diastolischen *(Δ DAP)* und mittleren *(Δ MAP)* arteriellen Drucks, der Herzfrequenz *(Δ F)* und des systolischen Druckfrequenzprodukts *(Δ SAP F)* beim Rechnen im Vergleich zu den Ruhewerten im Liegen

Gruppe	Δ SAP mm Hg	Δ DAP mm Hg	Δ MAP mm Hg	Δ F Schl./min	Δ SAP F 100 mm Hg/min
N	14,2	15,8	14,4	18,4	37,6
GH	29,6	23,4	23,7	16,6	47,0
H	14,7	17,0	14,9	28,3	66,0

druckkranken höher ausfallen. Hinsichtlich der Herzfrequenz und des systolischen Druckfrequenzprodukts sind die Reaktionen in den 3 Gruppen weitgehend identisch. Bezüglich der absoluten Blutdruckwerte verhalten sich Grenzwerthypertoniker unter geistiger Belastung ähnlich wie Hochdruckkranke.

3.3. Isometrische Belastung

Unter isometrischer Belastung treten in allen drei Gruppen die höchsten beobachteten Blutdruckanstiege und Absolutwerte des Blutdrucks auf (Tabelle 2,

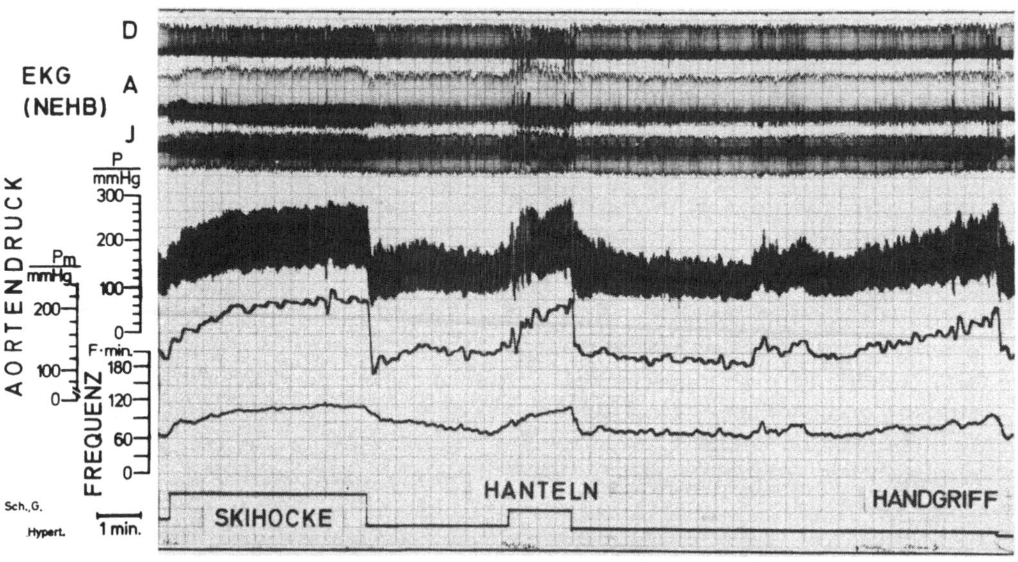

Abb. 2. Originalregistrierung mit Vergleich der hämodynamischen Reaktion unter 3 verschiedenen isometrischen Belastungsformen bei einem 40jährigen Hypertoniker (Ruheblutdruck: im Liegen 174/82 mm Hg, im Stehen 170/90 mm Hg). *Von oben nach unten:* 3 EKG-Ableitungen D, A, J (Nehb. Dreieck), arterielles Blutdruckprofil, arterieller Mitteldruck, Herzfrequenz. Sowohl bei der Handgrip-Übung als auch beim Gewichtehalten (4 kg schwere Hanteln) und bei der Ski-Abfahrtshaltung (Skihocke) resultiert ein identischer systolischer Blutdruckanstieg auf 280 mm Hg. Der diastolische Druck zeigt einen für die isometrische Belastung charakteristischen exzessiven Anstieg auf 148 mm Hg (Handgrip), 150 mm Hg (Hanteln) und 160 mm Hg (Skihocke). Bei allen 3 isometrischen Belastungsformen bleibt die Herzfrequenz mit 100 Schl./min noch unter dem trainingswirksamen Bereich

52

s. Abb. 1). Es kann auch für die Grenzwerthypertoniker und Hochdruckkranken nachgewiesen werden, daß der Blutdruckanstieg bei genügend hoher Kontraktionsintensität nicht von der Art der isometrischen Belastung und von der involvierten Muskelmasse abhängt. Dies zeigt sich im Vergleich der Kniebeugehaltung (Hocke) mit Gewichthalten und dem bekannten Handgrip-Test (Abb. 2).

Die isometrische Belastung hat bei Normotonikern, Grenzwerthypertonikern und Hochdruckkranken ein weitgehend ähnliches, spezifisches Blutdruckprofil, das durch eine exzessive Drucksteigerung mit erheblichem arteriellen Mitteldruckanstieg gekennzeichnet ist. Mit Durchschnittswerten von 242/146 mm Hg

Tabelle 2. Anstieg des arteriellen Blutdrucks *(Δ SAP, Δ DAP, Δ MAP)*, der Herzfrequenz *(Δ F)* und des systolischen Druckfrequenzprodukts *(Δ SAP F)* bei isometrischer Belastung im Vergleich zu den Ruhewerten im Liegen

Gruppe	Δ SAP mm Hg	Δ DAP mm Hg	Δ MAP mm Hg	Δ F Schl./min	Δ SAP F 100 mm Hg/min
N	62,5	45,0	50,4	51,9	147,8
GH	75,0	54,7	60,9	55,6	178,0
H	61,1	45,3	50,9	58,4	187,7

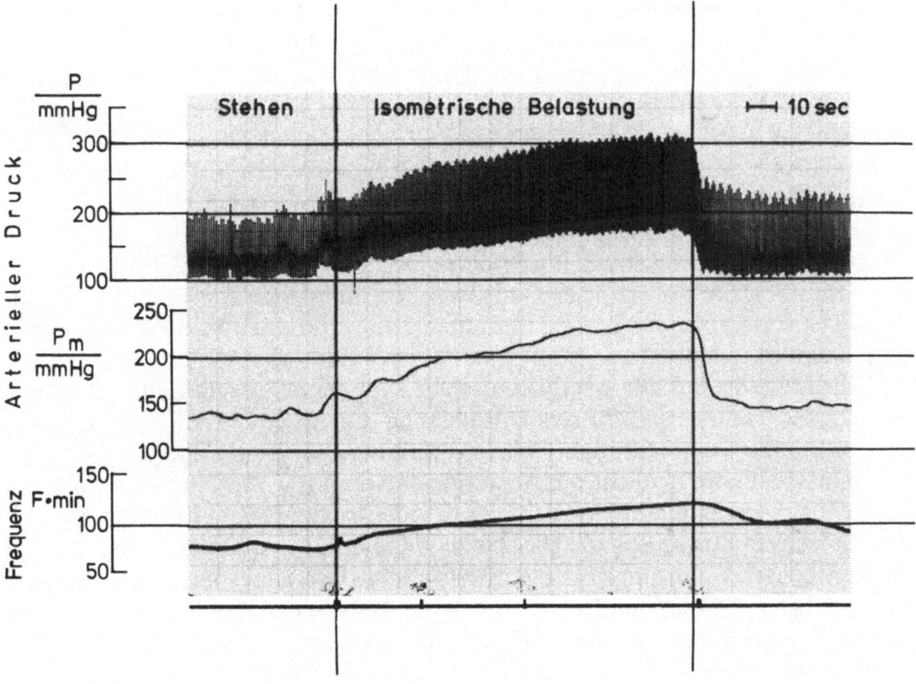

Abb. 3. Isometrische Belastung bei einem 46jährigen Hochdruckkranken mit einem Ruheblutdruck von 210/108 mm Hg im Liegen und 196/106 mm Hg im Stehen. Bei einer Belastungsdauer von 120 Sekunden erreicht der Blutdruck die exzessiv hohen Werte von 308/174 mm Hg bei einem Mitteldruckanstieg auf 234 mm Hg

53

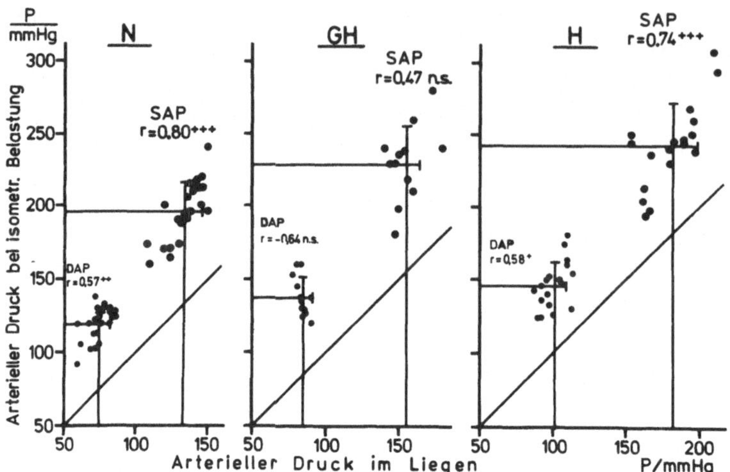

Abb. 4. Zusammenhang zwischen Ruheblutdruck und Belastungsblutdruck unter isometrischer Belastung in den 3 Gruppen der Normotoniker *(N)*, Grenzwerthypertoniker *(GH)* und Hochdruckkranken *(H)*. Beim systolischen Druck der Normotoniker und Hochdruckkranken ist auf Grund der statistisch sicheren Korrelation eine Abschätzung der zu erwartenden Belastungswerte aus dem Ruheblutdruck möglich. In der Gruppe der Grenzwerthypertoniker trifft dies nicht zu. Der diastolische Belastungsblutdruck zeigt keine sichere Abhängigkeit von den Ruhewerten

erreichen die Hochdruckkranken abrupt kurzzeitig den Bereich hypertensiver Krisen. Die Grenzwerthypertoniker erreichen mit 230/138 mm Hg nur unwesentlich niedrigere Werte, wobei der Unterschied zu den Hochdruckkranken statistisch nicht signifikant ist. In der normotonen Vergleichsgruppe sind die entsprechenden Blutdruckwerte mit 196/120 mm Hg jedoch deutlich und statistisch niedriger als in den beiden Hypertoniker-Kollektiven. Der höchste Anstieg des systolischen, diastolischen und mittleren arteriellen Drucks wird bei den Grenzwerthypertonikern gemessen. Mit systolisch 75,0 mm Hg und diastolisch 54,7 mm Hg unterscheiden sich diese Druckanstiege signifikant von denen der Normotonikern mit 62,5 resp. 45,0 mm Hg und denen der Hochdruckkranken mit 61,1 resp. 45,3 mm Hg. Hinsichtlich des arteriellen Mitteldrucks ergibt sich ein analoges Verhalten.

Kennzeichnend ist das von der dynamischen Belastung divergierende Frequenzprofil, wobei unter isometrischer Belastung mit Frequenzen von 125/min (Gruppe N), 129/min (Gruppe GH) und 133/min (Gruppe H) keine trainingswirksame Frequenz erreicht wird. Vergleicht man die Arbeitshypertonie der isometrischen Belastung mit derjenigen bei identischer Frequenz unter dynamischer Belastung, so werden die grundlegenden hämodynamischen Unterschiede zwischen beiden Belastungsformen offensichtlich. Bei einer Ergometerleistung von im Mittel 77 Watt und einer mittleren Belastungsfrequenz um 130/min erreicht der Blutdruck deutlich niedrigere Werte und zwar 153/82 mm Hg bei Normotonikern, 180/96 mm Hg bei Grenzwerthypertonikern und 203/ 109 mm Hg bei Hochdruckkranken.

Welches potentiell gefährdende Ausmaß der kurzfristige Blutdruckanstieg unter isometrischer Belastung erreichen kann, zeigt das Beispiel eines Hochdruckkranken in Abb. 3. Ausgehend von einem Ruheblutdruck von 190/105 mm Hg

54

im Stehen wird innerhalb von 2 Minuten eine exzessive Hypertonie von 310/
178 mm Hg erreicht. Nach Beendigung der isometrischen Belastung fällt der
Blutdruck bei diesem Patienten zunächst in weniger als 5 Sekunden systolisch
und diastolisch um 70 mm Hg ab und stabilisiert sich im Verlaufe der folgenden
Minute bei 220/108 mm Hg. Dieses Beispiel demonstriert, daß isometrische
Muskelarbeit, wie sie im Alltag und Sport nicht selten vorkommt, das potentielle Risiko akuter kardiovaskulärer Komplikationen aufwirft.
Obwohl die Grenzwerthypertoniker auf Grund der Mittelwerte von systolischem, diastolischem und mittlerem arteriellen Druck unter isometrischer Belastung statistisch das Verhalten von Hypertonikern zeigen, bleibt die Beurteilung
des Einzelfalls nach wie vor problematisch. Die Untersuchung über den Zusammenhang zwischen Ruheblutdruck und Belastungsblutdruck unter isometrischer
Belastung läßt für die Grenzwerthypertoniker keine Korrelation nachweisen
(Abb. 4). Eine statistisch sichtbare Korrelation besteht lediglich bei den untersuchten Normotonikern und Hochdruckkranken zwischen systolischem Ruhe-
und Belastungsblutdruck unter isometrischer Belastung. Der diastolische Belastungsblutdruck zeigt eine Tendenz zur Abhängigkeit vom Ruhewert.

3.4. Dynamische Belastung

Die maximale dynamische Belastung auf dem Fahrradergometer provoziert bei
den Normotonikern einen Blutdruckanstieg auf durchschnittlich 186,6 mm Hg
systolisch und 95,7 mm Hg diastolisch. Die Herzfrequenz von 180,7 Schl./min
belegt, daß es sich um eine altersentsprechende Maximalbelastung handelt. Das
systolische Druckfrequenzprodukt nimmt um das 3,46fache von $97,2 \cdot 100$ mm
Hg/min auf $336,7 \cdot 100$ mm Hg/min zu (s. Abb. 1, Tabelle 3). Bei den Grenzwerthypertonikern ist der systolische arterielle Druckanstieg um 61,6 mm Hg
auf 216,6 mm Hg statistisch signifikant höher ($p < 0,01$) als in den Gruppen der
Normotoniker und Hochdruckkranken. Dagegen sind die Anstiege des diastolischen Drucks, des arteriellen Mitteldrucks, der Herzfrequenz und des systolischen Druckfrequenzprodukts in allen 3 Gruppen ähnlich und statistisch nicht
verschieden. In unserem Patientengut fällt auf, daß unter vergleichbarer Belastung der systolische Druckanstieg der Hochdruckkranken nicht nur nicht höher, sondern trendmäßig sogar geringer ist als derjenige der Normotoniker, bei
allerdings höheren Absolutwerten.

Tabelle 3. Anstieg des arteriellen Blutdrucks *(Δ SAP, Δ DAP, Δ MAP)*, der Herzfrequenz *(Δ F)*
und des systolischen Druckfrequenzprodukts *(Δ SAP F)* bei maximaler fahrradergometrischer Belastung im Vergleich zu den Ruhewerten im Liegen

Gruppe	Δ SAP mm Hg	Δ DAP mm Hg	Δ MAP mm Hg	Δ F Schl./min	Δ SAP F 100 mHg/min
N	52,7	21,0	28,6	108,1	239,5
GH	61,6	25,3	35,6	101,9	265,0
H	42,5	17,0	26,0	101,3	256,0

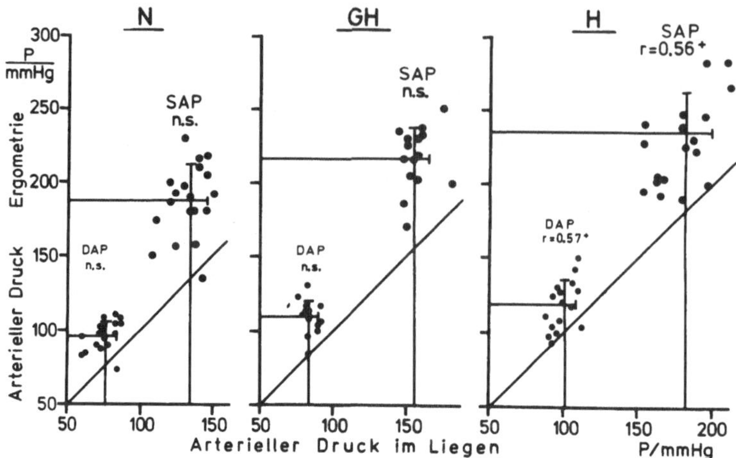

Abb. 5. Zusammenhang zwischen Ruheblutdruck und Belastungsblutdruck unter fahrradergometrischer Belastung bei den gleichen Personen wie in Abb. 4. Unter dynamischer Belastung ist keine Korrelation zwischen den Ruhe- und Belastungswerten nachweisbar

Obwohl die Mittelwerte sowohl des systolischen Blutdrucks als auch des systolischen Druckanstiegs eine statistische Trennung der Grenzwerthypertoniker von der normotonen Vergleichsgruppe erlauben, bleibt die Bewertung des Einzelfalls problematisch. In Abb. 5 ist der Zusammenhang zwischen Ruhe- und Belastungswerten bei Ergometrie in den 3 Patientengruppen dargestellt. Für keinen der Parameter läßt sich eine Korrelation nachweisen. Die Einzelwerte des systolischen Belastungsdrucks überschneiden sich soweit, daß 10 der 15 Grenzwerthypertoniker und 10 der 18 Hochdruckkranken noch innerhalb des Bereichs der Normotoniker liegen. Umgekehrt liegen 9 der 23 Normotoniker und 13 der 15 Grenzwerthypertoniker innerhalb des Bereichs der Hochdruckkranken.

4. Schlußfolgerungen

Der Vergleich des Belastungsblutdrucks bei Grenzwerthypertonikern mit dem der Hochdruckkranken und normotonen Vergleichspersonen bestätigt die dem Frühstadium der Hypertonie wiederholt zugeschriebene Hyperreagibilität des Blutdruckreglers. Dies trifft bei den in dieser Studie untersuchten Patienten sowohl für die mentale als auch für die isometrische und dynamische Belastung zu. Bezüglich des systolischen Belastungsblutdrucks verhalten sich die Grenzwerthypertoniker ähnlich wie die Kranken mit fixierter Hypertonie. Allerdings gilt diese Feststellung lediglich für die statistischen Mittelwerte, nicht jedoch für die Beurteilung des Einzelfalls. Auf Grund der individuellen Reaktionsbreite des systolischen Belastungsblutdrucks bei den 3 untersuchten Gruppen gibt weder die mentale, noch die isometrische und dynamische Belastung eine zusätzliche diagnostische Entscheidungshilfe.

Nach unseren Resultaten ist die Grenze zwischen normalem und abnormem Belastungsblutdruck bei der maximalen dynamischen und bei isometrischer Belastung systolisch bei 220 mm Hg zu ziehen. Von den normotonen Vergleichspersonen bleiben 95% unterhalb dieses Werts, während 47% der Grenzwerthypertoniker und 61% der Hochdruckkranken bei der Ergometrie höhere Belastungsblutdrucke aufweisen. Bei isometrischer Belastung überschreiten 53% der Grenzwerthypertoniker und wiederum 61% der Hochdruckkranken diesen Richtwert. Damit ist nur in jedem zweiten Fall überhaupt von einer abnormen Belastungshypertonie bei Grenzwerthypertonikern zu sprechen.

Generell muß besonders bei der isometrischen Belastung mit exzessiven Blutdrucksteigerungen gerechnet werden. Schon einzelne Grenzwerthypertoniker weisen Druckanstiege auf über 250 mm Hg systolisch und über 150 mm Hg diastolisch auf. Noch höhere Werte, die im Einzelfall über 300 mm Hg erreichen, werden bei den fixierten Hypertonikern gemessen. Daher muß zumindest bei Hypertonikern mit dem Auftreten von kardiovaskulären Komplikationen infolge isometrischer Muskelarbeit im Sport und im Alltag gerechnet werden.

5. Literatur

1. Bachour G, Bender H (1977) Telemetrische Blutdruckkontrollen unter ergometrischer Belastung bei Normotonikern und Hypertonikern. Med Welt 28:113
2. Franz I-W (1979) Untersuchungen über das Blutdruckverhalten während und nach Ergometrie bei Grenzwerthypertonikern im Vergleich zu Normalpersonen und Patienten mit stabiler Hypertonie. Z Kardiol 68:107
3. Franz I-W, Lohmann FW (1978) Die Bedeutung einer ergometrischen Untersuchung zur Beurteilung der antihypertensiven Therapie. Dtsch Med Wochenschr 103:1478
4. Irving JB, Kerr F, Brash HM, Kirby BJ (1976) The value of ambulatory monitoring in borderline and established hypertension. Postgrad Med J (Suppl) 52:137
5. Krönig B, Knappen F (1977) Spezielle Aspekte der Blutdruckvariabilität Hochdruckkranker. Herz/Kreislauf 9:499
6. Krönig B (1978) Die Beurteilung der Blutdruckmessung zur Diagnose und Therapiekontrolle der Hypertoniker. Münch Med Wochenschr 13:431
7. Littler WA, Honour AJ, Pugsley DJ, Sleight P (1975) Continuous recording of direct arterial pressure in unrestricted patients. Its role in the diagnosis and management of high blood pressure. Circulation 59:1101
8. Littler WA, Pugsley DJ, Honour AJ, Sleight P (1976) The use of 24 hour blood pressure monitoring in the diagnosis and management of difficult hypertensive problems. Postgrad Med J (Suppl) 52:119
9. Messerli FH, De Carvalho JGR, Christie B, Fröhlich ED (1978) Systemic and regional hemodynamics in low, normal and high cardiac output borderline hypertension. Circulation 58:441
10. Zerzawy R, Reis A, Bachmann K (1977) Belastungshypertonie bei Hochdruckkranken und Grenzwerthypertonikern. Verh Dtsch Ges Kreislaufforsch 43:112

V. Blutdruckreaktivität unter emotionalem Streß bei essentieller Hypertonie – pathophysiologische und diagnostische Aspekte

W. Schulte

1. Einleitung

Blutdruckschwankungen sind bei Kreislaufgesunden wie bei Hypertonikern hinlänglich bekannt und wiederholt beschrieben worden (Übersicht bei [15]). Die durch verschiedene Determinanten bedingten Blutdruckschwankungen sind unter dem Begriff der Blutdruckvariabilität zusammengefaßt worden. Dabei kommen nach Krönig [12] als zugrundeliegende Faktoren die Körperhaltung, emotionelle und körperliche Belastungen und tageszeitliche Einflüsse in Betracht.

Da sich die Diagnose einer Hypertonie bei Fehlen hypertoniebedingter Komplikationen nur aus den gemessenen Blutdruckwerten ergibt, ist neben der technischen Durchführung der Blutdruckmessung besonders auch die Kenntnis des Blutdruckverhaltens von Bedeutung. Dabei resultiert aus der Blutdruckvariabilität, daß Blutdruckeinzelwerte einem Spektrum individuell möglicher Blutdruckwerte entstammen und jeweils der momentanen physikalischen, mentalen und metabolischen Aktivität unterliegen. Zur Sicherung der Diagnose einer Hypertonie wäre also zu fordern, daß entweder möglichst viele Blutdruckwerte erfaßt werden sollten oder daß der dem jeweiligen Blutdruckwert zugrundeliegende Aktivitätszustand ermittelt bzw. der Blutdruck unter einem standardisierten Aktivitätszustand gemessen werden sollte.

Die hierzu grundsätzliche Problematik ergibt sich also aus dem Zusammenhang zwischen Aktivitätszustand einerseits und Blutdruck andererseits. Zur Klärung dieser Problematik dürften sich psychophysiologische Untersuchungen anbieten, bei denen Blutdruckmessungen unter definierten Ruhe- bzw. Belastungsbedingungen möglich sind. Dabei sind bei der Bestimmung des Aktivitätszustands stimulus- und individualspezifische Probleme zu berücksichtigen, wie aus den Arbeiten von Lacey [14] hervorgeht.

Grundsätzliche Untersuchungen zur Psychophysiologie des Blutdrucks bei Normotonikern und Hypertonikern sind bereits 1967 von v. Eiff u. Mitarb. [3] durchgeführt worden. Dabei wurde unter 7 verschiedenen Stressoren erstmalig das simultane Verhalten von Blutdruck, Pulsfrequenz, Atmungs- und Energiestoffwechselgrößen gemessen. Unter anderem wurde auch ein dem jetzigen ähnlicher Rechentest als Stressor verwendet. Neben testspezifischen Reaktionen der Atmung zeigt der systolische Blutdruck bei den männlichen Probanden eine Testspezifität. Die unterschiedlichen emotionellen Reize führten dagegen bei den Hypertonikern zu keinen spezifischen Blutdruckreaktionen.

Von Engel und Bickford [7] war berichtet worden, daß Hypertoniker generell auf Umweltstressoren verstärkte Blutdruckreaktionen zeigten. Richter-Heinrich u. Mitarb. [20, 22] fanden bei Hypertonikern höhere Blutdruckanstiege unter mentaler Belastung. Ebenfalls wurden verstärkte Blutdruckanstiege von Lorimer u. Mitarb. [16] unter emotionalem Streß beschrieben. Graff u. Mitarb. [9] konnten dagegen bei den Hypertoniepatienten keinen signifikant größeren Blutdruckanstieg unter emotionalem Streß bestätigen, wohl aber verharrten nach ihrer Untersuchung die Blutdruckwerte der Hypertoniker länger auf höherem Niveau. Hodapp u. Mitarb. [10] schließlich fanden eine verstärkte Reaktivität des Blutdrucks nur unter *einem* Stressor und bezweifelten das Konzept von Engel und Bickford [7] einer generellen Überreaktivität des Blutdrucks bei Hypertonie.

In dieser Situation unterschiedlicher Ergebnisse zur Blutdruckreaktivität wurden von unserer Arbeitsgruppe in den letzten Jahren verschiedene Untersuchungsreihen durchgeführt, bei denen das Blutdruckverhalten von Hypertonikern und Probanden im Früh- und Vorstadium der Hypertonie unter Ruhe- und Belastungsbedingungen untersucht wurde. Dabei sollte insbesondere die Frage beantwortet werden, ob verschiedene Zustände physischer und emotionaler Aktivität den Blutdruck bei Hypertonikern verstärkt beeinflussen, welche Faktoren einer solchen verstärkten Blutdruckreaktivität zugrundeliegen könnten und welche diagnostischen Konsequenzen sich hieraus ergeben würden.

2. Untersuchungen zur Blutdruckreaktivität

2.1. Blutdruckuntersuchungen unter Ruhebedingungen

Zunächst wurde der Einfluß von Ruhebedingungen auf das Blutdruckverhalten studiert. Hierzu interessierte grundsätzlich die Wertigkeit und Aussagemöglichkeit des Blutdrucks unter verschiedenen Ruhebedingungen in Beziehung zum Gelegenheitsblutdruck und im Zusammenhang damit die Frage eines zwischen Normotonikern und Hypertonikern unterschiedlichen Blutdruckverhaltens im Ruhezustand.

Praktische Konsequenzen bestanden insofern, als sowohl von der WHO [28] wie auch von der Deutschen Gesellschaft für Kreislaufforschung [11] sowohl eine Basalblutdruckmessung (nach Smirk [27]) wie auch eine Messung des Gelegenheitsblutdrucks empfohlen wurde, ohne daß ihr unterschiedlicher Wert klar definiert wurde. Diese Unsicherheit mag zur Folge haben, daß bei der Individualdiagnostik Probleme entstehen können, wenn beispielsweise der Gelegenheitsblutdruck erhöht ist, der Basalblutdruck aber im Normbereich liegt; hieraus können sogar falsche Konsequenzen bezüglich der Einleitung einer antihypertensiven Therapie resultieren. Außerdem kann diese methodische Unsicherheit auch bei der Gruppenzuteilung in Hypertoniestudien zu Problemen der Vergleichbarkeit führen.

Es sollte deshalb die Reliabilität und diagnostische Wertigkeit des Blutdrucks unter verschiedenen Meßbedingungen und damit die Reproduzierbarkeit von Blutdruckgruppeneinteilungen geprüft werden. Unterschiedliche diagnostische

60

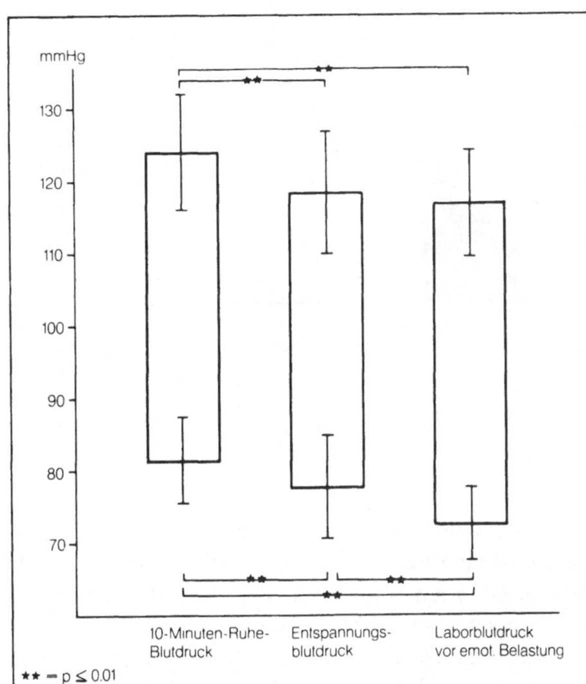

Abb. 1. Varianzanalytischer Vergleich des Ruheblutdrucks (n = 41) unter verschiedenen definierten Bedingungen. (Aus: Schulte u. Mitarb. [24])

Wertigkeiten von Basalblutdruck und Gelegenheitsblutdruck würden indirekt bereits auf ein verändertes Blutdruckreaktionsverhalten blutdruckauffälliger Probanden schließen lassen.

2.1.1. Kreislaufgesunde

Bei einer Untersuchung an männlichen kreislaufgesunden Probanden [24] wurde der Ruheblutdruck unter 3 verschiedenen Meßbedingungen ermittelt: 1. ein Blutdruck, der nach 10minütiger Ruhe im Liegen ohne sonstige Vorbereitungen gemessen wurde, 2. der sog. Entspannungsblutdruck nach Meesmann [17], d. h. der niedrigste Blutdruck, der nach 5minütigem Stehen im Liegen während der 1., 3. und 5. Minute gemessen wurde, und schließlich 3. ein Laborblutdruck, der in einem abgeschirmten Untersuchungsraum nach Eintritt eines „steady-state" von Blutdruck und Herzfrequenz und einem niedrigen Muskeltonus bestimmt wurde und von uns als Basiswert bei psychophysiologischen Untersuchungen benutzt wird.
Das Ergebnis dieser Studie war, daß der 10-Minuten-Ruhe-Blutdruck systolisch und diastolisch signifikant höher als der Entspannungsblutdruck und der Laborblutdruck lag, daß aber auch der Entspannungsblutdruck noch systolisch in der Tendenz und diastolisch signifikant über dem „steady-state"-Laborblutdruck einzustufen war. Ein bei 22 Probanden zusätzlich gemessener Gelegenheitsblutdruck lag deutlich höher als sämtliche unter Ruhebedingungen gemessenen Ruheblutdruckwerte (Abb. 1).

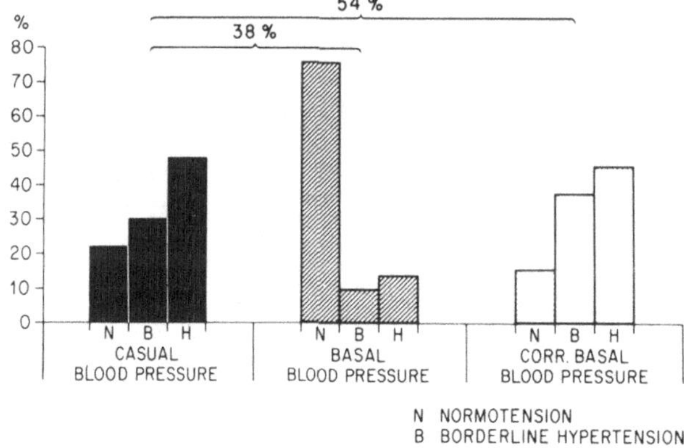

Abb. 2. Prozentuale Verteilung eines Kollektivs von 50 Männern aufgrund des Gelegenheitsblutdrucks, des Basalblutdrucks und des über eine lineare Regression auf ein dem Gelegenheitsblutdruck entsprechendes Niveau korrigierten Basalblutdrucks. Angegeben sind außerdem die prozentualen Übereinstimmungen mit der Einteilung nach dem Gelegenheitsblutdruck (Aus: Schulte u. Mitarb. [23])

Die Untersuchung zeigte also, daß bereits bei kreislaufgesunden Probanden Gelegenheitsblutdruck und Basalblutdruck erheblich voneinander abweichen, daß aber auch zwischen Ruheblutdruckmessungen unter unterschiedlichen Meßbedingungen Abweichungen der Blutdruckwerte bestehen. Dieses Ergebnis unterstreicht die Bedeutung des mentalen Aktivitätszustands für die aktuell bestehenden Blutdruckwerte.

2.1.2. Zur Problematik der Gruppeneinteilung in Normotonie, Übergangshypertonie und Hypertonie

Für die Diagnostik und die zugrundeliegende Pathophysiologie ist aber weiterhin bedeutsam, ob das unterschiedliche Blutdruckniveau nur von den unterschiedlichen Ruhebedingungen abhängig ist oder ob eine Individualspezifität des Blutdruckverhaltens zu beachten ist. Letztere würde beispielsweise darin bestehen können, daß Hypertoniker unter Ruhebedingungen einen anderen Blutdruckabfall zeigen als Kreislaufgesunde. Diese Fragestellung wurde unter anderem in der folgenden Untersuchung [23] bearbeitet.
In dieser Studie wurden Blutdruckmessungen unter zwei Bedingungen vorgenommen: 1. nach dem Aufnahmeblutdruck in die Klinik, der als Gelegenheitsblutdruck angesehen wurde und 2. unter strengen Ruhebedingungen im Labor unter „steady-state"-Bedingungen. Aufgrund dieser beiden Messungen wurde jeweils eine Einteilung in die drei Blutdruckgruppen Normotonie, Übergangshypertonie und Hypertonie entsprechend den WHO-Grenzen vorgenommen. Neben dem signifikant unterschiedlichen Blutdruck des Gesamtkollektivs unter den beiden Meßbedingungen ergab sich für die drei Blutdruckgruppen eine deutlich unterschiedliche prozentuale Verteilung entsprechend den Meßbedingungen. Dabei lag nur in 38% eine übereinstimmende Zuordnung zu den Blutdruckgruppen vor. Nach einer Normierung der Laborblutdruckwerte auf ein den klinischen Blutdruckwerten vergleichbares Niveau mit Hilfe einer linearen Regression und erneuter Gruppeneinteilung verbesserte sich die übereinstimmende Zuordnung zu den Blutdruckgruppen nur um 16% auf nunmehr 54% (Abb. 2).

Diese Untersuchung zeigte also, daß nicht nur das Blutdruckniveau unter verschiedenen Blutdruckmeßbedingungen unterschiedlich ist, sondern daß die 3 Blutdruckgruppen unter den verschiedenen Bedingungen auch ein unterschiedliches Blutdruckverhalten haben. Dieses besteht insbesondere darin, daß die 3 Blutdruckgruppen keinen vergleichbaren Blutdruckabfall unter kontrollierten Ruhebedingungen aufwiesen, so daß unterschiedliche Ruhebedingungen unterschiedliche Blutdruckgruppenbildungen bedingten.

Praktische Konsequenzen ergaben sich insofern, als unter strengen Ruhebedingungen der größte Teil der Hypertoniker gar nicht mehr erfaßt wurde, wobei zumindest bei den Personen mit hypertensiven Komplikationen – wie Fundusveränderungen – an der Diagnose einer Hypertonie nicht zu zweifeln war. Insofern muß auch die diagnostische und prognostische Wertigkeit eines Basalblutdrucks sehr bezweifelt werden, während diese bei der Bestimmung des Gelegenheitsblutdrucks sicher deutlich höher liegt. Andererseits zeigten die Untersuchungen auch, daß die Reliabilität des Gelegenheitsblutdrucks nicht sonderlich hoch ist und der Forderung des individuellen Vergleichs bei hoher Reliabilität der Basalblutdruck eher genügen dürfte.

Neben diesen eher praktischen Konsequenzen ergab sich aus den Ruheblutdruckmessungen aber auch ein deutlicher Anhalt für ein bei Hypertonikern verändertes Blutdruckreaktionsverhalten. Die unterschiedliche Blutdruckgruppeneinteilung unter verschiedenen Ruhebedingungen in Verbindung mit der Vermischung der Blutdruckgruppen unter strengen Ruhebedingungen ließ erkennen, daß offensichtlich der Blutdruckabfall im Ruhezustand bei Hypertonikern stärker ausgeprägt ist als bei Kreislaufgesunden. Daraus war zu folgern, daß umgekehrt unter Streßbedingungen auch ihr Reaktionsverhalten verändert ist. Dieser Frage wurde in weiteren Untersuchungen nachgegangen.

2.2. Untersuchungen der Blutdruckreaktivität unter emotionalem Streß

Es wurde postuliert, daß das Blutdruckverhalten unter emotionalem Streß reziprok zu dem dargestellten Verhalten unter Ruhebedingungen ist. Insofern sollte dem stärkeren Blutdruckabfall der Hypertoniker unter Ruhebedingungen ein stärkerer Anstieg unter Streß entsprechen. Es wurden deshalb verschiedene Untersuchungsreihen mit einer standardisierten emotionalen Belastung im Anschluß an die beschriebene Ruhemessung durchgeführt. Der emotionale Streß wurde durch die 5minütige Addition ein- und zweistelliger Zahlen bei gleichzeitiger Beschallung mit einem affektiven Lärm von ca. 90 dB über einen Kopfhörer ausgelöst.

2.2.1. *Vergleich zwischen Normotonikern, Übergangshypertonikern und Hypertonikern*

Bei einer Untersuchung an männlichen Probanden [5] wurde eine Einteilung in 3 Blutdruckgruppen (Normotonie, Übergangshypertonie und Hypertonie) unter verschiedenen Bedingungen vorgenommen und die Streßreaktionen von Blutdruck und Herzfrequenz studiert. Bei einer Einteilung nur aufgrund eines Gelegenheitsblutdruckwerts, nämlich des Aufnahmeblutdrucks in die Klinik,

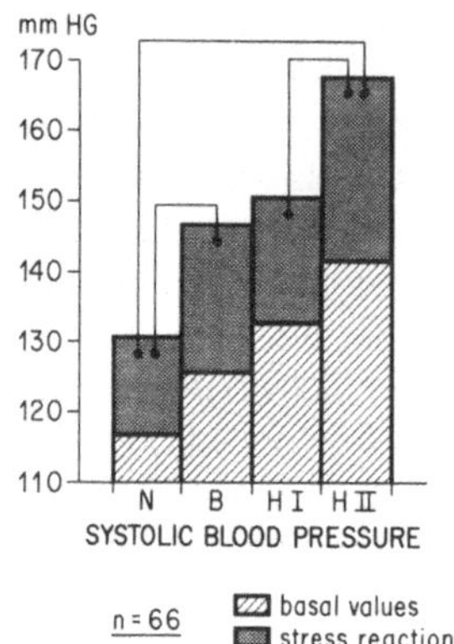

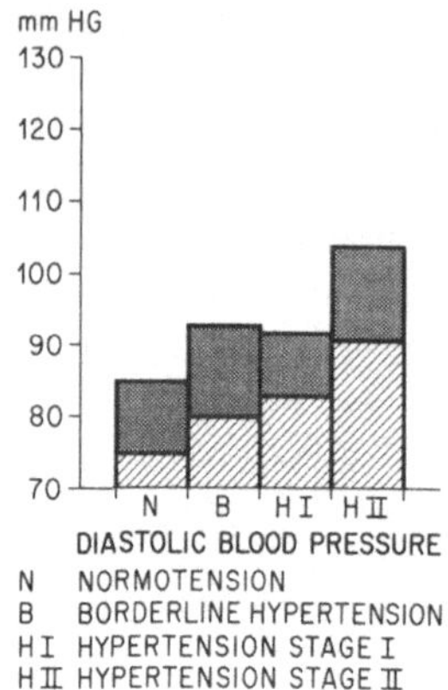

Abb. 3. Basalblutdruck und Blutdruckreaktionen unter emotionalem Streß bei Normotonikern, Grenzwerthypertonikern und Hypertonikern vom Stadium I und II (signifikante Gruppenunterschiede in der Blutdruckreaktivität nach Duncan-Test mit p ≤ 0,05). (Aus: Schulte u. Neus [25])

ergaben sich keine Unterschiede in den Streßreaktionen. Wurden dagegen die Kollektive nach dem Aufnahmeblutdruck, weiteren Blutdruckwerten während des klinischen Aufenthalts und den Befunden der klinischen Untersuchung eingeteilt, ergab sich folgendes:

Im Ruheblutdruck bestand kein Unterschied zwischen Normotonikern und Übergangshypertonikern; Hypertoniker lagen aber bereits im Basalblutdruck höher. Die systolischen Blutdruckreaktionen wie auch die Herzfrequenzreaktionen der Übergangshypertoniker waren aber signifikant stärker als die der Normotoniker. Hypertoniker wiesen im übrigen systolisch und diastolisch stärkere Blutdruckreaktionen als die Normotoniker auf.

Schlußfolgerung dieser Untersuchung war, daß, wie es an der Gruppe der Übergangshypertoniker besonders deutlich wurde, eine Basalblutdruckmessung allein keine vollständige Aussage über das Blutdruckverhalten gestattet, sondern daß erst unter einem Belastungszustand das gegenüber Kreislaufgesunden auffällige Blutdruckverhalten zu Tage tritt. Aber auch bei der Gruppe der Hypertoniker, bei der zwar der Ruheblutdruck erhöht war, aber im Mittel nur im Grenzwertbereich lag, ergab sich erst unter der Belastungsuntersuchung eine diagnostisch relevante Gruppenzuteilung.

Damit bestätigte sich einerseits die Hypothese, daß unter Belastungsbedingungen ein pathologisches Blutdruckverhalten aufgedeckt werden kann. Andererseits wurde auch deutlich, daß das zugrundeliegende pathophysiologische Phänomen in einer erhöhten Blutdruckreaktivität besteht. Der beschriebene unterschiedliche Blutdruckabfall unter Ruhebedingungen fand hier also seine Bestätigung in einem unterschiedlichen Blutdruckreaktionsverhalten unter emotionalem Streß.

Dieses Phänomen der Blutdruckreaktivität wurde in einer weiteren Studie [25] systematisch untersucht. Dabei wurde das Blutdruckverhalten von Normotonikern, Grenzwerthypertonikern und Hypertonikern vom Schweregrad I sowie vom Schweregrad II (nach WHO) studiert. Im Untersuchungsablauf wurde nach einer Ruheblutdruckmessung der schon beschriebene emotionale Stressor eingesetzt.

Während der Vorruhe unterschieden sich Normotoniker und Grenzwerthypertoniker wiederum nicht im Blutdruck, während der Blutdruck der Hypertoniker

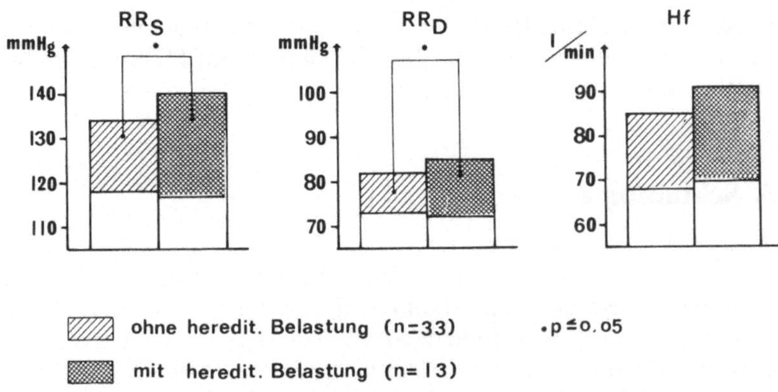

Abb. 4. Basalwerte und Reaktionen unter emotionalem Streß im systolischen *(RRs)* und diastolischem Blutdruck *(BR$_D$)* sowie Herzfrequenz *(Hf)* bei Normotonikern mit und ohne hereditäre Hypertoniebelastung (Aus: Schulte u. Mitarb. [26])

auch unter diesen Basalblutdruckbedingungen signifikant höher als bei den Normotonikern lag. Die Blutdruckreaktionen unter emotionalem Streß waren bei Grenzwerthypertonikern und Hypertonikern stärker als bei Normotonikern; signifikant war dieses Ergebnis für Grenzwerthypertoniker und Hypertoniker vom Schweregrad II. Außerdem reagierten die schwereren Hypertoniker stärker als die vom Schweregrad I. Analoge Verhältnisse fanden sich im systolischen und diastolischen Blutdruck; statistisch zu sichern war das Ergebnis aber nur systolisch (Abb. 3).

Aus dieser Untersuchung war abzuleiten, daß bei Hypertonikern durchgängig neben ihrem erhöhten Ruheblutdruck auch eine verstärkte Blutdruckreaktivität besteht. Diese nahm bei Hypertonikern vom Schweregrad II gegenüber den Hypertonikern vom Schweregrad I noch zu, war aber auch bereits bei der Gruppe der Grenzwerthypertoniker nachweisbar, deren Basisblutdruck sich nicht von dem der Normotoniker unterschied. Es wurde deshalb postuliert, daß in der Entwicklung der Hypertonie bereits vor einer Blutdruckerhöhung verstärkte Blutdruckreaktionen auf emotionalen Streß bestehen.

2.2.2. Vergleich zwischen normotonen Probanden mit und ohne familiäre Hochdruckbelastung

Dieser Fragestellung wurde in einer jüngsten Studie [26] nachgegangen. Dabei wurden männliche normotone Probanden untersucht, die nach der Frage, ob bei ihren Eltern eine Hypertonie bekannt sei oder nicht, in 2 Gruppen eingeteilt wurden. Der Untersuchungsablauf glich im übrigen der vorherigen Untersuchung.

Das Ergebnis der Untersuchung war, daß sich beide Gruppen weder im klinischen Gelegenheitsblutdruck noch im Ruheblutdruck unterschieden. Unter dem emotionalem Streß stieg der Blutdruck aber systolisch und diastolisch bei den Probanden mit erblicher Belastung signifikant stärker an als bei den Probanden ohne erbliche Belastung (Abb. 4).

Diese Untersuchung läßt in Verbindung mit den beschriebenen früheren Untersuchungen weitergehende Schlüsse bezüglich des Phänomens Blutdruckreaktivität zu, die im folgenden näher erläutert werden sollen.

3. Schlußfolgerungen

Wie aus den beschriebenen Untersuchungen hervorgeht, liegt bei Hypertonikern neben dem ohnehin erhöhten Blutdruckniveau eine verstärkte Blutdruckreaktivität unter emotionalem Streß vor. Hierfür sprechen indirekt die angeführten Ruhemessungen, bei denen Hypertoniker einen stärkeren Blutdruckabfall als die Normotoniker zeigten, als auch deutlich die Untersuchungen, bei denen unter emotionalem Streß der absolute Blutdruckanstieg der Hypertoniker stärker war. Es bestätigten sich also insbesondere ähnliche Untersuchungen von Richter-Heinrich u. Mitarb. [20–22], bei denen ebenfalls ein Rechentest als Stressor verwendet wurde. Überhöhte Belastungsblutdrücke bei Hypertonikern sind also nicht, wie von Anlauf [1] eingewandt wurde, durch ein auf ein erhöhtes Blutdruckniveau verschobenes Blutdruckverhalten bedingt, sondern dem erhöhten Belastungsblutdruck liegt offensichtlich eine verstärkte Blutdruckreaktivität zugrunde.

Über den grundsätzlichen Nachweis dieses Blutdruckphänomens hinaus konnte festgestellt werden, daß bereits bei Grenzwerthypertonikern und sogar schon bei erblich belasteten kreislaufgesunden Probanden eine Blutdruckhyperreaktivität vorhanden ist. Außerdem nimmt die verstärkte Blutdruckreaktion mit fortschreitender Hypertonie noch zu. Es handelt sich also um ein durchgängig vorhandenes Blutdruckphänomen, das nicht auf die Hypertonie oder, wie von Zerzawy u. Mitarb. [29] beschrieben, auf die Grenzwerthypertonie beschränkt ist.

Da die verstärkte Blutdruckreaktion bereits bei Probanden nachweisbar war, bei denen weder der Gelegenheitsblutdruck noch der Ruheblutdruck erhöht war, ist außerdem zu folgern, daß sie ein eigenständiges, vom Blutdruckniveau unabhängiges Phänomen darstellt. Bei der Prüfung weiterer Faktoren, die die Blutdruckreaktivität beeinflussen könnten, ergab sich außerdem, daß sie von den Faktoren Alter und Körperkonstitution unabhängig war. Hierzu war von uns festgestellt worden, daß zwar mit zunehmendem Alter die Blutdruckreaktion zunimmt, daß dieser Alterseinfluß aber unabhängig von dem durch die Hypertonie bedingten ist und sich hierzu lediglich additiv verhält.

Außerdem war geprüft worden, ob für die Blutdruckreaktivität Stimulus- bzw. Individualspezifität bestehen. Hierzu wurde das Blutdruckverhalten unter emotionalem Streß mit dem Reaktionsverhalten unter physischem Streß (Ergometrie) verglichen. Aus dem Ergebnis signifikanter Blutdruckkorrelationen zwischen beiden Belastungsarten konnte eine Individualspezifität des Blutdrucks geschlossen werden [19].

Aus der Feststellung der Individualspezifität in Verbindung mit dem Befund überhöhter Belastungsblutdrücke bei Hypertonikern unter Ergometrie [8] wie auch unter emotionalem Streß läßt sich folgern, daß die individualspezifische Hyperreaktivität eng mit der Hypertonie in Zusammenhang steht. Dabei ist gleichzeitig aus dem Ergebnis, daß die Probanden mit familiärer Belastung verstärkte Reaktionen im Blutdruck zeigten, der Schluß zu ziehen, daß der Blutdruckhyperreaktivität eine hereditäre Komponente zugrundeliegt.

Zusammengefaßt kann die Blutdruckhyperreaktivität der Hypertonie als ein hereditäres und von Alter, Körperkonstitution und Blutdruckniveau unabhängiges Blutdruckphänomen angenommen werden, das bereits vor Entwicklung einer Hypertonie und durchgängig im Verlauf der Hypertonie nachweisbar ist. Weitere Untersuchungen werden notwendig sein, um dieses Phänomen hinsichtlich der pathophysiologischen Grundlage weiter abzuklären. Dabei interessiert insbesondere, ob die Blutdruckreaktivität mit der von früheren Untersuchungen bekannten erhöhten Gefäßreaktivität (Übersicht bei [18]) gleichzusetzen ist.

Die bisher vorliegenden Daten deuten eher darauf hin, daß eine gestörte Balance zwischen Herzzeitvolumen und peripherem Gefäßwiderstand besteht und in unterschiedlicher Weise Reaktionen über diese Kreislaufgrößen vermittelt werden. Damit würde die Hyperreaktivität als ein Phänomen zu bezeichnen sein, das in besonderer Weise die dominante Rolle des vegetativen Nervensystems in der Ätiologie und Pathogenese der essentiellen Hypertonie unterstreicht, wie sie von v. Eiff [2, 4] beschrieben und jüngst in Synopse mit den übrigen bekannten Pathomechanismen der essentiellen Hypertonie zusammengefaßt wurde [6].

Auswirkungen der Blutdruckreaktivität finden sich vor allem in der Blutdruckvariabilität. Dabei ist zu vermuten, daß der von Krönig und Knappen [13] beschriebenen verstärkten Blutdruckvariabilität der Hypertoniker die verstärkte Blutdruckreaktivität als maßgeblicher Faktor zugrundeliegt. Hierfür spricht im übrigen auch, daß ebenfalls von Krönig eine mit steigendem Hypertoniestadium verstärkte Blutdruckvariabilität beschrieben wurde, die als Analogon zu der mit höherem Hypertoniestadium zunehmenden Reaktivität anzusehen ist.

Praktische Konsequenzen aus der erhöhten Blutdruckreaktivität ergeben sich insofern, als die alleinige Bestimmung des Ruheblutdrucks zu keiner ausreichenden Differenzierung von Blutdruckgruppen führt und damit auch blutdruckauffällige Probanden nicht ausreichend erfaßt werden. So ist insbesondere bei Grenzwerthypertonikern oft erst durch weitere Blutdruckmessungen, vor allem durch eine standardisierte Streßuntersuchung, eine diagnostisch und prognostisch relevante Blutdruckgruppenzuteilung möglich. Zudem zeigt die Untersuchung an hereditär Belasteten, daß bereits vor Entwicklung einer Hypertonie durch Streßuntersuchungen die frühzeitige Erfassung eines veränderten Blutdruckverhaltens möglich ist.

4. Literatur

1. Anlauf M (1979) Kreislaufmechanik bei arterieller Hypertonie. In: Gotzen R, Lohmann FW (Hrsg) Hoher Blutdruck: eine aktuelle Bestandsaufnahme. Springer, Berlin Heidelberg New York
2. Eiff von AW (1970) The role of the autonomic nervous system in the etiology and pathogenesis of essential hypertension. Jap Circulat J 34:147
3. Eiff von AW, Janssen P, Jesdinsky HJ, Jörgens H (1967) Psychophysiologie des Blutdrucks. In: Eiff von AW (Hrsg) Essentielle Hypertonie. Thieme, Stuttgart (Jap. Ausg. 1971)

4. Eiff von AW (1972) Gegenwärtige Vorstellungen zur Pathogenese der essentiellen Hypertonie. Hippokrates 43:18
5. Eiff von AW, Neus H, Schulte W (1978) Streßreagibilität als Charakteristikum von Blutdruckgruppen. Verh Dtsch Ges Inn Med 84:792
6. Eiff von AW, Friedrich G, Langewitz W, Neus H, Rüddel H, Schirmer G, Schulte W (i. Druck) Verkehrslärm und Hypertonie-Risiko. Hypothalamus-Theorie der essentiellen Hypertonie. Münch Med Wochenschr
7. Engel BT, Bickford AF (1961) Response specifity. Stimulus-response and individual-response specifity in essential hypertensives. Arch Gen Psychiat 5:82
8. Franz I-W (1979) Untersuchungen über das Blutdruckverhalten während und nach Ergometrie bei Grenzwerthypertonikern im Vergleich zu Normalpersonen und Patienten mit stabiler Hypertonie. Z Kardiol 68:107
9. Graff Ch, Baumann R, Ziprian H, Güdicke W, Hartrodt W (1971) Das Verhalten vegetativer und biochemischer Parameter bei essentiellen Hypertonikern während psychischer Streßsituationen. Dtsch Gesundh-Wes 26:6
10. Hodapp V, Weyer G, Becker J (1975) Situational stereotypy in essential hypertension patients. J Psychosom Res 19:113
11. Kommission der Deutschen Gesellschaft für Kreislaufforschung (1971) Z Kreisl-Forsch 60:1 (Merkbl)
12. Krönig B (1976) Blutdruckvariabilität bei Hochdruckkranken: Ergebnisse telemetrischer Langzeitmessung. Hüthig, Heidelberg
13. Krönig B, Knappen F (1977) Spezielle Aspekte der Blutdruckvariabilität Hochdruckkranker. Herz/Kreisl 9:499
14. Lacey JI (1967) Somatic response patterning and stress: Some revisions of activation theory. In: Appley MH, Trumbull R (eds) Psychological stress. Appleton Century Crofts, New York
15. Leeuw de PW, Birkenhäger WH (1980) Arterieller Blutdruck – der variable Parameter. In: Rosenthal J (Hrsg) Arterielle Hypertonie: Ätiopathogenese, Diagnostik und Therapie. Springer, Berlin Heidelberg New York
16. Lorimer AR, Macfarlane PW, Provan G, Duffy T, Lawrie TDV (1971) Blood pressure and catecholamine responses to ‚stress‘ in normotensive and hypertensive subjects. Cardiovasc Res 5:169
17. Meesmann W, Stöveken HJ, Billing C-P (1968) Eine neue einfache Methode zur Bestimmung des Basisblutdrucks und deren Bedeutung für die Praxis. Lebensversicherungsmedizin 20:118
18. Mendlowitz M (1967) Vascular reactivity in essential and renal hypertension in man. Am Heart J 73:121
19. Neus H, Schulte W, Friedrich G, Rüddel H, Schirmer G, Eiff von AW (1981) Relationship between blood pressure reactions on an ergometric and an emotional stress test. Klin Wochenschr 59:47
20. Richter-Heinrich E, Läuter J (1969) A psychophysiological test as diagnostic tool with essential hypertensives. Psychother Psychosom 17:153
21. Richter-Heinrich E, Borys M, Sprung H, Läuter J (1971) Psychophysiologische Reaktionsprofile von Hypo- und Hypertonikern. Dtsch Gesundh-Wes 21:1481
22. Richter-Heinrich E, Knust U, Müller W, Schmidt KH, Sprung H (1975) Psychophysiological investigations in essential hypertensives. J Psychosom Res 19:251
23. Schulte W, Neus H, Noffke HU, Eiff von AW (1978) Zur Problematik der Einteilung in Blutdruckgruppen aufgrund von Ruhemessungen. Verh Dtsch Ges Inn Med 84:789
24. Schulte W, Kersting B, Neus H (1979) Verhalten und Bestimmung des Ruheblutdrucks. Therapiewoche 29:5764
25. Schulte W, Neus H (1979) Bedeutung von Streßreaktionen in der Hypertoniediagnostik. Herz/Kreisl 11:541
26. Schulte W, Neus H, Rüddel H (i. Druck) Zum Blutdruckverhalten unter emotionalem Streß bei Normotonikern mit familiärer Hypertonieanamnese. Med Welt
27. Smirk FH (1944) Casual and basal blood pressures. IV. Their relationship to the supplemental pressure with a note on statistical implications. Br Heart J 6:176
28. WHO (1962) Arterial hypertension and ischaemic heart disease: Preventive aspects. WHO Techn Rep Ser 231
29. Zerzawy R, Reis A, Bachmann K (1977) Belastungshypertonie bei Hochdruckkranken und Grenzwerthypertonikern. Verh Dtsch Ges Kreislaufforsch 43:261

VI. Grundlagen der Ergometrie

H. Mellerowicz

1. Einleitung

Wie soll die Belastungsmessung des Blutdrucks ausgeführt werden? Das fragte ich vor etwa 30 Jahren am Beginn meiner Ausbildung in einer angesehenen Universitätsklinik meinen Stationsarzt. Als Antwort erhielt ich: „Herr Kollege, das ist ganz einfach. Lassen Sie den Patienten die Treppen hochlaufen und danach messen Sie den Blutdruck, wie Sie es gelernt haben."
Darauf fragte ich zurück: „Wieviele Treppen soll der Patient laufen? In welcher Zeit? Wann ist der Blutdruck zu messen? Im Stehen, Sitzen oder im Liegen?"
Das ist nicht so wichtig, wurde mir bedeutet. Wenn der systolische Belastungsblutdruck über 180 mm Hg ansteige, sei das eine Hypertonie. So einfach war das damals. – Klar aber wurde mir sehr bald, daß man solche „Belastungsmessungen" diagnostisch nicht beurteilen kann.

2. Methodische Grundlagen für die Messung und Beurteilung

Welches sind die Grundlagen und Voraussetzungen für eine Messung und Beurteilung von kardialen und anderen Funktionen während körperlicher Belastung?
Bei der Ergometrie wird im Gegensatz zu anderen Funktionsprüfungen des kardio-pulmonalen Systems die Leistung des Körpers physikalisch exakt in den international gebräuchlichen Leistungsgrößen mkp/s bzw. Watt gemessen (1 mkp/s = 9,81 Watt ≅ 10 Watt). Die ergometrisch gemessene Leistung ist genau vergleichbar und reproduzierbar. Doch müssen hierfür bestimmte, jetzt international definierte Leistungsumsatzbedingungen eingehalten werden (Temperatur im Untersuchungsraum, Ernährung am Untersuchungstage u. a.). Bei den für die Ergometrie erforderlichen Leistungsmeßgeräten wird zwischen mechanisch und elektromagnetisch gebremsten Ergometern unterschieden. Die ergometrische Leistung ist bei beiden Formen das Produkt aus Bremskraft und Bremsweg in 1 Sekunde. – Die ergometrische Leistung kann in Form von Fußkurbelarbeit im Sitzen, Fußkurbelarbeit im Liegen oder Handkurbelarbeit im Stehen ausgeführt werden. Bei gleicher physikalischer Leistung von z. B. 100 Watt differiert bei diesen drei ergometrischen Leistungsformen die biologische Leistung etwas. Vergleichswerte wurden bestimmt.

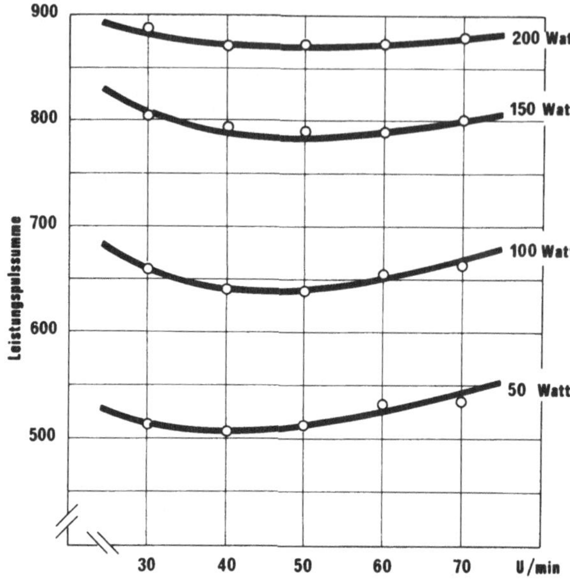

Abb. 1. Leistungspulssumme von 6 Minuten, bei unterschiedlicher Umdrehungszahl von 30, 40, 50, 60 und 70 U/min am Fahrradergometer bei Leistungen von 50, 100, 150 und 200 Watt. Eingezeichnet sind die Mittelwerte von 10 Versuchspersonen (Aus: Wolff 1978)

Bei gleicher physikalischer Leistung kann die biologische Leistung unterschiedlich sein, in Abhängigkeit von der Drehzahl (Abb. 1), der Kurbellänge, der Kurbelhöhe, der Schwungmasse, der Untersuchungsmethodik u. a. Eine Standardisierung der Methodik war deshalb erforderlich. Sie wurde inzwischen international eingeführt. Weitere Vereinbarungen sind in Vorbereitung.

3. Leistungsphysiologische Grundlagen

Auf welchen leistungsphysiologischen Gesetzmäßigkeiten basiert die Ergometrie?
Sie basiert
1. auf den gesetzmäßigen Beziehungen leistungsphysiologischer Funktionen zu bestimmten Leistungsgrößen, die physikalisch exakt mit standardisierter Methodik gemessen werden.
Es bestehen lineare Beziehungen zwischen der ergometrisch gemessenen Leistung und den kardio-pulmonalen Funktionen: Herzschlagfrequenz, systolischer Druck, Kreislaufminutenvolumen, O_2-Aufnahme, CO_2-Bildung (Abb. 2). Der diastolische Druck steigt beim Gesunden während ergometrischer Leistung nur gering linear oder nicht an. Die Linearität der Beziehungen ist nicht gewahrt bei sehr kleinen und sehr großen Leistungen. Das Atemminutenvolumen steigt im Grenzbereich der Leistung annähernd exponentiell an. O_2-Aufnahme und CO_2-Exspiration überschneiden sich im Grenzbereich der Leistung bei einem respiratorischen Quotienten von 1.
Bei einer *gleichen* Leistung von z. B. 50 Watt oder 100 Watt oder 1 Watt/kg Körpergewicht von z. B. 6 Minuten Dauer steigen die kardio-pulmonalen Funk-

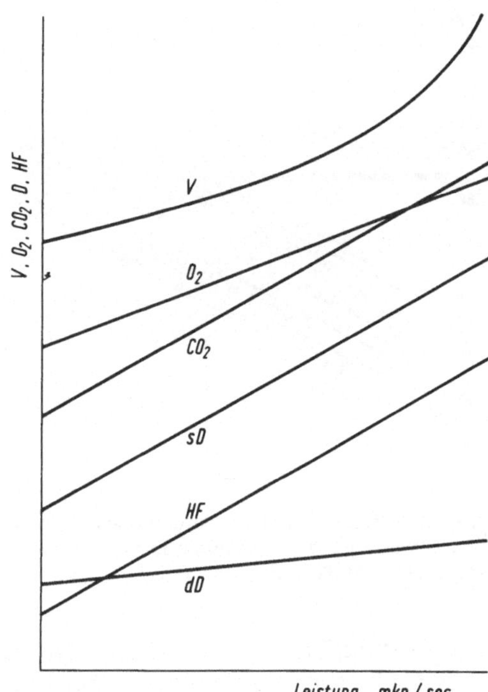

Abb. 2. Herzschlagfrequenz *(HF)*, systolischer Druck *(sD)*, diastolischer Druck *(dD)*, O_2-Aufnahme *(O_2)*, CO_2-Bildung, Atemzeitvolumen *(V)* bei linear ansteigender ergometrischer Leistung (schematisch)

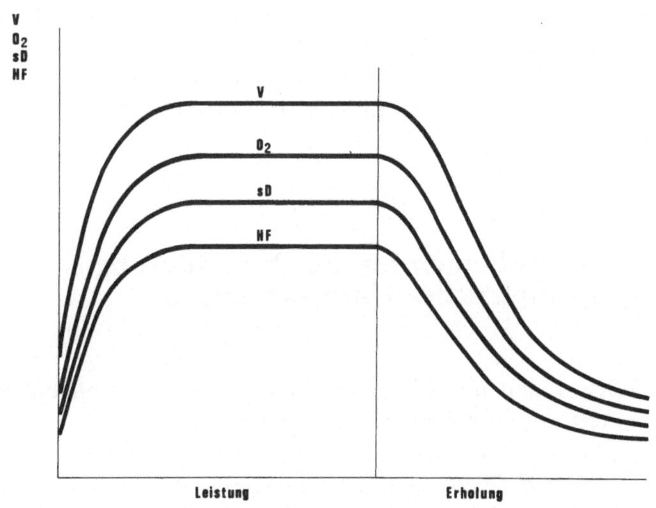

Abb. 3. Herzschlagfrequenz *(HF)*, systolischer Druck *(sD)*, O_2-Aufnahme *(O_2)* und Atemzeitvolumen *(V)* bei gleicher „steady-state"-Leistung (schematisch)

tionen in der Anlaufphase in annähernd parabolischer Kurvenform an und stellen sich dann auf ein „steady-state" mit „gleichbleibenden" kardio-pulmonalen Funktionen ein. Nach der Leistung fallen die kardiopulmonalen Funktionen in der Erholungsphase in charakteristischer Kurvenform auf die Ruhewerte ab (Abb. 3). Je größer die kardio-pulmo-korporale Leistungsbreite ist, um so kürzer ist die Anlaufs- und Erholungszeit kardio-pulmonaler Funktionen.

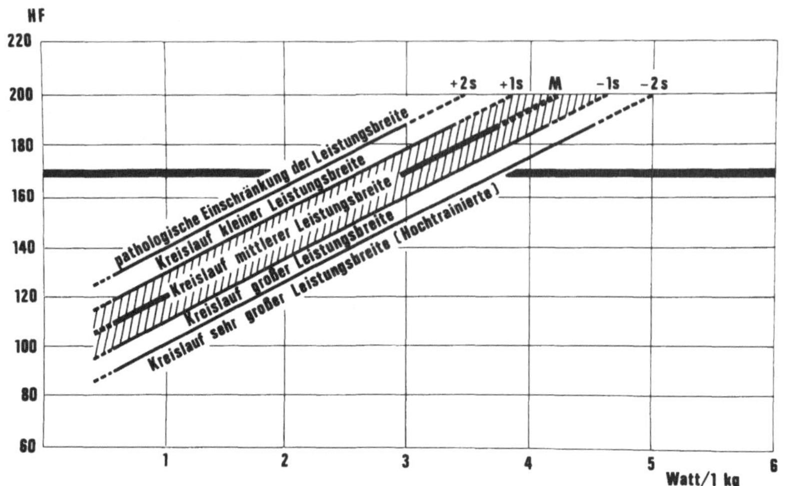

Abb. 4. Mittelwerte und Standardabweichungen der HF bei ansteigenden Leistungen von 1 Watt/kg und 2 Watt/kg von je 3 Minuten Dauer von hundert 20–30jährigen untrainierten Männern (Aus: Dransfeld u. Mellerowicz 1957)

2. basiert die Ergometrie auf der Kenntnis der Mittelwerte und Standardabweichungen bestimmter physiologischer Leistungsfunktionen bei bestimmten ergometrischen Meßgrößen in bestimmten Alters- und Geschlechtsgruppen (Abb. 4, 5 u. 6) für die vergleichende Beurteilung des Einzelfalls.

Leider ist die Kenntnis mittlerer ergometrischer Funktionsgrößen und ihre Standardabweichungen noch lückenhaft, weil nicht stets Standardmethoden zu ihrer Bestimmung verwandt wurden, das Untersuchungsgut zu klein oder nicht „repräsentativ" war, definierte Leistungsumsatzbedingungen nicht beachtet wurden u. a.

4. Empfehlungen für die Durchführung ergometrischer Untersuchungen

Welches sind die Voraussetzungen für die Vergleichbarkeit und Reproduzierbarkeit ergometrischer Meßergebnisse?
Es sind zu verwenden:

1. *Standard-Ergometer,* die den ICSPE-Vereinbarungen von 1965 entsprechen (100 kp Schwungmasse, 33,3 cm Kurbellänge u. a.);
2. *Drehzahlen* von 50 (±10) U/min (bei submaximalen Leistungen) – von 60–90 (± 10) U/min (im maximalen Leistungsbereich);
3. *Leistungsstufen* bestimmter Größe und Dauer.
   Anzuwenden sind:
   a) Stufen von 10 Watt/1 min oder 25 Watt/2 min bei Probanden mit eingeschränkter Leistungsbreite, auch bei Kindern und Jugendlichen (Beginn mit 25, 30 oder 50 Watt);

72

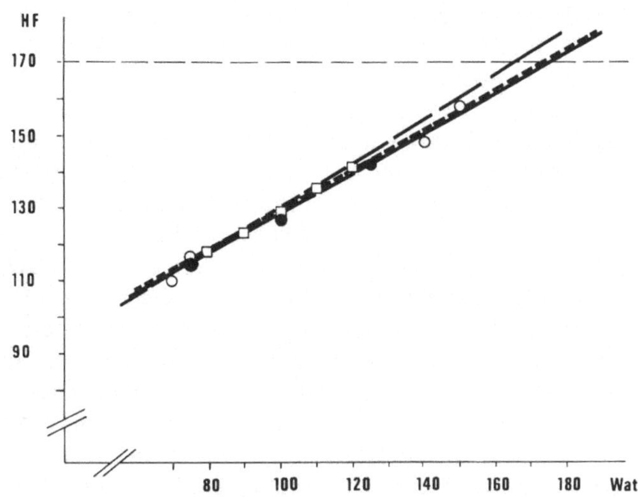

Abb. 5. Bei Leistungsstufen von 10 Watt/1 min (□—□—□), 25 Watt/2 min (●—●—●) oder 1 Watt/kg/3 min (○—○) ergeben sich nach vergleichenden Untersuchungen von Franz (1972) keine signifikanten Unterschiede bei der Bestimmung der PWC_{170} (Mittelwerte von 35 Probanden)

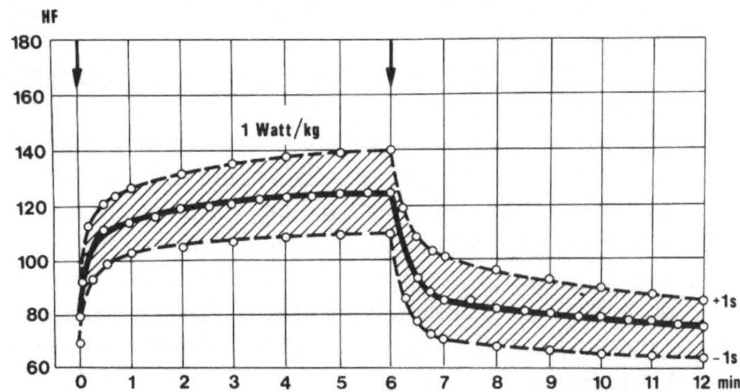

Abb. 6. Leistungs- und Erholungsschlagfrequenz bei hundert 20–30jährigen Männern bei relativ gleicher Leistung von 1 Watt pro kg Körpergewicht (nach Dransfeld u. Mellerowicz)

b) Stufen von 25 Watt/2 min oder 50 Watt/3 min bei Probanden (weiblichen und männlichen) mit erwarteter mittlerer Leistungsbreite (Beginn mit 50 oder 75 Watt);

c) Stufen von 50 Watt/3 min bei Probanden mit erwarteter großer Leistungsbreite (Beginn mit 100 oder 150 Watt);

d) bei allen Probanden sind mindestens 3 Leistungsstufen anzuwenden;

e) als relativ gleiche Standardleistung wird 1 Watt/1 kg Körpergewicht von 6 Minuten Dauer empfohlen;

f) zur Bestimmung maximaler ergometrischer Meßgrößen sind Stufen von 25 Watt/1 min oder 50 Watt/2 min zu verwenden. Für Probanden bzw.

Patienten mit eingeschränkter Leistungsbreite können Stufen von 10 Watt/1 min erforderlich sein. Die gesamte Dauer aller Leistungsstufen soll mindestens 6–12 Minuten betragen.

4. *Definierte Leistungsumsatzbedingungen* (Vereinbarungen ICSPE 1967):
   a) Die Ernährung vor dem Untersuchungstag ist möglichst wenig zu ändern. Am Untersuchungstag ist bis 3 Stunden vor der Untersuchung eine kleine Kohlenhydratmahlzeit erlaubt (2 Schnitten mit Aufstrich und 1 Glas Getränk, z. B. Wasser, Fruchtsaft, Milch).
   b) Am Vortag sind größere physische und psychische Beanspruchungen vor der Untersuchung zu vermeiden, weil sie den Leistungsumsatz bei ergometrischen Untersuchungen verändern können.
   c) Vor der Untersuchung ist dem Probanden der Gang der Untersuchung zu erklären. Er ist möglichst zu beruhigen. Außenreize sind weitmöglichst abzuschalten, z. B. Lärm, Unterhaltung, Zugluft, Blick auf verkehrsreiche Straße usw., überflüssige Personen sind fernzuhalten.
   d) Vor Beginn der Untersuchung soll der Proband mindestens 10 Minuten sitzend, besser liegend, ruhen.
   e) Die Raumtemperatur soll möglichst + 18 bis + 22 °C betragen und + 16 bis + 24 °C nicht überschreiten, bei einer relativen Luftfeuchtigkeit bis 60%. Bei höheren Temperaturen und höherer Luftfeuchtigkeit sind entsprechende Korrekturfaktoren zu berücksichtigen. An heißen Tagen mit hoher Luftfeuchtigkeit sind ergometrische Untersuchungen möglichst zu unterlassen.
   f) Bei der Untersuchung soll aus thermoregulatorischen Gründen nur eine kurze Hose getragen werden.
   g) Alle Medikamente, auch Genußmittel, wie Kaffee, Tee und Nikotin, sind am Untersuchungstag, Medikamente mit länger anhaltender Wirkung auch bereits an den Vortagen zu vermeiden. Erforderliche Medikationen sind im Untersuchungsprotokoll zu vermerken.
   h) Die Tageszeit der ergometrischen Untersuchung ist anzugeben. Bei wiederholten vergleichenden Untersuchungen ist möglichst die gleiche Tageszeit zu wählen, weil die Leistungsfunktionen sich im Laufe des Tages verändern.
   i) Ungewöhnliche Verhältnisse sind in dem Untersuchungsprotokoll zu vermerken.

5. Indikationen zur Ergometrie

Welches sind die Indikationen zur Ergometrie?
Indiziert ist die Ergometrie in der praktischen und wissenschaftlichen Medizin:
1. zur Messung der kardialen, pulmonalen und korporalen Leistungsbreite und Beurteilung der körperlichen Arbeits- und Leistungsfähigkeit;
2. zur quantitativen Diagnose, auch Frühdiagnose und Differentialdiagnose bei Koronarkrankheit, Erkrankungen des Myokards, angeborenen und erworbenen Vitien, bei bestimmten Arrhythmien, in Grenzfällen der Hypertonie und

bei obstruktiven und restriktiven Ventilationsstörungen durch Spiro-Ergometrie;
3. zur Bestimmung von pharmako-kinetischen Wirkungen auf den Leistungsstoffwechsel;
4. zur Dosierung präventiven und rehabilitativen Trainings;
5. zur objektiven, quantitativen Bestimmung von Erfolgen und Mißerfolgen in der präventiven, kurativen und rehabilitativen Medizin.

6. Kontraindikationen der Ergometrie

Kontraindikationen sind:
1. akute und chronische entzündliche Erkrankungen;
2. kardiale Ruheinsuffizienz und hochgradige Leistungsinsuffizienz mit einem geringen Leistungsrest von $\leqq \cong 30$ Watt;
3. hochgradige Koronarinsuffizienz mit subjektiven und elektrokardiographischen Anzeichen schon bei körperlichen Leistungen von 30 Watt;
4. tachykarde Formen von absoluter Arrhythmie bei Vorhofflattern und -flimmern;
   polytope Extrasystolen, die während der Leistung nicht verschwinden oder auftreten;
   Störungen der Erregungsleitung, die schon bei kleinsten Leistungen von 50 Watt auftreten;
5. Herzinfarkt und Postinfarkt, Tage bis Wochen, doch frühe Mobilisation;
6. hochgradige fixierte Hypertonien ($> 200/120$ mm Hg, je nach klinischem Bild);
7. apoplektischer Insult, Wochen bis Monate;
8. post operationem, Tage bis Wochen;
9. Trauma und Wundheilung, Tage bis Wochen;
10. andere schwere Erkrankungen und Leiden, maligne Neoplasmen, Leukämien, hochgradige Anämien, Thrombophlebitiden u. a..

7. Zusammenfassung

Die Ergometrie basiert
1. auf einer physikalisch exakten Messung der körperlichen Leistung in mkp/s bzw. in Watt;
2. auf der Kenntnis der gesetzmäßigen Beziehungen von physiologischen Leistungsfunktionen zu körperlichen Leistungsgrößen;
3. auf der Kenntnis der Mittelwerte und Standardabweichungen von physiologischen Leistungsfunktionen bei bestimmten ergometrischen Meßgrößen von gesunden, repräsentativen Kollektiven definierten Alters und Geschlechts;

4. auf der Kenntnis von Indikationen und Kontraindikationen der Ergometrie;
5. auf der Verwendung von Standard-Ergometern, Standard-Methoden und definierten Leistungsumsatzbedingungen zur exakten Vergleichbarkeit und Reproduzierbarkeit der Meßergebnisse.

8. Literatur

1. Mellerowicz H (1979) Ergometrie. Grundriß der medizinischen Leistungsmessung. Urban & Schwarzenberg, München Wien Baltimore

VII. Ergometrische Untersuchungen zur Diagnostik bei der arteriellen Hypertonie

I.-W. Franz

1. Einleitung

Der Risikofaktor „arterielle Hypertonie" stellt eine große Herausforderung an die präventive und kurative Medizin dar. So ist in Anbetracht der großen Zahl von geschätzten 6,3 Millionen Hochdruckkranken in der Bundesrepublik Deutschland und unter Berücksichtigung der Tatsache, daß von ihnen 40% unentdeckt und insgesamt nur 25% ausreichend behandelt sind [47], klar ersichtlich, wieweit wir davon entfernt sind, die Hochdruckkrankheit und somit die schwerwiegenden Folgeerkrankungen [6, 11, 47] in den Griff zu bekommen. In zahlreichen epidemiologischen Studien [9, 27, 28, 29] wurde der direkte Zusammenhang zwischen Bluthochdruck und Morbidität und Mortalität an Herz-Kreislauf-Erkrankungen nachgewiesen. So sterben in der Bundesrepublik Deutschland etwa 40% aller Personen unter 65 Jahren an den Folgen der arteriellen Hypertonie [47].

Sowohl aus präventivmedizinischer Sicht als auch aus sozialmedizinischer Sicht [11, 15, 23, 25, 47] ist somit eine Lösung des Hypertonieproblems unerläßlich. Dieses läßt sich jedoch nur durch ein *frühzeitiges Erfassen* des erhöhten Blutdrucks und vor allen Dingen durch ein *richtiges Einschätzen* der ambulant gemessenen Blutdruckwerte erreichen. Hierbei ergeben sich jedoch erhebliche Probleme, da der Blutdruckwert als die zentrale Größe in der Diagnostik der arteriellen Hypertonie einer ausgeprägten Variabilität unterliegt. Je nach Tageszeit und der momentanen physischen und emotionellen Lage lassen sich sehr unterschiedliche Blutdruckwerte erheben [8, 32, 45, 49].

Somit wird verständlich, daß die Diagnosestellung – besonders der Grenzwerthypertonie, der juvenilen labilen Hypertonie, aber auch des erhöhten Blutdrucks im Alter – in der Praxis häufig äußerst schwierig sein kann. Hinzu kommt, daß wiederholte Blutdruckmessungen erforderlich werden, denen sich die Patienten zum Teil [5, 23] entziehen.

Auf der anderen Seite bestehen für den behandelnden Arzt jedoch auch häufig Zweifel an der pathologischen Bedeutung und Behandlungsbedürftigkeit grenzwertig bis leicht erhöhter Blutdruckwerte. Bei dem üblicherweise fehlenden Beschwerdebild, besonders jugendlicher Patienten, wird der erhöht gemessene Blutdruck als „Aufregungsblutdruck" bagatellisiert und eine Kontrollmessung nicht durchgeführt [24]. Aber auch bei eindeutig erhöhtem Blutdruck im Stadium I wird nur zum Teil, aufgrund der Unsicherheit bei der Beurteilung der Blutdruckwerte, eine antihypertensive Therapie eingeleitet. Daß aber gerade auch in diesen Fällen eine antihypertensive Therapie erforderlich ist, konnte die

Ende 1979 publizierte amerikanische Interventionsstudie [27] deutlich zeigen, indem gerade bei der milden Blutdruckerhöhung die Mortalitätsrate am stärksten gesenkt werden konnte.

Das große diagnostische Problem, vor dem die Ärzte stehen, liegt nun darin, daß aufgrund der großen Blutdruckvariabilität und der Abhängigkeit des Blutdrucks von der körperlichen und emotionellen Aktivität, Blutdruckwerte somit strenggenommen nur bei möglichst gleichen äußeren Bedingungen untereinander vergleichbar sind. Was wir brauchen ist deshalb ein *standardisierbares Testverfahren,* welches zum einen vergleichbare und vor allen Dingen reproduzierbare Blutdruckwerte gewährleistet und somit die Beurteilung des hohen Blutdrucks erleichtert, zum anderen aber auch eine standardisierte Überprüfung der sympathischen Aktivität ermöglicht, um überhöhte Belastungsblutdrücke besser abschätzen zu können. Diese Voraussetzungen werden durch eine standardisierte ergometrische Untersuchung weitgehend erfüllt. Die Ergometrie hat sich zur Beurteilung der kardiokorporalen Leistungsbreite in der Sport- und Arbeitsmedizin, aber auch zum Nachweis einer koronaren Herzkrankheit in Klinik und Praxis, gerade wegen der guten Reproduzierbarkeit, weltweit durchgesetzt [36].

Bedenkt man einerseits die gute Standardisierbarkeit und Anwendbarkeit einer ergometrischen Methode in der Praxis und andererseits die großen diagnostischen Probleme bei der Beurteilung des hohen Blutdrucks, so bietet sich eine ergometrische Untersuchung zur Hochdruckdiagnostik geradezu an. Bei der großen Zahl an Hochdruckkranken kann eine solche Methode nur dann einen wesentlichen Beitrag leisten, wenn sie apparativ nicht aufwendig und für den Patienten nicht belastend ist. Darüber hinaus darf die Einzeluntersuchung nicht kostenintensiv sein, so daß sie beliebig oft wiederholt werden kann. Auch der zeitliche Aufwand muß so bemessen sein, daß eine breite Anwendung, auch als ambulante Routineuntersuchung, möglich ist. Unter Berücksichtigung dieser Voraussetzungen wurde folgendes methodisches Vorgehen zur Beurteilung des Blutdruckverhaltens während Ergometrie gewählt.

2. Methodik zur Beurteilung des Blutdruckverhaltens während Ergometrie

2.1. Blutdruckmessung

Die direkte intravasale Messung des arteriellen Blutdrucks mit telemetrischer Übertragung der Daten, wie sie z. B. von Bachmann u. Mitarb. [3], Krönig [32], Rost u. Mitarb. [39] und Taylor [45] vorgelegt wurden, erlauben zwar eine exakte und vor allen Dingen auch kontinuierliche Überwachung des Blutdruckverhaltens Hochdruckkranker und haben wesentliche neue Gesichtspunkte zum Verständnis der arteriellen Hypertonie erbracht. Leider können derartige Messungen aus verschiedensten methodischen Gründen keine breite Anwendung in Klinik und Praxis finden. Deshalb wurde bewußt auf die direkte arterielle Blutdruckmessung verzichtet und die indirekte Auskultationsmethode nach Riva-Rocci-Korotkoff gewählt [14].

In zahlreichen Publikationen sind vergleichende Untersuchungen über die Wertigkeit der *direkten* und *indirekten* Messung des Blutdrucks während Ergometrie vorgelegt worden. Es besteht Übereinstimmung darüber, daß die indirekte Messung des systolischen Blutdrucks während ergometrischer Leistung keinen signifikanten Unterschied zu den direkten intravasal ermittelten Werten aufweist [1, 31, 35], somit der direkten Methode nicht unterlegen ist und zuverlässige und reproduzierbare Ergebnisse gewährleistet.

Im Gegensatz dazu korrelieren nach Matthes u. Mitarb. [35] die indirekt und direkt ermittelten diastolischen Blutdrücke nur gut bei sehr leichter ergometrischer Leistung, worauf auch Anschütz [1] hinweist. Mit ansteigender ergometrischer Leistung werden die indirekt ermittelten Blutdruckwerte statistisch signifikant unterschiedlich und zunehmend zu niedrig gemessen. Übereinstimmung besteht in der Literatur allerdings darüber, daß die indirekt während körperlicher Leistung gemessenen diastolischen Blutdrücke bei exakter Meßmethode stets zu niedrig angegeben werden [1, 31, 35]. Für die praktische Anwendung bedeutet dieses, daß ein gegebenenfalls gemessener diastolischer Blutdruck von z. B. 130 mm Hg einer sicheren diastolischen Blutdrucksteigerung entspricht und es nur nicht mit Sicherheit angegeben werden kann, ob der Blutdruck nicht vielleicht sogar 135 mm Hg oder im hohen Leistungsbereich gar 140 mm Hg beträgt [1].

Aufgrund der vergleichenden direkten und indirekten Messung des Blutdrucks folgern Matthes u. Mitarb. [35]: „Für die routinemäßige Blutdruckmessung in Klinik und Praxis auch für die kleine Ergometrie bringt die indirekte Blutdruckmessung nach Riva-Rocci-Korotkoff bei Beachtung der oben erwähnten Kriterien hinreichend genaue Ergebnisse."

Daß die indirekte Messung des diastolischen Blutdrucks während der Ergometrie verwertbare Ergebnisse liefert, läßt sich auch durch eigene Untersuchungen eindeutig belegen [18]. Hierfür spricht zum einen die hochsignifikante Korrelation ($r = 0,86$; $p < 0,001$) zwischen dem diastolischen Blutdruck bei 100 Watt und dem in der 3. Erholungsminute danach, wo ja keine methodischen Meßprobleme mehr bestehen.

Weiterhin spricht für die gute Verwertbarkeit der indirekten diastolischen Blutdruckbestimmung während Ergometrie, daß unter Verwendung dieser Methode die einzelnen Gruppen der Hochdruckkranken bezüglich ihres Alters und Schweregrads nicht nur systolisch, sondern auch diastolisch eindeutig voneinander getrennt werden konnten. Dabei war besonders wichtig, daß zwischen den einzelnen Gruppen die Unterschiede im diastolischen Blutdruck sowohl während der Ergometrie als auch in der Erholungsphase danach stets gleichgerichtet waren und ein entsprechendes Ausmaß aufwiesen [18].

2.2. Leistungs- und Steigerungsstufen

Zur Beurteilung des Blutdruckverhaltens wurde der *Leistungsbereich* von 50–100 Watt unter Verwendung von *Steigerungsstufen* von 10 Watt/1 min gewählt. Begründet werden diese *Leistungssteigerungsstufen* wie folgt:
1. Dieser ergometrische Leistungsbereich entspricht alltäglichen körperlichen Belastungen. Da es hierbei bereits zu erheblichen Blutdruckanstiegen kom-

men kann [3, 19, 20, 32, 39, 45, 48], wird das vaskuläre Risiko der arteriellen Hypertonie am besten durch diesen Leistungsbereich charakterisiert.

2. Es besteht eine geringere Differenz zwischen direkt und indirekt gemessenem diastolischen Blutdruck im Vergleich zu höheren Leistungsstufen [25].
3. Die Leistungs- und Steigerungsstufen sind auch für ältere Patienten und Risikopatienten, wie z. B. mit manifester Koronarinsuffizienz, anwendbar [22].
4. Exzessive Blutdruckanstiege können frühzeitig erkannt oder gar vermieden werden [17].
5. Steigerungsstufen von 10 Watt/1 min gewährleisten exakte und reproduzierbare Ergebnisse [16], wobei gleichwertig auch Steigerungsstufen von 25 Watt/2 min verwendet werden können.

Bei der Durchführung ist darauf zu achten, daß die Leistungsumsatzbedingungen bei ergometrischen Untersuchungen eingehalten werden [46].

3. Physiologische und pathophysiologische Vorbemerkungen

Der arterielle Blutdruck beruht dynamisch auf einem Zusammenwirken von Herzminutenvolumen (Schlagvolumen mal Herzfrequenz), dem Elastizitätskoeffizient E′ (Windkesselfunktion) und dem totalen peripheren Strömungswiderstand. Dabei wird der systolische Blutdruck im wesentlichen bestimmt durch das Produkt aus Schlagvolumen mal Herzfrequenz, wogegen der diastolische Blutdruck überwiegend von der Höhe des peripheren Gefäßwiderstands abhängig ist. Hieraus ergibt sich, daß das Blutdruckverhalten zum einen durch hämodynamische Faktoren und zum anderen durch Veränderungen der Arterienwand beeinflußt werden kann.

3.1. Hämodynamische Faktoren

Da es unter ansteigender Belastung zu einer Zunahme des Herzminutenvolumens kommt, muß hieraus folgerichtig ein Anstieg des systolischen Blutdrucks resultieren. Dieser Blutdruckanstieg ist jedoch bei Hochdruckkranken im Vergleich zu Normalpersonen auf gleicher Leistungsstufe deutlich ausgeprägter. Die Ursachen hierfür sind im unterschiedlichen Verhalten des totalen peripheren Strömungswiderstands und der veränderten Herzfunktion zu sehen.

3.2. Veränderungen der Arterienwand

Mit zunehmendem Lebensalter nimmt die Windkesselfunktion der Aorta ab (E′ nimmt zu), d. h. das Schlagvolumen wird nach Öffnen der Aortenklappe im Extremfall unmittelbar in voller Höhe als Druck auf der Aortenwand wirksam und kann somit zu einem Anstieg des systolischen Blutdrucks im Alter unter Ruhebedingungen und während Ergometrie führen.
Das Verhalten des diastolischen Blutdrucks unter Ruhebedingungen und während Ergometrie wird im wesentlichen bestimmt durch das Verhalten des tota-

len peripheren Widerstands. Bei Normalpersonen kommt es während ergometrischer Leistung zu einer ausgeprägten Abnahme des totalen peripheren Widerstands [34], so daß es trotz Zunahme des Herzminutenvolumens während Ergometrie zu keinem wesentlichen Anstieg des diastolischen Blutdrucks kommt. Bei Hochdruckkranken ist diese Abnahme jedoch deutlich geringer [34, 40], und es kommt somit zu einer deutlichen Zunahme des diastolischen Blutdrucks während Ergometrie, was als ein *wesentliches Unterscheidungskriterium* zwischen Normotension und Hypertension anzusehen ist.

4. Blutdruckverhalten von Normalpersonen und Hochdruckkranken während und nach Ergometrie

Ausgehend von den methodischen und physiologischen Grundlagen und unter Berücksichtigung der einleitend dargestellten Schwierigkeiten bei der Blutdruckbewertung stellen sich nun zwei für die klinische Praxis wichtige Fragen:

1. Verdeutlicht die ergometrische Überprüfung des Blutdruckverhaltens die Grenze zwischen willkürlich festgelegtem, normalem und pathologischem Ruheblutdruck?
2. Wird hierdurch ein klinischer Parameter meßbar, der für die Früherkennung und die prognostische Einschätzung der Hochdruckkrankheit bedeutsam ist?

4.1. Beurteilung der Grenzwerthypertonie

Zunächst soll anhand einer vergleichenden Untersuchung über das Blutdruckverhalten von Grenzwerthypertonikern im Vergleich zu Normalpersonen und Patienten mit stabiler Hypertonie [18] die Wertigkeit einer ergometrischen Untersuchung als diagnostische Maßnahme aufgezeigt werden.

Die Untersuchten wurden aufgrund des nach 2–3 Minuten im Liegen gemessenen Gelegenheitblutdrucks in 4 Gruppen eingeteilt: Gruppe 1 der Normotoniker ($\bar{x}$ 132/84 mm Hg, n = 47); Gruppe 2 der Grenzwerthypertoniker ($\bar{x}$ 151/92,5 mm Hg, n = 52); Gruppe 3 der Hypertoniker ($\bar{x}$ 158/100 mm Hg, n = 32); und die Gruppe 4 der Hypertoniker ($\bar{x}$ 172/110 mm Hg, n = 25). Es wurde streng darauf geachtet, daß die verschiedenen Gruppen eine gleiche Altersverteilung aufwiesen. Die Normalpersonen dienten als altersentsprechendes Normalkollektiv und die beiden Hochdruckgruppen als pathologisches Vergleichskollektiv. Das besondere Interesse galt den Grenzwerthypertonikern, und es sollte untersucht werden, ob sie sich während und nach Ergometrie dem normotensiven oder dem hypertensiven Kollektiv zuordnen ließen.

Die Abb. 1 und 2 zeigen das Blutdruckverhalten der einzelnen Gruppen. Das Normalkollektiv wies während der ansteigenden Ergometrie einen kontinuierlichen Blutdruckanstieg auf 178/91 mm Hg bei 100 Watt auf. 5 Minuten nach Ergometrie war der Blutdruck 134/82 mm Hg wieder deutlich im normotensiven Bereich.

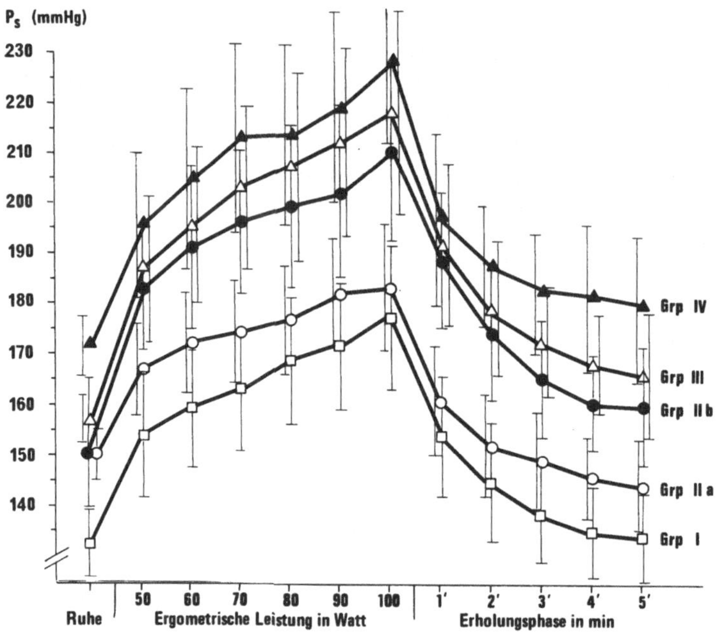

Abb. 1. Systolisches *(Pₛ)* Blutdruckverhalten von Normalpersonen *(Grp I)*, „belastungsnegativen" Grenzwerthypertonikern *(Grp IIa)*, „belastungspositiven" Grenzwerthypertonikern *(Grp IIb)* und von Hochdruckkranken *(Grp III und IV)*

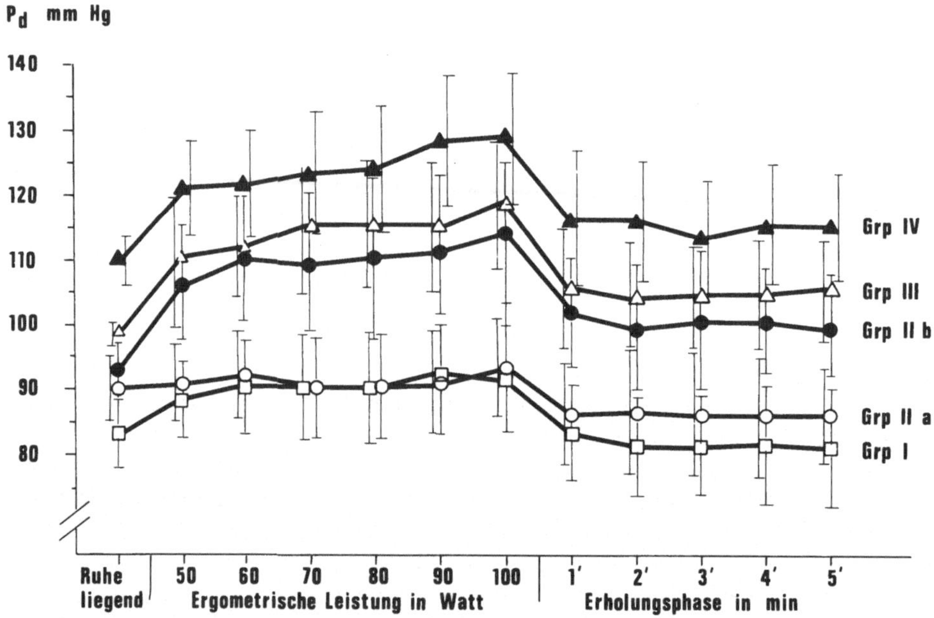

Abb. 2. Diastolisches *(P_d)* Blutdruckverhalten von Normalpersonen *(Grp I)*, „belastungsnegativen" Grenzwerthypertonikern *(Grp IIa)*, „belastungspositiven" Grenzwerthypertonikern *(Grp IIb)* und von Hochdruckkranken *(Grp III und IV)*

Die Grenzwerthypertoniker wurden aufgrund ihres Blutdruckverhaltens während der Ergometrie zusätzlich in eine „belastungspositive" (Blutdruck bei 100 Watt über 200/100 mm Hg; $\bar{x}$ + 1 s des Normalkollektivs) und eine „belastungsnegative" (Blutdruck bei 100 Watt unter 200/100 mm Hg) Gruppe eingeteilt. Zusätzlich wurde für die „belastungspositive" Gruppeneinteilung gefordert, daß der Blutdruck auch nach der 5. Minute der Erholungsphase sowohl systolisch als auch diastolisch nicht in den normotensiven Bereich, also nicht unter 140/90 mm Hg, zurückgekehrt war.

Hiernach mußten 57,7% der Grenzwerthypertoniker als „belastungspositive" (Gruppe 2b) eingestuft werden. Sie wiesen bei 100 Watt einen mittleren Blutdruck von 211/115 mm Hg auf, der sowohl systolisch als auch diastolisch signifikant ($p < 0,001$) über dem der Normotoniker lag, sich aber nicht signifikant unterschied von dem der Gruppe 3 der Hochdruckkranken mit 219/118 mm Hg bei 100 Watt. In der 5. Minute der Erholungsphase war der Blutdruck der „belastungspositiven" Grenzwerthypertoniker mit 161/100 mm Hg noch deutlich im pathologischen Bereich und noch über dem Ausgangswert vor der Ergometrie.

Ein gänzlich anderes Verhalten zeigten die zu 42,3% als „belastungsnegativ" eingestuften Grenzwerthypertoniker. So wiesen diese bei 100 Watt mit 183/92 mm Hg einen Blutdruck auf, der sich nicht signifikant vom altersentsprechenden normotensiven Vergleichskollektiv mit 178/91 mm Hg unterschied. Es ist besonders darauf hinzuweisen, daß der unter Ruhebedingungen erhöhte diastolische Blutdruck während der Ergometrie nicht anstieg und in der ersten Minute der Erholungsphase in den normotensiven Bereich mit 86 mm Hg absank und somit den Ausgangswert vor der Ergometrie deutlich unterschritt.

Somit ließ sich das unter Ruhebedingungen homogen erscheinende Kollektiv der Grenzwerthypertoniker durch die ergometrische Untersuchung eindeutig einem normotensiven bzw. hypertensiven Blutdruckverhalten zuordnen. Das besondere Dilemma bei der Beurteilung der Grenzwerthypertoniker liegt jedoch darin, daß man nicht sicher voraussagen kann, ob sich im Verlauf der Jahre die Grenzwerthypertonie in Richtung Normotension oder Hypertension entwickeln wird. Eine zuverlässige Voraussage wäre aber von großer klinischer Bedeutung, da die Grenzwerthypertoniker insgesamt eine deutliche Erhöhung der Mortalität und Morbidität an kardiovaskulären Erkrankungen [13, 33] aufweisen. Deshalb war es von besonderem Interesse, die hier untersuchten Grenzwerthypertoniker nach 3,8 Jahren ergometrisch nachzuuntersuchen. Dabei sollten drei wesentliche Fragen geklärt werden:

1. Wie ist die Reproduzierbarkeit der Gruppeneinteilung des Gesamtkollektivs in „belastungspositive" und „belastungsnegative" Grenzwerthypertoniker im Verlauf von Jahren?
2. Gehen die als „belastungspositiv" eingestuften Grenzwerthypertoniker im Verlauf der Jahre in eine arterielle Hypertonie über?
3. Wie ist der weitere Verlauf der als „belastungsnegativ" eingestuften Grenzwerthypertoniker?

Von den insgesamt 52 Grenzwerthypertonikern konnten 45 Patienten (26 von 30 „belastungspositiven", 19 von 22 „belastungsnegativen" Grenzwerthypertonikern) nachuntersucht werden. Wie Abb. 3 zeigt, wiesen 25 der 26 nachuntersuchten „belastungspositiven" Grenzwerthypertoniker nach einem Untersu-

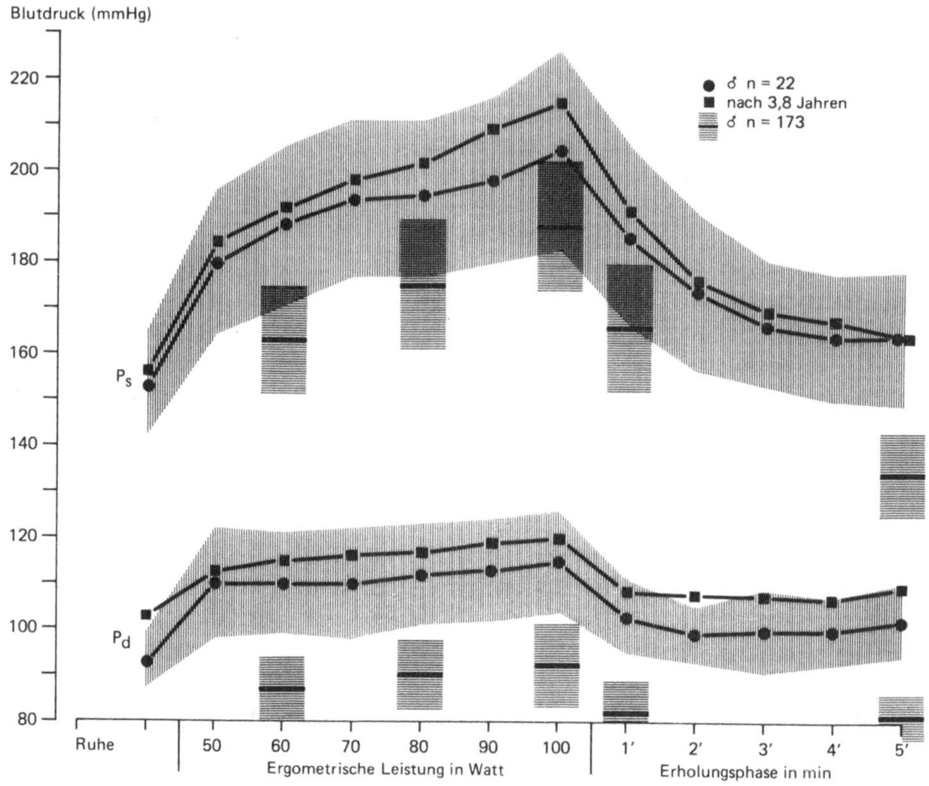

Abb. 3. Systolischer (P_s) und diastolischer (P_d) Blutdruck von „belastungspositiven" Grenzwerthypertonikern anläßlich der Erstuntersuchung und nach 3,8 Jahren. Der schraffierte Bereich zeigt die Standardabweichung der Erstuntersuchung, und die Säulen stellen das Blutdruckverhalten eines altersentsprechenden Normalkollektivs dar

chungszeitraum von 3,8 Jahren weiterhin deutlich überhöhte Blutdruckwerte während und nach Ergometrie auf. Dieses galt besonders für den diastolischen Blutdruck, der vor und nach Ergometrie signifikant (p <0,001) höher war, was sich durch den mit der Zeit zunehmend höher werdenden peripheren Gefäßwiderstand erklären läßt. So war der Ruheblutdruck von 152,7/93,2 mm Hg anläßlich der Erstuntersuchung jetzt mit 156,4/103,2 mm Hg eindeutig in eine arterielle Hypertonie übergegangen (p <0,001).

Von den 19 nachuntersuchten „belastungsnegativen" Grenzwerthypertonikern ließen sich auch nach einer mittleren Nachuntersuchungszeit von 3,6 Jahren weiterhin 68,5% während und nach der Ergometrie eindeutig dem normotensiven Blutdruckbereich zuordnen, obwohl der Ruheblutdruck weiterhin im grenzwertigen Bereich lag (Abb. 4).

Im Verlauf von 4,1 Jahren wiesen jedoch auch 31,5% der „belastungsnegativen" Grenzwerthypertoniker deutlich überhöhte Blutdrücke während und nach Ergometrie auf, die sich vom Hochdruckkollektiv nicht unterschieden.

Zusammenfassend läßt sich somit folgern, daß „belastungspositive" Grenzwerthypertoniker im Verlauf von Jahren mit einer sehr hohen Wahrscheinlichkeit in

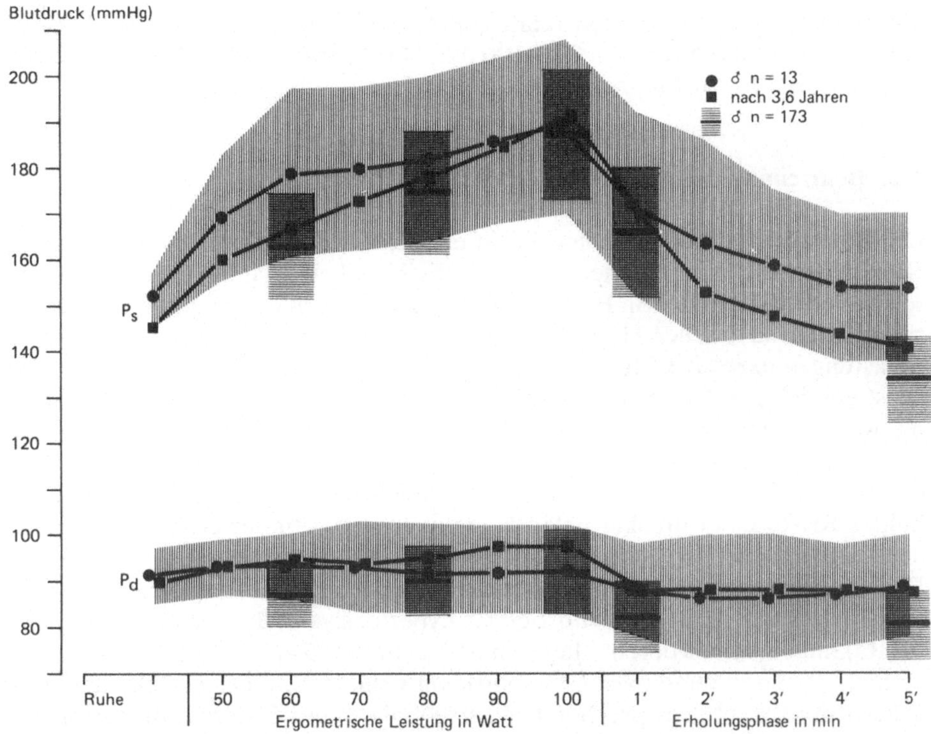

Abb. 4. Systolischer *(P_s)* und diastolischer *(P_d)* Blutdruck von „belastungsnegativen" Grenzwerthypertonikern anläßlich der Erstuntersuchung und nach 3,6 Jahren. Der schraffierte Bereich zeigt die Standardabweichung der Erstuntersuchung und die Säulen stellen das Blutdruckverhalten eines altersentsprechenden Normalkollektivs dar

eine arterielle Hypertonie übergehen. Somit kommt einer ergometrischen Untersuchung bei Grenzwerthypertonikern eine große klinische Bedeutung zu, da hierdurch eine *Frühdiagnose* Jahre vor der endgültigen Manifestation der Hypertonie gestellt werden kann. Hierfür sprechen auch die Untersuchungen von Briedrigkeit u. Mitarb. [7], die über 124 Kinder und Jugendliche mit Grenzwerthypertonie berichteten, die sie während Ergometrie ebenfalls zu 50% in „belastungspositive" und zu 50% in „belastungsnegative" einteilen konnten. Nachuntersuchungen nach 2 und 3 Jahren zeigten eine relative Stabilität der Ergebnisse innerhalb der zwei Regulationstypen, so daß ganz offensichtlich schon bei den „belastungspositiven" Kindern und Jugendlichen ein fixierter pathologischer Zustand vorliegt.
Die hier dargestellten Untersuchungen an Grenzwerthypertonikern sind somit nicht nur von großer diagnostischer, sondern auch von besonders prognostischer Bedeutung, da hierdurch eine *Frühbehandlung* möglich wird.
Zur Trennung in normotensives und hypertensives Blutdruckverhalten während Ergometrie kann der *Grenzwert* von 200/100 mm Hg bei 100 Watt für 20–50jährige Männer und Frauen Verwendung finden. Dabei muß jedoch auch das Herzfrequenzverhalten berücksichtigt werden, da eine Leistung von

100 Watt für jeden Patienten relativ unterschiedlich zu bewerten ist. Deshalb gilt der obere Grenzwert von 200/100 mm Hg bei 100 Watt für Herzfrequenzen von 115 bis 135 für Männer und 135 bis 155 min^{-1} für Frauen.

4.2. Beurteilung des hohen Blutdrucks im Alter

Die Bewertung grenzwertig und leicht erhöhter Blutdruckwerte im Alter unter Ruhebedingungen ist schwierig, und häufig bestehen Zweifel an der pathologischen Bedeutung [10, 26]. Bedenkt man jedoch, daß auch Patienten mit leichter bis mittlerer arterieller Hypertonie in Ruhe schon bei kleineren körperlichen Belastungen exzessive Blutdruckanstiege aufweisen können [3, 20, 32, 45, 48], so ist ein richtiges Einschätzen des Blutdrucks älterer Patienten besonders wichtig, weil bei ihnen mit bereits vorhandenen oder noch okkulten Folgekrankheiten der Hypertonie zu rechnen [38, 43] ist. Somit dürfte gerade bei ihnen durch übermäßige Blutdruckanstiege während alltäglicher körperlicher Arbeit ein erhöhtes Risiko einer myokardialen Hypoxie bzw. zerebraler Gefäßkomplikationen bestehen [38, 43].
Deshalb wurde bei 50 normotensiven Männern mit einem mittleren Alter von 64,4 Jahren (55–80 Jahre) und bei 50 hypertensiven Männern (Stadium I–II WHO) mit einem mittleren Alter von 61,7 Jahren (55–77 Jahre) das Blutdruckverhalten während und nach Ergometrie untersucht [22]. Dabei sollte die Frage geklärt werden, ob, entsprechend den Ergebnissen der Grenzwerthypertoniker, die Messung des Leistungsblutdrucks die Grenze zwischen willkürlich festgelegtem normalen und pathologischen Ruheblutdruck auch beim Hochdruck im Alter verdeutlichen und somit die Einschätzung des Schweregrads und vor allen Dingen die Indikationsstellung zur antihypertensiven Therapie erleichtern kann.
Abb. 5 zeigt das Ergebnis dieser vergleichenden Untersuchung. Der Ruheblutdruck der älteren Probanden von 142/83 mm Hg stieg über 166/91 mm Hg bei 50 Watt kontinuierlich auf 196/96 mm Hg bei 100 Watt an, so daß sich ein oberer Grenzwert von 215/105 mm Hg ($\bar{x} + 1$ s) ergab, der gut übereinstimmt mit den Untersuchungen von Åstrand [2]. Auch das ältere Normalkollektiv erreichte in der 5. Erholungsminute sowohl systolisch als auch diastolisch den normotensiven Bereich mit 140/83 mm Hg.
Ausgehend von einer milden Blutdruckerhöhung von 167/104 mm Hg unter Ruhebedingungen wiesen auch die älteren Hochdruckkranken signifikant erhöhte systolische und diastolische Belastungsblutdrücke mit z. B. 232/125 mm Hg bei 100 Watt auf, die im Vergleich zu jüngeren Hochdruckkranken mit vergleichbarem Ruhedruck systolisch sogar signifikant höher ausfielen. Schon bei 50 Watt erreichte der systolische Wert der Hochdruckkranken mit 196 mm Hg den Wert für 100 Watt der Normalpersonen, wobei der diastolische Blutdruck sogar um 21 mm Hg höher lag.
Im Mittel wiesen somit die älteren Hochdruckkranken im Vergleich zu einem normotensiven Vergleichskollektiv signifikant erhöhte Blutdruckwerte während und nach der Ergometrie auf. Die wesentlichste Aussage dieser vergleichenden Studie von älteren Probanden und Hochdruckkranken zeigte sich jedoch bei der Analyse der Einzelwerte. So kam es bei einigen Patienten trotz geringer Blut-

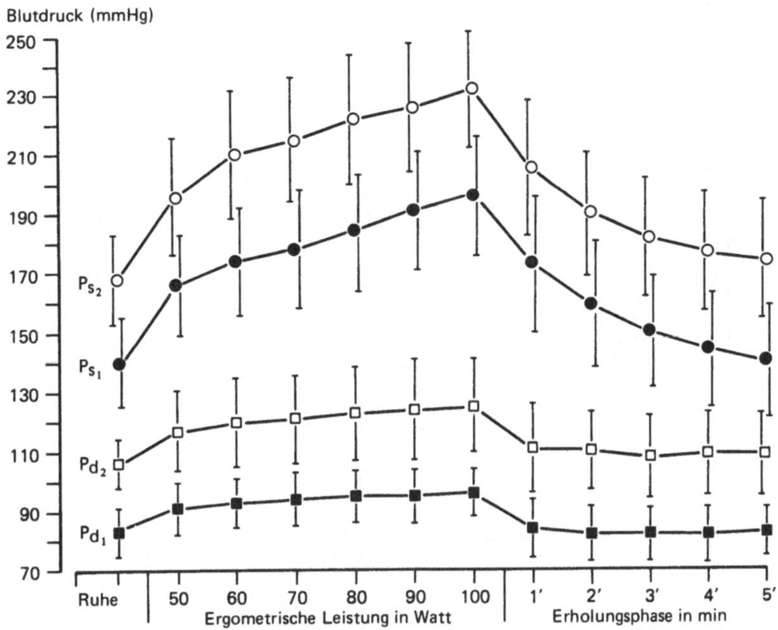

Abb. 5. Systolischer *(P_s)* und diastolischer *(P_d)* Blutdruck von 50 normotensiven älteren Männern ($\bar{x}$ 64,4 J.; P_{s1}; P_{d1}) und von 50 älteren Hochdruckkranken ($\bar{x}$ 61,7 J.; P_{s2}; P_{d2})

druckerhöhungen in Ruhe schon auf niedrigen Leistungsstufen zu exzessiven Blutdruckanstiegen, die bei Wiederholungsuntersuchungen stets reproduzierbar waren. Andere Hochdruckkranke wichen dagegen mit ihrem Blutdruckverhalten während und nach der Ergometrie nicht wesentlich vom Normalkollektiv ab. Dieses soll anhand zweier Einzeldarstellungen verdeutlicht werden.
Abb. 6 zeigt das Blutdruckverhalten eines 70jährigen Patienten, dessen Ruheblutdruck von 180/100 mm Hg während der Ergometrie bei 100 Watt mit 204/105 mm Hg keinen wesentlich weiteren Anstieg mehr aufwies und somit im Normalbereich lag, obwohl eine Herzfrequenz von 130 Schlägen/min erreicht wurde. In der Erholungsphase danach kam es bereits in der 1. Minute zu einem Abfall des diastolischen Blutdrucks auf 90 mm Hg.
Ganz anders war das Blutdruckverhalten eines 60jährigen Patienten, dessen Ruheblutdruck von 154/114 mm Hg bereits bei 50 Watt auf 210/150 mm Hg und bei 80 Watt auf 242/166 mm Hg anstieg, so daß die Ergometrie abgebrochen wurde (Abb. 7). Noch 5 Minuten nach Ergometrie war der Blutdruck mit 182/132 mm Hg deutlich überhöht. Dieser exzessive Blutdruckanstieg darf keinesfalls als seltener Einzelfall betrachtet werden. So überschritten z. B. 22 der insgesamt 50 Hochdruckkranken systolisch und 26 diastolisch den Mittelwert von 196/117 mm Hg bei 50 Watt, obwohl dieser schon höher war als der Blutdruck des Normalkollektivs bei 100 Watt und wiesen einen Wert von 214/126,3 mm Hg auf.
Die Analyse von 9 Patienten dieses Hochdruckkollektivs, die unter Ruhebedingungen eine Grenzwerthypertonie aufwiesen, ergab, daß 5 von ihnen eindeutig als „belastungsnegativ" einzustufen waren. Von den 4 „belastungspositiven"

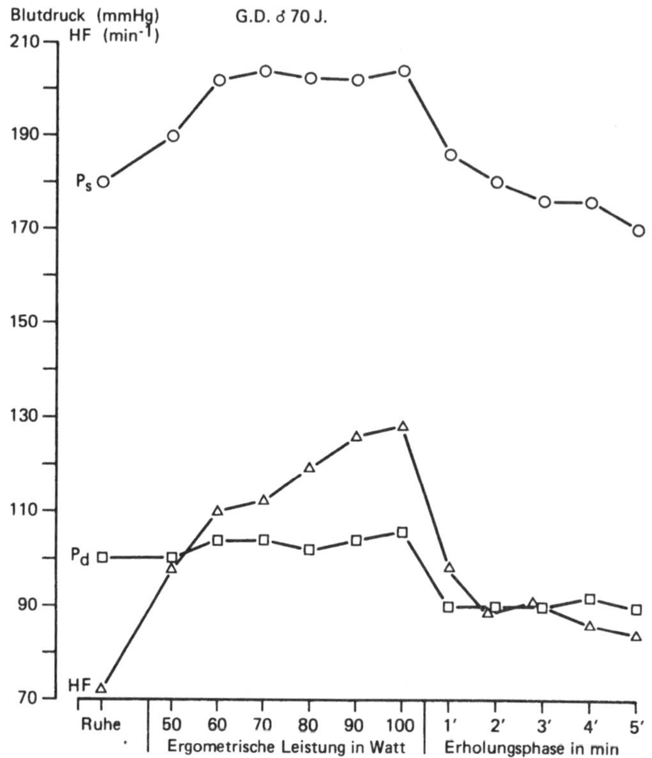

Abb. 6. Systolischer *(P_s)* und diastolischer *(P_d)* Blutdruck sowie Herzfrequenz *(HF)* eines 70jährigen Patienten, dessen Ruheblutdruck von 180/100 mm Hg trotz einer Herzfrequenz von 130 min^{-1} nur unwesentlich auf 204/105 mm Hg bei 100 Watt anstieg

Grenzwerthypertonikern entwickelte einer bereits bei 50 Watt und einer Herzfrequenz von 110 min^{-1} einen Blutdruck von 260/145 mm Hg.

Die Ergebnisse zeigen, daß die Einschätzung der Blutdruckerhöhung im Alter und ganz besonders auch die Indikation zur medikamentösen Therapie durch eine ergometrische Untersuchung wesentlich erleichtert wird. Die Deutsche Liga zur Bekämpfung des hohen Blutdrucks empfiehlt [12]: „Eine Behandlung bei Hochdruckkranken in diesem Lebensalter (jenseits 60–65 Jahre) ist zweckmäßig, wenn die diastolischen Blutdruckwerte über 100 mm Hg betragen und/ oder der systolische Blutdruck über 180 mm Hg liegt." Die ergometrischen Untersuchungen zeigten jedoch, daß einige ältere Hochdruckkranke mit einem Ruheblutdruck deutlich unterhalb dieses Grenzwerts schon bei 50 Watt ausgeprägte pathologische Blutdruckanstiege aufwiesen. Andererseits unterschied sich das Blutdruckverhalten während Ergometrie bei einigen Hochdruckkranken nicht vom altersentsprechenden, normotensiven Vergleichskollektiv, obwohl der Ruheblutdruck 180/100 mm Hg und darüber betrug.

Die wichtigste Schlußfolgerung aus dieser vergleichenden Studie ist deshalb, daß aus der Höhe des Ruheblutdrucks, besonders auch bei älteren Hochdruckkranken, keinerlei Rückschlüsse über das Ausmaß der Belastungsblutdrücke möglich sind, und somit das vaskuläre Risiko unter- oder überschätzt wird.

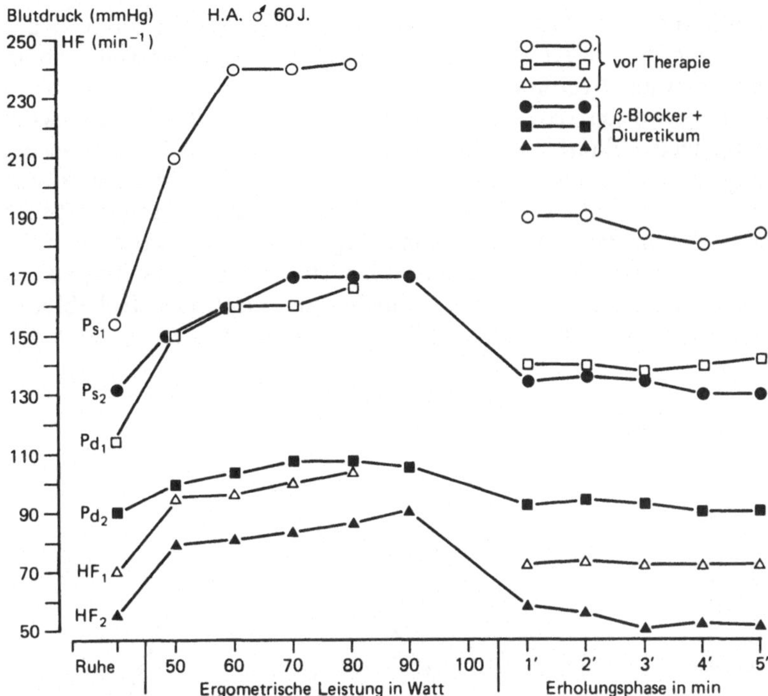

Abb. 7. Systolischer *(Pₛ)* und diastolischer *(P_d)* Blutdruck sowie Herzfrequenz *(HF)* eines 60jährigen Hochdruckkranken, dessen Ruheblutdruck von 154/114 mm Hg schon bei 80 Watt auf 242/166 mm Hg anstieg. Darüber hinaus Effekt einer β-Blocker-Diuretikum-Behandlung

Insgesamt stellt sich natürlich die Frage nach der Bedeutung der Belastungsblutdrücke im Alter, da ja die körperliche Aktivität des älteren Menschen abnimmt. Dabei muß jedoch berücksichtigt werden, daß zum einen eine situative Blutdrucksteigerung im Alter bei gleicher Belastung zu einer stärkeren Zunahme des Blutdrucks und nach Aufhören zu einer verzögerten Rückkehr führt [42]. Zum anderen stellen alltägliche körperliche Belastungen wie z. B. Treppensteigen und Tragen einer Einkaufstasche wesentlich größere Belastungen als 50 Watt dar, bei denen es ja nachweislich zu extremen Blutdruckanstiegen kommen kann.
Die Hauptgefahr des erhöhten Belastungsblutdrucks älterer Hochdruckkranker liegt nicht wie bei den jüngeren Patienten in einer möglicherweise größeren Progredienz kardiovaskulärer Folgeerkrankungen, sondern in der Gefahr akuter kardialer Ereignisse [44], auf die noch später einzugehen sein wird.

4.3. Beurteilung der stabilen arteriellen Hypertonie

Es stellt sich die Frage, ob es sinnvoll ist, auch Hochdruckkranke mit stabiler und diagnostisch gesicherter Hypertonie zu ergometrieren. Beim Vergleich des Blutdruckverhaltens während und nach ergometrischer Leistungen der Gruppen 3 und 4 der Hochdruckkranken (s. Abb. 1 u. 2) zeigte sich, daß im Mittel aus höheren Ausgangsblutdrücken höhere Blutdrücke während und nach Ergometrie in der Erholungsphase resultieren. Es ist jedoch wichtig, nochmals darauf hinzuweisen, daß im Einzelfall aus der Höhe des Blutdrucks unter Ruhebedingungen keinerlei Rückschlüsse auf das Ausmaß der Belastungsblutdrücke möglich sind. Dieses zeigt eindringlich Abb. 8, welche das Blutdruckverhalten eines 46jährigen Hochdruckkranken enthält, dessen milder Ruheblutdruck von 160/100 mm Hg auf 276/156 mm Hg bei 100 Watt anstieg.

Da der Risikofaktor „arterielle Hypertonie" und das Ausmaß der vaskulären Folgeschäden im wesentlichen nicht nur durch den Ruheblutdruck, sondern besonders auch die Stärke, Häufigkeit und Dauer der über den Tag verteilt

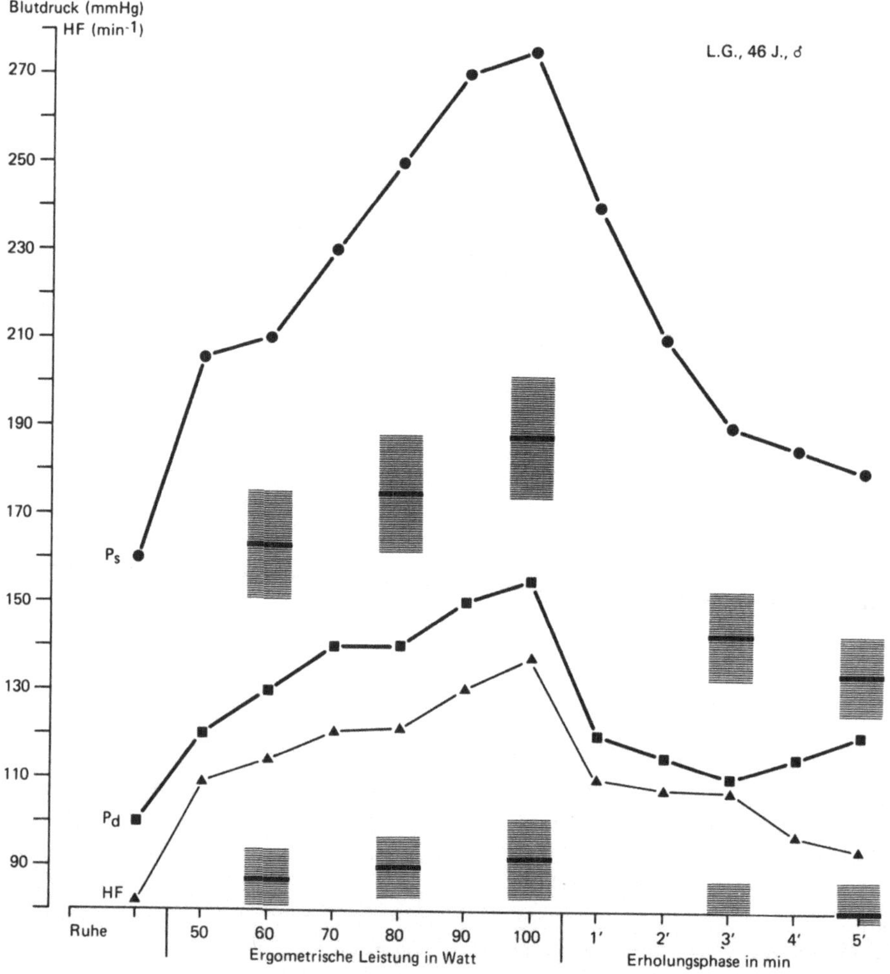

Abb. 8. Systolischer (P_s) und diastolischer (P_d) Blutdruck sowie Herzfrequenz *(HF)* eines 46jährigen, normalgewichtigen Hochdruckkranken, der trotz milder Blutdruckerhöhung von 160/100 mm Hg bei 100 Watt mit 276/156 mm Hg einen exzessiv überhöhten Belastungsblutdruck aufwies. Die Säulen stellen den jeweiligen Normbereich des Blutdruckverhaltens dar

auftretenden Blutdruckanstiege – hervorgerufen durch alltägliche körperliche Belastungen – wesentlich mitbestimmt werden dürfte, kommt somit einer ergometrischen Untersuchung nicht nur eine *diagnostische,* sondern auch eine *prognostische* Bedeutung zu. In diesem Zusammenhang sind Ausführungen von Nerem und Cornhill von besonderem Interesse, die in ihrer Übersichtsarbeit „Hemodynamic and atherogenesis" auf die Bedeutung der Scherkräfte bei der Entstehung der Arteriosklerose hinweisen [37]. Übersteigen diese Scherkräfte, die durch die Gefäßanatomie und hauptsächlich durch die Rhythmik und vor allen Dingen die Stärke des Blutflusses – also besonders auch durch die Belastungsblutdrücke – bestimmt werden, ein gewisses Maß, so kann es zu Verletzungen des Gefäßendothels kommen. Zusätzlich können die Reparaturvorgänge an der Gefäßwand negativ beeinflußt werden.

Die prognostische Bedeutung einer ergometrischen Kontrolle zeigt sich besonders bei jenen Hochdruckkranken, die neben den erhöhten Belastungsblutdrükken eine koronare Herzerkrankung aufweisen. Da der myokardiale O_2-Verbrauch durch das Produkt aus systolischem Blutdruck mal Herzfrequenz [41] bestimmt wird, führen selbst gering überhöhte Belastungsblutdrücke zu einer weiteren Verschiebung des schon gestörten Gleichgewichts zwischen myokardialem O_2-Angebot und O_2-Bedarf.

5. Myokardialer O_2-Verbrauch von Normalpersonen und Hochdruckkranken

5.1. Problemstellung

Der Verlauf und die Prognose der Hochdruckkrankheit wird wesentlich bestimmt durch das sich aufgrund der Druckarbeit entwickelnde Hochdruckherz. Dabei ist die Ventrikelfunktion so lange nicht eingeschränkt, wie das Myokard adäquat mit Sauerstoff versorgt wird. Dieses hängt wiederum ab vom Ausmaß der sich entwickelnden Myokardhypertrophie und der koronaren Herzkrankheit [43]. Berücksichtigt man, daß die Koronarreserve selbst schon bei noch kardial kompensierten Hochdruckkranken mit normalem Koronarangiogramm signifikant eingeschränkt ist [43], so wird verständlich, daß besonders bei körperlicher Arbeit die notwendige adäquate Steigerung der myokardialen O_2-Versorgung nicht immer ausreichend möglich ist. Dieses gilt besonders dann, wenn gleichzeitig eine koronare Herzkrankheit vorliegt, was mit zunehmendem Alter der Patienten ein häufiger Befund ist [38].

Bei einem in dieser Weise eingeschränkten O_2-Angebot des Herzens wird die Größe des myokardialen O_2-Verbrauchs zu einem limitierenden und äußerst wichtigen klinischen Parameter. Deshalb wurden vergleichende ergometrische Untersuchungen zur Bestimmung des myokardialen O_2-Verbrauchs bei Grenzwerthypertonikern, Hypertonikern und Normalpersonen gleicher Altersverteilung durchgeführt.

Als Maß für den myokardialen O_2-Verbrauch wurde das Doppelprodukt bestimmt. Dazu wurden während der Ergometrie der systolische Blutdruck und die Herzfrequenz gemessen, deren Produkt allgemein anerkannt ist als zuverlässige indirekte Bestimmungsmethode des myokardialen O_2-Verbrauchs [30, 41].

5.2. Vergleich von Normalpersonen, Grenzwerthypertonikern und Hypertonikern jüngeren Alters

Zunächst wurden 132 jüngere männliche Personen ($\bar{x}$ 42,6 Jahre) untersucht, die aufgrund des nach 2–3 Minuten im Liegen gemessenen Gelegenheitsblutdrucks entsprechend den WHO-Kriterien in die Gruppe 1 der Normotoniker, die Gruppe 2 der Grenzwerthypertoniker und die Gruppe 3 der Hypertoniker eingeteilt [21] wurden. Bezüglich der Altersverteilung unterschieden sich die Gruppen nicht und waren somit gut miteinander vergleichbar.

Die Abb. 9 enthält das Doppelprodukt als Maß für den myokardialen O_2-Verbrauch, für die drei Gruppen vergleichend dargestellt. Es zeigte sich, daß schon die Grenzwerthypertoniker hochsignifikant ($p < 0{,}001$) erhöhte Werte aufwiesen. So lag bei ihnen das Doppelprodukt um 30,5% bei 50 Watt und um 20% bei 100 Watt über denen des Normalkollektivs. Wie die Abbildung weiterhin verdeutlicht, war die prozentuale Differenz des Doppelprodukts der Hypertoniker im Vergleich zu den Normalpersonen mit 41,7% bei 50 Watt und mit 34,7% bei 100 Watt deutlicher ausgeprägt und unterschied sich signifikant ($p < 0{,}05$) von der der Grenzwerthypertoniker bei 100 Watt.

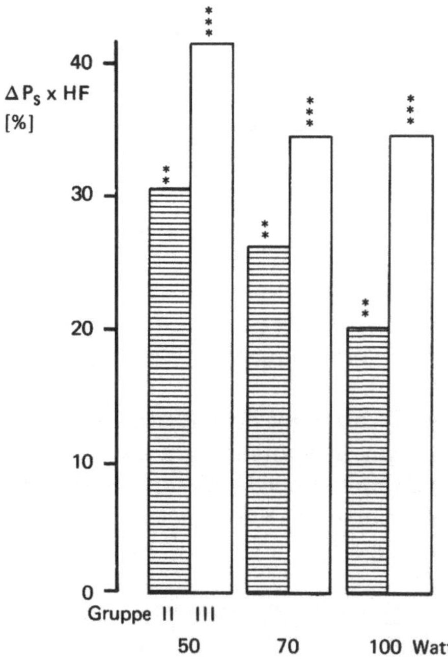

Abb. 9. Prozentuale Überhöhung des Doppelprodukts *(P_s mal HF)* als Maß für den myokardialen O_2-Verbrauch von Grenzwerthypertonikern *(Grp II)* und Hochdruckkranken *(Grp III, offene Säulen)* im Vergleich zu Normalpersonen während Ergometrie

5.3. Vergleich von älteren Normalpersonen und Hochdruckkranken

Weiterhin wurde bei 50 älteren Normalpersonen ($\bar{x}$ 64,4 Jahre) und bei 50 älteren Hochdruckkranken ($\bar{x}$ 61,7 Jahre) vergleichend das Doppelprodukt bestimmt (Abb. 10) [22]. Das Normalkollektiv hatte unter Ruhebedingungen einen Blutdruck von 140/83 mm Hg, das Hochdruckkollektiv einen von 168/106 mm Hg. Die älteren Hochdruckkranken wiesen einen hochsignifikant (p <0,001) erhöhten myokardialen O_2-Verbrauch im Vergleich zum älteren Normalkollektiv schon im niedrigen submaximalen Bereich auf.

5.4. Bedeutung für die Praxis

Es ist besonders darauf hinzuweisen, daß bereits bei der Grenzwerthypertonie, die häufig als Aufregungsblutdruck bagatellisiert wird [23], ein signifikant erhöhter myokardialer O_2-Verbrauch schon im niedrigen submaximalen Bereich, also bei Alltagsbelastungen, nachweisbar war. Somit ist schon bei Patienten mit milder Blutdruckerhöhung unter Ruhebedingungen mit einem deutlich erhöhten myokardialen O_2-Bedarf während körperlicher Arbeit zu rechnen, dessen Ausmaß durch die Höhe des Belastungsblutdrucks bestimmt wird. Dieser Umstand erfordert, daß bei Hochdruckkranken mit gleichzeitiger koronarer Herzkrankheit auch geringe Blutdruckerhöhungen therapeutisch konsequent ange-

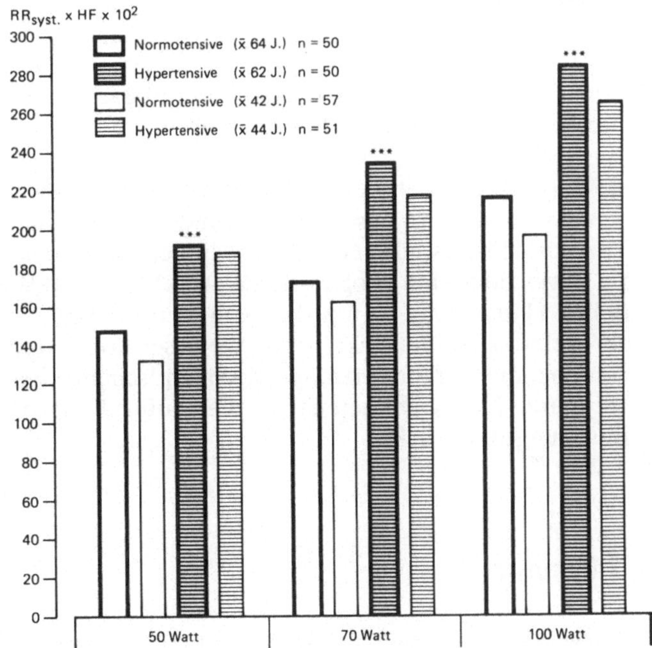

Abb. 10. Doppelprodukt *(P_s mal HF)* als Maß für den myokardialen O_2-Verbrauch von 50 älteren Normalpersonen und Hochdruckkranken im Vergleich zu jüngeren Kollektiven

gangen werden müssen. Dieses gilt ganz besonders auch für die älteren Hochdruckkranken, bei denen zum einen in zunehmendem Maße mit bereits vorhandenen oder noch okkulten vaskulären Folgekrankheiten der arteriellen Hypertonie zu rechnen ist und zum anderen im Mittel höhere Belastungsblutdrücke auftreten. Der erhöhte myokardiale O_2-Verbrauch birgt bei nicht-adäquater Steigerung des O_2-Angebots die Gefahr einer akuten myokardialen Ischämie in sich, die zum einen zum Untergang von Myokardgewebe führen kann, aber zum anderen auch als ein wichtiger Faktor für die Entstehung ventrikulärer Arrythmien und somit des akuten Herztods angesehen werden muß [5, 29].

Durch die Beurteilung des Blutdrucks während Ergometrie kann bei Hochdruckkranken mit manifesten oder noch okkulten Koronarstenosen die Gefahr einer myokardialen Ischämiereaktion durch die Aufdeckung überhöhter Blutdrücke und die Einleitung therapeutischer Konsequenzen gesenkt und somit die Prognose verbessert werden.

Dieses gilt ganz besonders für alle jene Personen, die im Alltagsleben körperlichen Belastungen ausgesetzt sind und zum anderen für die Patienten, die an präventiven und ganz besonders an rehabilitativen Trainingsprogrammen, z. B. nach Herzinfarkt, teilnehmen. Die Beurteilung der Belastungshypertonie und deren Therapie gewinnt somit auch eine praktische Bedeutung bei der Rehabilitation von Kranken, indem die Grenze zwischen trainingswirksamer Belastung und schädigender Überbelastung besser beurteilt werden kann [19].

6. Schlußfolgerungen

Bei richtiger Wahl der Leistungsstufen und exakter Meßmethodik kommt der Kontrolle des Blutdruckverhaltens während Ergometrie folgende Bedeutung zu:

1. Sie erleichtert die in der Praxis oft schwierige Bewertung der Grenzwerthypertonie und ganz besonders die Indikationsstellung zur medikamentösen Therapie. Dieses gilt auch für den hohen Blutdruck im Alter.
2. Sie ermöglicht eine prognostische Abschätzung des Schweregrads der arteriellen Hypertonie, da aus den Ruheblutdruckwerten nicht auf das Ausmaß der Belastungsblutdrücke rückgeschlossen werden kann.
3. Sie senkt die Gefahr einer myokardialen Ischämie bei Hochdruckkranken mit koronarer Herzkrankheit durch die Aufdeckung und Therapie überhöhter Belastungsblutdrücke.

7. Literatur

1. Anschütz F (1970) Über die Zuverlässigkeit der auskultatorisch ermittelten Blutdruckwerte unter körperlicher Belastung. Fortschr Med 88:1391
2. Åstrand J (1965) Blood pressure during physical work in a group of 221 women and men 48–63 years old. Acta Med Scand 178:41

3. Bachmann K, Zerzawy R, Riess PJ, Zölch KA (1970) Blutdrucktelemetrie – kontinuierliche, direkte Blutdruckmessung im Alltag und beim Sport. Dtsch Med Wochenschr 95:741
4. Barlow DH, Beevers DG, Hawthorne VM, Watt HD, Young GAR (1977) Blood pressure measurement at screening and in general practice. Br Heart J 39:7
5. Bethge KP, Klein H, Lichtlen PR (1979) Koronare Herzerkrankung, Rhythmusstörungen und plötzlicher Herztod. Internist Welt 4:107
6. Bock KD (1977) Pathogenese und Verlauf des essentiellen Hochdrucks. Autoreferatenband 43, Jahrestagung Dtsch Ges Kreislaufforsch Steinkopff, Darmstadt, S 28
7. Briedigkeit W, Tittmann F, Honigmann G (1979) Blutdruck im Kindesalter. 4. Mitteilung: Ergometrische Untersuchungen von Kindern und Jugendlichen mit systolischer Grenzwerthypertonie. Z Ärztl Fortbild 73:378
8. Brod J, Cachovan M, Bahlmann J, Bauer GE, Celsen B, Sippel R, Hundshagen H, Feldmann U, Rienhoff O (1979) Haemodynamic changes during acute emotional stress in man with special reference to the capacitance vessels. Klin Wochenschr 57:555
9. Carlson LA, Böttiger LE, Åhfeldt P (1979) Risk factors for myocardial infarction in the Stockholm prospective study. Acta Med Scand 206:351
10. Chrysant SG, Fröhlich ED, Papper S (1976) Why hypertension is so prevalent in the elderly and how to treat it. Geriatrics 32:101
11. Corday E, Corday STR (1975) Prevention of heart disease by control of risk factors: The time has come to face the facts. Am J Cardiol 35:330
12. Deutsche Liga zur Bekämpfung des hohen Blutdruckes (1979) Merkblatt, Indikationen zur medikamentösen Hochdrucktherapie
13. Dock DS, Fukushima K (1978) A longitudinal study of blood pressure in the japanese, 1959–72. J Chron Dis 31:669
14. Empfehlungen zur indirekten Messung des Blutdruckes beim Menschen (1971) Kommission der Deutschen Gesellschaft für Kreislaufforschung. Z Kreisl-Forsch 60:1
15. Epstein FH, Gutzwiller F, Howald H, Junod B, Schweizer W (1979) Prävention der Arteriosklerose: Grundlagen heute. Schweiz Med Wochenschr 109:1171
16. Franz I-W, Mellerowicz H (1977) Vergleichende Messungen der PWC_{170} mit Leistungsstufen von unterschiedlicher Größe und Dauer. Z Kardiol 66:670
17. Franz I-W, Lohmann FW (1978) Die Bedeutung der ergometrischen Untersuchung zur Beurteilung der antihypertensiven Therapie. Dtsch Med Wochenschr 38:1478
18. Franz I-W (1979) Untersuchungen über das Blutdruckverhalten während und nach Ergometrie bei Grenzwerthypertonikern im Vergleich zu Normalpersonen und Patienten mit stabiler Hypertonie. Z Kardiol 68:107
19. Franz I-W (1979) Indikationen, Dosierung und Kontraindikationen präventiven Trainings. In: Mellerowicz H, Franz I-W (Hrsg) Training als Mittel der präventiven Medizin. Perimed, Erlangen, S 27
20. Franz I-W (1980) Differential antihypertensive effect of acebutolol and the fixed combination hydrochlorothiazide/amiloridehydrochloride on elevated exercise blood pressures in hypertensive patients. Am J Cardiol 46:301
21. Franz I-W, Mellerowicz H (1980) Vergleichende ergometrische Untersuchungen über den Tension-Time-Index und die körperliche Leistungsbreite bei Patienten mit grenzwertiger und stabiler Hypertonie und Normalpersonen. Z Kardiol 69:587
22. Franz I-W (1981) Ergometrische Untersuchungen zur Beurteilung des hohen Blutdruckes im Alter. Herz/Kreisl (im Druck)
23. Gutzwiller F (1976) Öffentliche Hypertonie – Erfassung und Problematik der individuellen Langzeitkontrolle. Schweiz Med Wochenschr 106:1687
24. Heller RF, Rose G (1977) Current management of hypertension in general practice. Br Med J I:1442
25. Holzgreve H (1978) Hypertonie: Dunkelziffer verringern, Kooperation verbessern. Münch Med Wochenschr 13:425
26. Holzgreve H, Middecke M (1979) Über die Behandlungsbedürftigkeit der Hypertonie im Alter. Nieren- und Hochdruckkrankheiten 4:114
27. Hypertension Detection and Follow-up Program Cooperative Groups (1979) Five-year findings of the Hypertension Detection and Follow-up Program. I. Reduction on mortality of persons with high blood pressure including mild hypertension. JAMA 242:2562
28. Kannel WB (1975) Role of blood pressure in cardiovascular disease: The Framingham study. Angiology 26:1

29. Kannel WB, Sorlie P (1975) Hypertension in Framingham. In: Oglesby P (ed): Epidemiology and control of hypertension. Thieme, Stuttgart, p 553
30. Kitamura K, Jörgensen CR, Göbel F (1972) Hemodynamic correlates of myocardial oxygen consumption during upright exercise. J Appl Physiol 32:516
31. Kleinhanss G, Jürgel S, Passmann S (1971) Zum Aussagewert indirekter Blutdruckbestimmungen in Ruhe und bei Kreislaufbelastungen durch Ergometerarbeit. Z Kreisl-Forsch 60:136
32. Krönig B (1976) Blutdruckvariabilität bei Hochdruckkranken. Hüthig, Heidelberg
33. Lew EA (1967) Blood pressure and mortality. Life insurance experience. In: Stanley J, Stamler R, Pullmann TN (eds) The epidemiology of hypertension. Grune u. Stratton, New York, p 392
34. Lund-Johansen P (1967) Hemodynamics in early essential hypertension. Acta Med Scand 183 (Suppl) 482:1
35. Matthes D, Schütz P, Hüllemann KD (1978) Unterschiede zwischen indirekt und direkt ermittelten Blutdruckwerten. Med Klin 11:371
36. Mellerowicz H (1979) Ergometrie. Urban & Schwarzenberg, München Wien Baltimore
37. Nerem RM Cornhill JF (1980) Hemodynamics and atherogenesis. Atherosclerosis 36:151
38. Prachar H, Heller G, Jobst Ch, Kiss E, Nobis H, Spiel R, Enenkel W (1976) Zum koronaren Risiko bei Hypertonikern. Herz/Kreisl 8:174
39. Rost R, Hollmann W, Liesen H (1976) Körperliches Training mit Hochdruckpatienten, Ziele und Probleme. Herz/Kreisl 2:680
40. Sannerstedt R (1969) Hemodynamic findings at rest and during exercise in mild arterial hypertension. Am J Med Sci 258:70
41. Sarnoff S, Case JRB, Stainsky WN, Macruz R (1958) Hemodynamic determinants of oxygen consumption of the heart with special reference to the tension-time-index. Am J Physiol 192:148
42. Steinmann B (1980) Physiologische Altersveränderungen als Risikofaktoren. Aktuel Gerontol 10:149
43. Strauer BE (1979) Das Hochdruckherz. Springer, Berlin Heidelberg New York
44. Svärdsudd K, Tibblin G (1979) Mortality and morbidity during 13.5 years' follow-up in relation to blood pressure. Acta Med Scand 205:483
45. Taylor SH (1975) The circulation in hypertension. In: Burley DM, Birdwood GFB, Fryer JH, Taylor SH (eds) Hypertension – its nature and treatment. Metropolis Press, London, p 29
46. Vereinbarungen des Standardisierungskomitees für Ergometrie im ICSPE. Leistungsumsatzbedingungen bei ergometrischen Untersuchungen (1967) In: Mellerowicz H, Hansen G (Hrsg) 2. Internationales Seminar für Ergometrie. Ergon, Berlin, S 314
47. Wolff G (1978) Bluthochdruck – die Pest unserer Zeit. Moderne Medizin 2:87
48. Zerzawy R, Bachmann K, Fleischer H (1976) Telemetrische Untersuchungen der Herz- und Kreislaufbelastung auf einem Trimmpfad. Dtsch Med Wochenschr 17:664
49. Zerzawy R, Reiss A, Bachmann K (1977) Belastungshypertonie bei Hochdruckkranken und Grenzwerthypertonikern. Autoreferateband 43. Jahrestagung Dtsch Ges Kreislaufforsch Steinkopff, Darmstadt, S 112

VIII. Medikamentöse Hochdruckbehandlung

F. W. Lohmann

1. Die Bedeutung der arteriellen Hypertonie als Risikofaktor

Zweifellos bedeutet die Feststellung eines erhöhten Blutdrucks weder eine diagnostische Schwierigkeit noch einen kostspieligen Aufwand. Bei einer Häufigkeit von 15–20% der Gesamtbevölkerung stellt die arterielle Hypertonie zudem keineswegs eine Seltenheit dar, und für die in unserer Bevölkerung dominierenden kardiovaskulären Erkrankungen ist der Bluthochdruck ein Risikofaktor erster Ordnung [6, 7].

Unter Ruhebedingungen liegt entsprechend den Empfehlungen der Welt-Gesundheits-Organisation der normale Blutdruck unter 140/90 mm Hg, während eine stabile arterielle Hypertonie dann besteht, wenn der Blutdruck konstant 160 mm Hg systolisch und/oder 95 mm Hg diastolisch beträgt oder überschreitet. Die Werte von systolisch 140–159 mm Hg bzw. diastolisch 90–94 mm Hg markieren den Bereich der Grenzwerthypertonie.

Die gesicherten Erkenntnisse über die Bedeutung der arteriellen Hypertonie als Risikofaktor sowie über seine Ausschaltung durch eine frühzeitige und konsequente Hochdruckbehandlung stehen noch immer in krassem Widerspruch zur Realität ihrer praktischen Verwirklichung; denn etwa 70% aller Hypertoniepatienten sind bisher entweder unentdeckt oder unbehandelt bzw. nicht ausreichend antihypertensiv behandelt [6, 7]. Es offenbart sich hier eine große Herausforderung an die präventive Medizin. Die suffiziente Behandlung aller Hochdruckkranken würde unsere Gesellschaft schätzungsweise 25% weniger kosten als die Kosten aus den Folgekrankheiten und Komplikationen des unbehandelten Hochdrucks. Nicht nur ärztlich-medizinisch, sondern auch wirtschaftlich ist daher die Bewältigung des Hypertonieproblems notwendig. Neben einem großen ärztlich-medizinischen Engagement ist in diesem Zusammenhang aber gleichermaßen eine intensive Aufklärung unserer Bevölkerung über die drohenden Gefahren eines zu hohen Blutdrucks sowie über die Notwendigkeit, aber auch Möglichkeiten seiner Behandlung erforderlich.

Welche Erfolge auf diese Weise möglich sind, belegen jüngste Berichte aus den Vereinigten Staaten über einen konstanten Rückgang der kardiovaskulären Sterblichkeit in den letzten Jahren. In diesem Zusammenhang sei beispielsweise auf die „Hypertension Detection and Follow-up Program"-Studie hingewiesen [5]. Dabei wurden aus 158 906 untersuchten Personen im Alter von 30–69 Jahren durch ein Kontrollsystem schließlich 10 940 Patienten mit einem diastolischen Blutdruck von 90 mm Hg oder höher rekrutiert (Tabelle 1). Die Hälfte dieser Patienten wurde in 14 klinischen Zentren einer straffen antihypertensi-

Tabelle 1. Hypertension Detection and Follow-up Program HDFP 1974–79 (JAMA 242:2562, 1979)

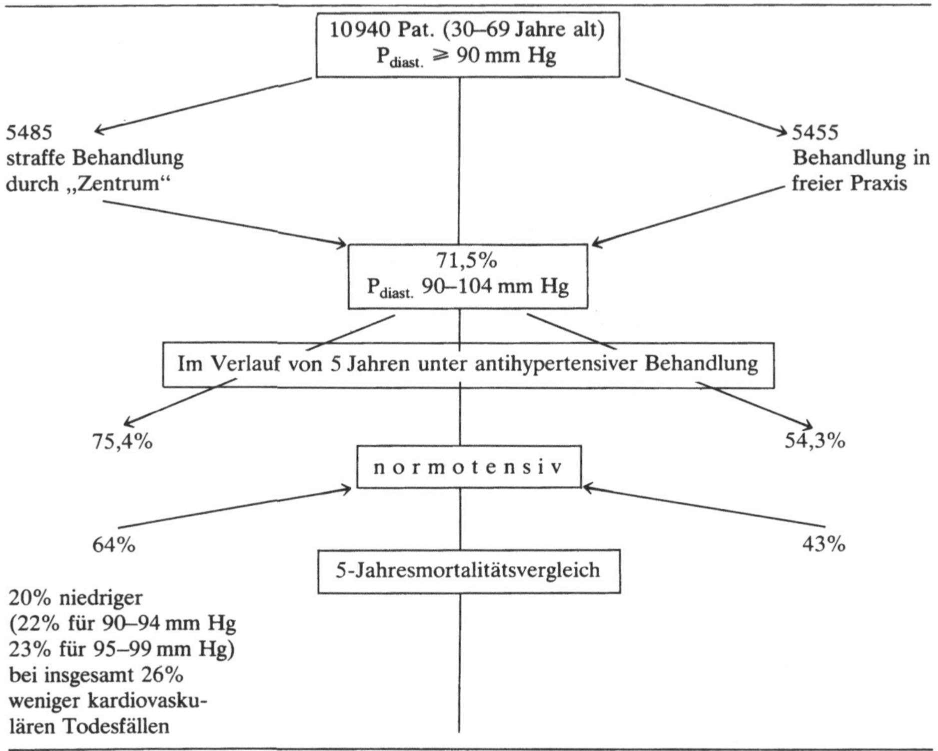

ven Behandlung zugeführt, während die andere Hälfte unter den Bedingungen der freien Praxis behandelt wurde. Beide Gruppen wurden über 5 Jahre verfolgt, unter besonderer Berücksichtigung der Todesfälle. Da 71,5% der 10940 so nachverfolgten Hypertoniepatienten eine sog. Grenzwerthypertonie bzw. leichte arterielle Hypertonie entsprechend diastolischen Blutdruckwerten von 90–104 mm Hg hatten, sind die Ergebnisse diesbezüglich sehr aufschlußreich. Die in den klinischen Zentren betreuten Patienten dieses Hochdruckschweregrads erreichten bei deutlich häufigerer antihypertensiver Behandlung zu nahezu $^2/_3$ normale diastolische Blutdruckwerte. Nach 5 Jahren war die kumulative Sterblichkeit dieser Patientengruppe im Vergleich zu der in freier Praxis betreuten Patientengruppe um 20% geringer bei insgesamt 26% weniger kardiovaskulären Todesfällen. Auffälligerweise war die Senkung der Sterblichkeit bei den zentrumsbetreuten Patienten mit diastolischen Blutdruckwerten von 90–94 mm Hg bzw. 95–99 mm Hg am deutlichsten. D. h. eine konsequente und straffe Hochdruckbehandlung ist selbst bei grenzwertiger und leichter arterieller Hypertonie im Vergleich zu einer weniger effizienten Therapie in der Lage, prognostische Vorteile zu erbringen. Mit Recht wird daher in einem Kommentar des renommierten New England Journal of Medicine aufgrund dieser Befunde ein Überdenken der bisherigen zurückhaltenden Indikationsstellung zur antihypertensiven Therapie bei diesen Hochdruckschweregraden empfohlen [11]. Besonders bei jüngeren, vor allem männlichen Patienten ist der negative Einfluß auch grenzwertiger bis leichter Blutdruckerhöhungen auf die verbleibende Lebenserwartung ausgeprägter als bei älteren Patienten mit entsprechender Blutdruckerhöhung [7]. Ein individuelles Vorgehen erscheint bei der Grenzwerthypertonie daher angebracht.

Auf die Bedeutung und Entscheidungshilfe, welche die Überprüfung des Blutdruckverhaltens bei einem standardisierten ergometrischen Untersuchungsverfahren in diesem Zusammenhang bei jungen wie älteren Hypertoniepatienten beinhaltet, wurde bereits hingewiesen (s. Kap. VII). Da gezeigt werden konnte, daß auch bei Patienten jenseits des 50. Lebensjahrs das Ausmaß der kardiovaskulären Morbidität und Letalität von der Höhe des Blutdrucks abhängt [16], erscheint trotz der noch nicht abgeschlossenen speziellen Therapiestudie bei älteren Hypertoniepatienten ein Interventionswert von diastolisch 105–110 mm Hg als zu hoch angesetzt. Andererseits ist jedoch jenseits des 60. Lebensjahrs als ausreichendes Therapieziel ein Steh-Blutdruck von 160/90 mm Hg akzeptabel, was bei der Indikationsstellung zur Hochdrucktherapie berücksichtigt werden sollte [9].

2. Indikationen zur Behandlung der arteriellen Hypertonie

Sofern es die klinische Situation erlaubt, sollte vor Einstellung einer medikamentösen antihypertensiven Behandlung der Blutdruck zunächst wiederholt an verschiedenen Tagen gemessen werden, um den Schweregrad der arteriellen Hypertonie besser beurteilen zu können. Unter Beachtung der Richtlinien zur Hochdruckdiagnostik besteht nun nach meiner Einschätzung die Indikation zur konservativen Hochdrucktherapie bei folgenden Patienten [6]:

1. Bei jüngeren Hypertoniepatienten (unter 50 Jahre) mit ständig diastolischen Blutdruckwerten von 90 mm Hg und höher.
2. Bei älteren Hypertoniepatienten (über 50 Jahre) mit ständig diastolischen Blutdruckwerten von 95 mm Hg und höher.
3. Bei jüngeren Hypertoniepatienten mit labiler Hypertonie (d. h. neben eindeutig hypertensiven werden immer wieder auch normotensive Blutdruckwerte gemessen), sofern eine der folgenden Bedingungen zusätzlich erfüllt ist:
   a) Vorliegen weiterer Risikofaktoren (Übergewicht, Stoffwechselstörungen, Nieren- bzw. Herzkrankheiten, familiäre Hochdruckbelastung) oder
   b) bei mehrmonatiger Blutdruckkontrolle – in diesen Fällen ist die Blutdruck-Selbstmessung durch den Patienten sehr hilf- und aufschlußreich – und dabei festgestelltem Überwiegen der hypertensiven Blutdruckwerte; auch in diesem Zusammenhang sei auf die Bedeutung des Blutdruckverhaltens während ergometrischer Leistung hingewiesen.
4. Bei Patienten mit isolierter systolischer Hypertonie über 180 mm Hg aufgrund einer Sklerose der Aorta und großen Arterien; denn der auch bei dieser Konstellation erhöhte arterielle Mitteldruck bedeutet erst recht bei in

der Regel gleichzeitig bestehender Koronarsklerose eine inadäquate myokardiale und vaskuläre Belastung wie Gefährdung.

Da auch bei Ausschöpfung der diagnostischen Möglichkeiten nur bei 5–10% aller Hypertoniepatienten durch eine kausale, operative Behandlung eine Blutdrucknormalisierung erreicht werden kann, wird bei 95–90% aller Hochdruckkranken eine symptomatische, konservative Therapie erforderlich, was überwiegend eine medikamentöse Therapie bedeutet. Bei der Ausschaltung des Risikofaktors „arterielle Hypertonie" kommt daher der medikamentösen Hochdruckbehandlung die entscheidende Bedeutung zu.

3. Die konservative Hochdruckbehandlung

3.1. Allgemeine Maßnahmen und Richtlinien

Die Grundlage für eine effektive konservative Hochdrucktherapie liegt nach wie vor in der Beachtung und Einhaltung allgemeiner Maßnahmen durch den Hypertoniepatienten. Dieses setzt allerdings voraus, daß der Patient zunächst ausreichend und verständlich über die Hochdruckkrankheit aufgeklärt wird, um bei meist noch fehlenden Beschwerden und Auswirkungen des Bluthochdrucks die in der Regel notwendige, lebenslange Therapie einzusehen und mitzumachen.
Die in diesem Zusammenhang notwendigen allgemeinen Maßnahmen [6] beinhalten die Regelung der Lebensweise sowie die Einhaltung diätetischer Richtlinien durch den Patienten und seien hier nur stichpunktartig aufgeführt.
Der Hypertoniepatient sollte ein in jeder Hinsicht geregeltes Leben führen, eine natürlich nur teilweise realisierbare Forderung. So sind Schichtdienst, Akkordarbeit und Managerfunktionen zu vermeiden. Körperliche Betätigung in Form dynamischer Bewegungsabläufe ist dagegen zu empfehlen, d. h. auch Ausdauersportarten, aber ohne Wettkampfsituation. Flugreisen sind für Hypertoniepatienten durchaus möglich, jedoch nicht für Hochdruckpatienten mit maligner Hypertonie sowie schweren kardiovaskulären Folge- bzw. Begleiterkrankungen.
Unverändert ist auf die Reduzierung bzw. Vermeidung von Übergewicht zu achten, und selbstverständlich sollten auch sonstige Risikofaktoren der Arteriosklerose erkannt und behandelt werden. Die tägliche Kochsalzzufuhr ist bei Hypertoniepatienten unbedingt auf maximal 5–6 g zu beschränken, was annähernd einer Normalkost ohne Zusalzen entspricht; ebenso sollten besonders salzhaltige Speisen gemieden werden. So ließ sich bei Hypertoniepatienten mit diastolischen Blutdruckwerten bis zu 104 mm Hg ohne Antihypertensiva, allein durch eine tägliche Kochsalzbeschränkung auf 4,5 g, in 85% der Fälle eine Blutdrucknormalisierung erzielen [4]. Andererseits verlieren beispielsweise die Saluretika ihre blutdrucksenkende Wirkung bei einer Kochsalzaufnahme von täglich über 12 g.
Ohne eine medikamentöse Therapie zusätzlich anzuwenden, kann bei Hypertoniepatienten mit ständig diastolischen Blutdruckwerten unter 105 mm Hg allein

durch die zuvor skizzierten sog. Allgemeinmaßnahmen zunächst versucht werden, den Blutdruck zu normalisieren. Gelingt das auf diese Weise nicht, so ist zusätzlich eine medikamentöse antihypertensive Behandlung notwendig, welche bei diastolischen Blutdruckwerten von 105 mm Hg und höher von Anfang an mitbegonnen werden sollte.

Generelle Kontraindikation einer antihypertensiven Therapie gibt es zwar nicht, es sind jedoch einige Aspekte zu beachten. Außer bei hypertensiven Notfällen sollte eine Blutdrucksenkung nie rasch erfolgen. Vor allem bei älteren Hypertoniepatienten sowie bei nierenkranken Hochdruckpatienten ist eine protrahierte Blutdrucksenkung anzustreben. Allgemein gibt es keinen „Erfordernishochdruck", doch können isolierte Gefäßstenosen, z. B. der hirnversorgenden Arterien, individuell das Ausmaß der verträglichen Blutdrucksenkung einschränken.

Zur Kontrolle der antihypertensiven Therapie sind Blutdruckmessungen im Liegen bzw. Sitzen und im Stehen notwendig, um ggf. orthostatische Kreislaufregulationsstörungen rechtzeitig zu erkennen. Idealerweise empfiehlt es sich, zur Beurteilung der Güte einer antihypertensiven Behandlung das Blutdruckverhalten zusätzlich während Belastung zu prüfen. Dazu ist ein standardisiertes ergometrisches Untersuchungsverfahren vorzüglich geeignet (s. Kap. VII).

Da es sich bei der medikamentösen Hochdruckbehandlung in der Regel um eine Dauertherapie handelt (kontrollierte Unterbrechung bzw. Beendigung nur bei jugendlichen Patienten mit labiler und grenzwertiger arterieller Hypertonie u. U. möglich), hängt die Einhaltung einer solchen Therapie durch den Patienten außer von der Wirksamkeit vor allem von der Verträglichkeit der Behandlung ab. Vor allem jüngere, bisher subjektiv gesunde Hypertoniepatienten sind nur unter der Voraussetzung einer optimalen Verträglichkeit einer Behandlung zur Therapietreue (Compliance) zu motivieren. Gerade in diesem Zusammenhang bedeutet nun die Einführung der Beta-Rezeptorenblocker in die Hochdrucktherapie einen entscheidenden Fortschritt [3].

3.2. Grundlagen der medikamentösen Hochdruckbehandlung

Folgende Punkte lassen nun allgemein die Beta-Rezeptorenblocker für die Hochdrucktherapie besonders geeignet erscheinen:

1. Bei einer Monotherapie mit Beta-Rezeptorenblockern kommt es erst nach mehreren Tagen bis Wochen zur allmählichen Blutdrucksenkung, während bei der (parenteralen) Akutanwendung von Beta-Rezeptorenblockern der Blutdruck praktisch unbeeinflußt bleibt.
2. Unter Berücksichtigung der Möglichkeit, daß in höherem Lebensalter bei einer Monotherapie der arteriellen Hypertonie mit Beta-Rezeptorenblockern nur eine geringe Blutdrucksenkung erfolgen kann (bei dann besserem Ansprechen auf saluretische Behandlung), haben die Beta-Rezeptorenblocker die gleiche antihypertensive Wirksamkeit wie andere Antihypertensiva. Es empfiehlt sich, bei älteren Hypertoniepatienten (etwa ab 60. Lebensjahr) u. U. von Anfang an eine Kombinationsbehandlung mit einem Beta-Rezeptorenblocker und einem Saluretikum (s. später).

3. Bei Beachtung ihrer Kontraindikationen (manifeste Herzinsuffizienz, Syndrom des „kranken Sinusknotens", höhergradige atrioventrikuläre Blockierungen, manifeste obstruktive Ventilationsstörung) haben Beta-Rezeptorenblocker im Vergleich zu allen anderen Antihypertensiva eine deutlich bessere Verträglichkeit, was auf jeden Fall eine größere „Compliance" begünstigt. Besonders das Fehlen einer orthostatischen Hypotonie unter Beta-Rezeptorenblockade sei hervorgehoben. Vor allem die überwiegend beta-1-selektiven Rezeptorenblocker (sog. kardioselektive Beta-Rezeptorenblocker) haben eine äußerst niedrige Quote limitierender Nebenwirkungen (unter 4%); ihr Vorzug liegt weiterhin in fehlenden bzw. geringeren metabolischen Nebenwirkungen als bei gemischter Beta-1-, Beta-2-Rezeptorenblockade [8].

4. Insbesondere die Beta-Rezeptorenblocker sind in der Lage, überhöhte Belastungsblutdrücke zu senken bzw. zu normalisieren (s. die entsprechenden Beiträge in diesem Buch). Hierdurch dürfte zumindest teilweise ihr antihypertensiver Wirkungsmechanismus erklärbar sein: Initial findet sich bekanntlich bei der essentiellen Hypertonie eine hyperkinetische Komponente, die zu einer verstärkten Beanspruchung der peripheren, vasalen Autoregulation mit der Folge einer funktionellen, schließlich aber auch strukturellen (Mediahypertrophie) Erhöhung des peripheren Gefäßwiderstands führt. Die unter Beta-Rezeptorenblockade nun abgeschwächten reaktiven Kreislaufveränderungen bedeuten eine geringere Beanspruchung der peripheren Autoregulation mit der Folge, daß sich die adaptiven Veränderungen rückbilden können und bei so bedingter Abnahme des peripheren Gefäßwiderstands der erhöhte Blutdruck generell sinkt.

5. Gleichzeitig bedeutet eine Verminderung der belastungsabhängigen Blutdruck- und Herzfrequenzanstiege unter Beta-Rezeptorenblockade eine Herabsetzung des myokardialen Sauerstoffverbrauchs, entsprechend der Abnahme des Druck-Frequenz-Produkts. Es offenbart sich hier ein Gesichtspunkt zur Erklärung der kardioprotektiven Wirkung der Beta-Rezeptorenblocker. Dieser Aspekt dürfte für Hypertoniepatienten von besonderer Bedeutung sein, da sich bei Hochdruckkranken mit normalem Koronarangiogramm bereits eine eingeschränkte Koronarreserve nachweisen ließ [14]. Gerade bei älteren Hypertoniepatienten mit in der Regel nicht mehr normalen Koronararterien erscheint somit ein Beta-Rezeptorenblocker als Bestandteil des antihypertensiven Behandlungskonzepts sinnvoll und ratsam, sofern es klinisch möglich ist (s. Kap. VII).

6. Kommt es unter alleiniger Beta-Rezeptorenblockade nicht zur Blutdrucknormalisierung, bietet sich die Kombination mit einem Saluretikum an [6]. Bei synergistischer Wirkung auf den Blutdruck bedeutet diese Kombination wegen der gegensinnigen Beeinflussung des Renin-Angiotensin-Aldosteron-Systems durch einen Beta-Rezeptorenblocker bzw. durch ein Saluretikum gleichzeitig eine Verminderung des Hypokaliämierisikos im Vergleich zu einer saluretischen Monotherapie. Eine derartige Kombinationstherapie ist nun, wie bereits erwähnt, primär bei älteren Hypertoniepatienten angebracht.

7. Eine weitere Steigerung in der antihypertensiven Potenz liegt in der Dreierkombination Beta-Rezeptorenblocker-Saluretikum-Vasodilatator. Die Anwendung eines direkten Vasodilatators (z. B. Dihydralazin) als Antihyper-

tensivum ist nur bei gleichzeitiger Beta-Rezeptorenblockade sinnvoll möglich und ratsam, da die reflektorische Tachykardie bzw. Steigerung des Herzzeitvolumens nach Vasodilatation auf diese Weise abgefangen wird [6]. Der Beta-Rezeptorenblocker bewirkt hierdurch nicht nur eine stärkere Blutdrucksenkung als bei alleiniger Vasodilatation, sondern gewährleistet vor allem die kardiale Verträglichkeit des Vasodilatators. Andererseits sei jedoch auf die günstige Beeinflussung der kardialen Pumpfunktion durch Vasodilatatoren hingewiesen. So können die bei arterieller Hypertonie angewandten, am arteriellen Schenkel angreifenden Vasodilatatoren die kardiodepressiven Auswirkungen einer Beta-Rezeptorenblockade ggf. verhindern bzw. abschwächen.

8. Diese Dreierkombination (Beta-Rezeptorenblocker-Saluretikum-Vasodilatator) kann daher bei schnellem Wirkungseintritt durchaus auch sofort bei Patienten mit einer schweren arteriellen Hypertonie eingesetzt werden, wenn klinisch eine raschere Blutdrucksenkung erforderlich ist und/oder eine ungünstige Auswirkung einer Beta-Rezeptorenblockertherapie auf die Herzfunktion möglich erscheint. Bei synergistischer antihypertensiver Wirkung der Einzelsubstanzen und bei gegenseitiger Neutralisierung der jeweiligen hämodynamischen bzw. endokrinologischen „Nebenwirkungen" stellt die Dreierkombination Beta-Rezeptorenblocker-Saluretikum-Vasodilatator (Dihydralazin bzw. Prazosin) ein Therapiekonzept dar, mit dem über 90% aller Hypertoniepatienten heute suffizient und nebenwirkungsarm behandelbar sind. Weitere Fortschritte sind auf dem Gebiet der Vasodilatatoren [13] erfolgt bzw. in Entwicklung (s. nachfolgend).

3.3. Das aktuelle Behandlungsschema bei arterieller Hypertonie

Der ursprüngliche Stufenplan der medikamentösen Hochdrucktherapie hat unter Berücksichtigung der zuvor geschilderten Punkte notwendigerweise eine wesentliche Korrektur erfahren. Das heutige Behandlungsschema berücksichtigt den Schweregrad bzw. die Behandelbarkeit des Bluthochdrucks. Die Unterscheidung zwischen „jung" und „alt" ist eher biologisch als kalendarisch zu verstehen, doch ist die Trennlinie etwa beim 60. Lebensjahr zu ziehen.
Während bei „jungen" Hypertoniepatienten die medikamentöse Hochdrucktherapie mit einem Beta-Rezeptorenblocker anfängt, beginnt die Behandlung bei „alten" Hochdruckpatienten mit einem Saluretikum oder besser gleich mit der Kombination Beta-Rezeptorenblocker-Saluretikum. Die Begründung hierzu wurde bereits gegeben (s. Abschn. 3.2 unter 2. und unter 5.). Die Kombination Beta-Rezeptorenblocker-Saluretikum stellt grundsätzlich den zweiten Schritt bei der antihypertensiven Therapie dar, deren weitere Eskalation, wie bereits ausgeführt, generell in der zusätzlichen Gabe eines Vasodilatators besteht (s. Abschn. 3.2 unter 7. und unter 8.).
Wegen der besonders guten Verträglichkeit ist heute den überwiegend beta-1-selektiven Rezeptorenblockern der Vorzug zu geben. Als Saluretikum sollte bei normaler Nierenfunktion und bis zu einem Kreatininwert von etwa 2 mg% ein mittellang wirkendes Thiazid-Präparat verwendet werden, ggf. auch in Kombination mit einer kaliumsparenden Komponente. Hinsichtlich der Dosierung der jeweils in Frage kommenden Präparate sei auf die Empfehlungen zur Hoch-

druckbehandlung in der Praxis der Deutschen Liga zur Bekämpfung des hohen Blutdrucks verwiesen [1]. Bei eingeschränkter Nierenfunktion sollten oberhalb eines Serum-Kreatininwerts von 2 mg% nur noch die stark und kurz wirksamen Schleifendiuretika vom Furosemid-Typ eingesetzt werden.

Von den Vasodilatatoren steht uns Dihydralazin am längsten zur Verfügung. Aus pharmakokinetischen Gründen sollte Dihydralazin in 3–4 Einzeldosen bis zu einer täglichen Gesamtdosis von 150–200 mg verabreicht werden. Dagegen können die Beta-Rezeptorenblocker sowie die mittellang wirkenden Thiazid-Saluretika als einmalige, morgendliche Dosis insgesamt eingenommen werden. Ergänzend [12] und alternativ zum Dihydralazin bietet sich Prazosin an, welches im Vergleich zu dem globalen Alpha-Rezeptorenblocker Phenoxybenzamin über eine postsynaptische Alpha-Rezeptorenblockade indirekt vasodilatatorisch wirkt. Bei bestehenden Kontraindikationen bzw. Einschränkungen für eine Beta-Rezeptorenblockade kann Prazosin zusammen mit einem Saluretikum ebenfalls eingesetzt werden und zwar in 2–3 Einzeldosen über den Tag verteilt. Eine kombinierte Alpha- ($^1/_4$) und gemischte Beta- ($^3/_4$) Rezeptorenblockade ist durch Labetalol möglich. Ob der direkt vasodilatatorisch wirkende Kalziumantagonist Nifedipin im Rahmen der Hochdrucktherapie von Bedeutung ist, bleibt abzuwarten.

Der wohl zur Zeit potenteste oral verabreichbare Vasodilatator ist Minoxidil, welches allerdings mit erheblichen Nebenwirkungen behaftet ist. So kommt es bei Verabreichung dieser Substanz sowohl zu ausgeprägter Tachykardie als auch zur Natrium- und Wasserretention bis hin zum Perikarderguß. Eine ausreichende Beta-Rezeptorenblockade sowie diuretische Therapie ist deshalb zu gewährleisten. Schließlich bewirkt Minoxidil eine starke Hypertrichose, was seine Anwendung bei Frauen fast unmöglich macht. Diese Substanz bleibt daher der Behandlung der sog. therapierefraktären arteriellen Hypertonie vorbehalten [13]. Minoxidil ist aber bei uns bisher noch nicht zugelassen.

Ein positiver Ausblick liegt auf dem Gebiet der Inhibitoren des Renin-Angiotensin-Systems. Der Angiotensin-II-Inhibitor Saralasin wird nicht nur diagnostisch eingesetzt, sondern ist in ausgewählten Fällen einer therapierefraktären arteriellen Hypertonie auch schon erfolgreich therapeutisch angewendet worden. Die darüber hinaus vorhandenen parenteral zu verabreichenden Substanzen finden ihre Anwendung vornehmlich bei der Behandlung hypertensiver Notfälle, entsprechend den Empfehlungen der Deutschen Liga zur Bekämpfung des hohen Blutdrucks [1]. Noch nicht aufgeführt ist die neue Substanz Urapidil, die interessanterweise über eine zentrale und periphere präsynaptische Alpha-Rezeptorenstimulation bei gleichzeitiger postsynaptischer Alpha-Rezeptorenblockade den Blutdruck rasch zu senken vermag und nur parenteral zur Verfügung steht [2].

Ein oral verabreichbarer Inhibitor des Renin-Angiotensin-Systems ist Captopril, welches als Converting-Enzym-Inhibitor die Umwandlung von Angiotensin I zu Angiotensin II verhindert. Diese Substanz ist aber auch bei nierenlosen Hypertoniepatienten antihypertensiv wirksam, da sie zusätzlich durch ihren Eingriff in das Kallikrein-Kinin-Prostaglandin-System offenbar vasodilatatorisch wirksam sein kann [10]. Captopril ist nach den bisherigen Erfahrungen besonders für Patienten mit schwer zu beeinflussender arterieller Hypertonie geeignet [15].

4. Zusammenfassende Bewertung

Zusammenfassend ist somit festzustellen, daß bei dem heutigen Konzept der medikamentösen Hochdruckbehandlung die Beta-Rezeptorenblocker (B) und die direkten bzw. indirekten Vasodilatatoren (V) im Vergleich zur früheren antihypertensiven Therapie in den Vordergrund getreten sind, während die Saluretika (S) ihre Bedeutung vor allem für die Kombinationsbehandlung behalten haben. Neben einer optimalen Wirksamkeit liegt der Vorteil dieser ideal zu kombinierenden Behandlungsprinzipien (B oder S; B – S; B – S – V als eskalierendes Behandlungsschema) in der überwiegend hervorragenden Verträglichkeit. Damit bestehen günstige Voraussetzungen für die Ausschaltung des Risikofaktors Bluthochdruck.

5. Literatur

1. Deutsche Liga zur Bekämpfung des hohen Blutdruckes (1980) Empfehlungen zur Hochdruckbehandlung in der Praxis und zur Behandlung hypertensiver Notfälle
2. Eltze M (1979) Investigations on the mode of action of a new antihypertensive drug, urapidil, in the isolated rat vas deferens. Europ J Pharmacol 59:1
3. Gotzen R, Lohmann FW (Hrsg) (1979) Hoher Blutdruck – Eine aktuelle Bestandsaufnahme. Springer, Berlin Heidelberg New York
4. Hunt JC, Margie JD (1980) The influence of diet on hypertension management. In: Hypertension update: mechanism, epidemiology, evaluation, management. From the Editorial Board of Dialogues in Hypertension. Health Learning Systems Inc., Bloomfield, New Jersey, p 197
5. Hypertension Detection and Follow-up Program Cooperative Group (1979) Five-year findings of the hypertension detection and follow-up program. I. Reduction in mortality of persons with high blood pressure, including mild hypertension. JAMA 242:2562
6. Lohmann FW (1979) Praxis der medikamentösen Hochdrucktherapie. In: Gotzen R, Lohmann FW (Hrsg) Hoher Blutdruck. Springer, Berlin Heidelberg New York
7. Lohmann FW (1979) Risikofaktor arterielle Hypertonie. Kassenarzt 19:4042
8. Lohmann FW (1981) Die Beeinflussung des Stoffwechsels durch Beta-Rezeptoren-Blocker. Klin Wochenschr 59:49
9. Niarchos AP, Laragh JH (1980) Hypertension in the elderly. Modern concepts of cardiovascular disease. Vol XLIX: p 43 and 49
10. Overlack A, Stumpe KO, Kühnert M, Kolloch R, Ressel C, Heck J, Krück F (1981) Evidence for participation of kinins in the antihypertensive effect of converting enzyme inhibition. Klin Wochenschr 59:69
11. Relman AS (1980) Mild hypertension: no more benign neglect. N Engl J Med 302:293
12. Russel GJ, Swart S, Bing RF, Thurston H, Swales JD (1980) Combined Prazosin and Hydralazine in resistant hypertension. Lancet I:543
13. Scriabine A (1980) Pharmacology of antihypertensive drugs. Raven Press, New York
14. Strauer BE (1979) Das Hochdruckherz. Springer, Berlin Heidelberg New York
15. Studer A, Lüscher T, Siegenthaler W, Vetter W (1981) Captopril in various forms of severe therapy-resistant hypertension. Klin Wochenschr 59:59
16. Svärdsudd K, Tibblin G (1979) Mortality and morbidity during 13,5 years. Follow-up in relation to blood pressure. Acta Med Scand 205:483

IX. Hämodynamik bei der essentiellen Hypertonie in Ruhe und während Ergometrie und deren Beeinflussung durch Diuretika, β-Rezeptorenblocker und Vasodilatatoren

P. Lund-Johansen

1. Einleitung

Aus therapeutischer Sicht sollten blutdrucksenkende Medikamente möglichst ohne Nebenwirkungen eine befriedigende Einstellung des Blutdrucks bewirken. In Anbetracht der Hämodynamik von Hochdruckkranken muß dabei gefordert werden, daß neben einer befriedigenden Blutdrucksenkung unter Ruhebedingungen auch die Belastungsblutdrücke zufriedenstellend gesenkt werden. Dabei sollte die Blutdrucksenkung ursächlich durch die Korrektur der wichtigsten, durch die Hochdruckkrankheit hervorgerufenen, hämodynamischen Veränderungen zustandekommen.

Bevor auf die Beeinflussung der zentralen Hämodynamik durch die verschiedenen blutdrucksenkenden Pharmaka eingegangen werden soll, erscheint es sinnvoll, noch einmal einen kurzen Überblick über die hämodynamischen Veränderungen bei der essentiellen arteriellen Hypertonie zu geben. So wird bekanntlicherweise die hämodynamische Situation zum einen durch das Alter der Patienten und zum anderen durch den Schweregrad der Hypertonie bestimmt [5, 14, 31].

2. Hämodynamische Veränderungen bei der arteriellen Hypertonie

2.1. Frühstadium der Hypertonie

Zahlreiche Studien auf der ganzen Welt konnten zeigen, daß bei jungen Patienten im Alter von 18–29 Jahren mit einer leichten essentiellen Hypertonie, das Herzzeitvolumen unter Ruhebedingungen gewöhnlich höher ist als bei normotensiven Vergleichspersonen (Abb. 1) und durch eine erhöhte Herzfrequenz bei normalem Schlagvolumen hervorgerufen wird. Der rechnerisch ermittelte totale periphere Widerstand liegt noch innerhalb des Normalbereichs [1, 2, 5, 7, 9, 10, 11, 29, 30]. Diese zirkulatorischen Veränderungen werden oft als hyperkinetisches Syndrom bezeichnet. Allerdings muß darauf hingewiesen werden, daß der Sauerstoffverbrauch unter Ruhebedingungen ebenfalls erhöht ist. Das heißt, setzt man das Herzzeitvolumen in Beziehung zum Sauerstoffverbrauch, so liegt es durchaus im normalen Bereich [8, 11, 29]. Die Ursachen der gesteigerten

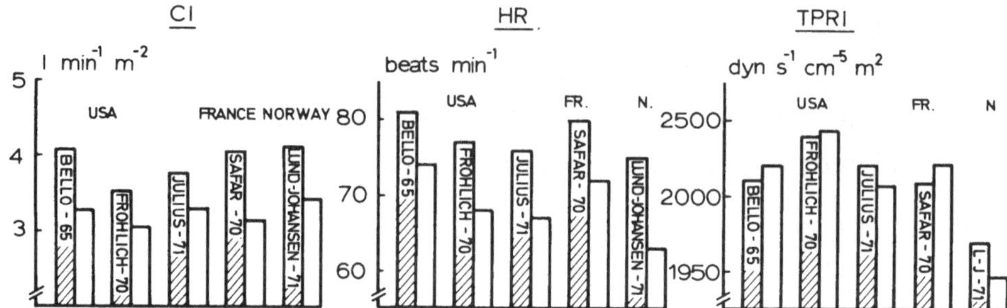

Abb. 1. Typische hämodynamische Befunde von jungen Patienten (20–40 J.) mit leichter essentieller Hypertonie (Mitteldruck 100–108 mm Hg) und von Normalpersonen *(offene Säulen)* verschiedener Autoren unter Ruhebedingungen im Liegen. *CI,* Herzindex; *HR,* Herzfrequenz; *TPRI,* totaler peripherer Widerstandsindex

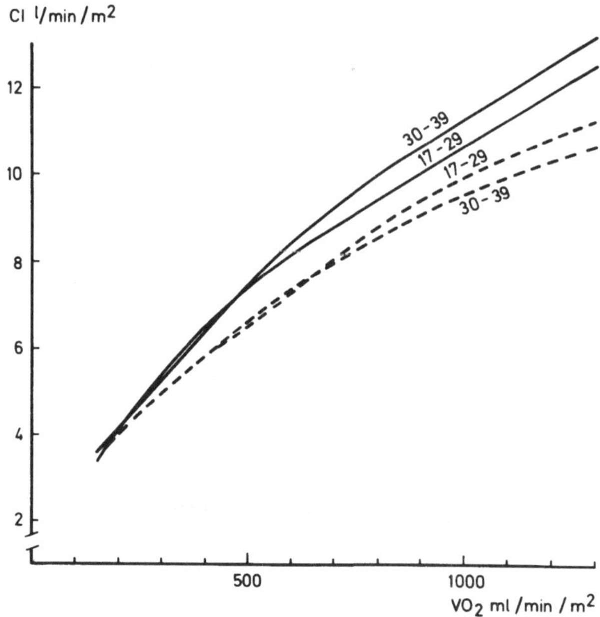

Abb. 2a. (Legende s. S. 109)

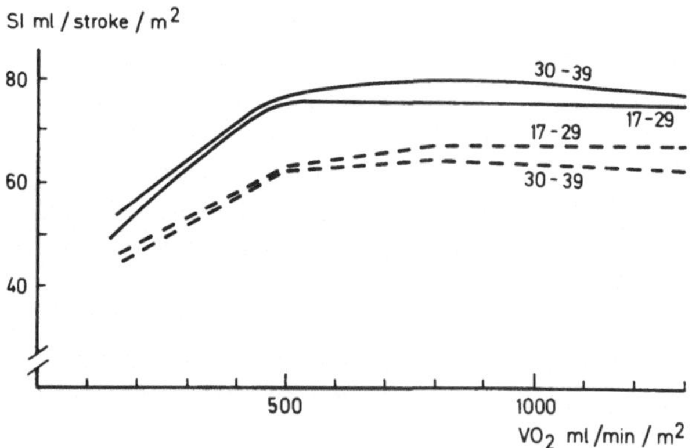

Abb. 2b. (Legende s. S. 109)

108

Herzfrequenz und des erhöhten Herzzeitvolumens sowie des O_2-Verbrauchs
sind nicht bekannt, wenn auch häufig eine Hyperaktivität des sympathischen
Nervensystems als ursächlich diskutiert wurde.

Während körperlicher Arbeit findet sich jedoch eine veränderte Situation, indem die jungen Hochdruckkranken keine Hyperzirkulation mehr aufweisen
(Abb. 2a–d). Selbst bei kleinsten körperlichen Belastungen ist das Herzzeitvolumen im Vergleich zu den Normalpersonen nicht mehr immer erhöht. Zwar
findet sich noch eine erhöhte Herzfrequenz, aber aufgrund des nicht adäquat
ansteigenden Schlagvolumens kommt es zu einem subnormalen Herzzeitvolumen. Bedeutungsvoll ist, daß der bei Normalpersonen während körperlicher
Arbeit nachweisbare, ausgeprägte Abfall des totalen peripheren Strömungswiderstands schon bei den jugendlichen Hochdruckpatienten nicht in gleicher
Weise nachweisbar wird, obwohl unter Ruhebedingungen der Strömungswiderstand normal ist [11].

Somit weisen selbst junge Patienten mit einer leichten arteriellen Hypertonie
pathologische Veränderungen sowohl der Herzfunktion als auch der Widerstandsgefäße auf. Ob diese Veränderungen funktioneller oder struktureller Na-

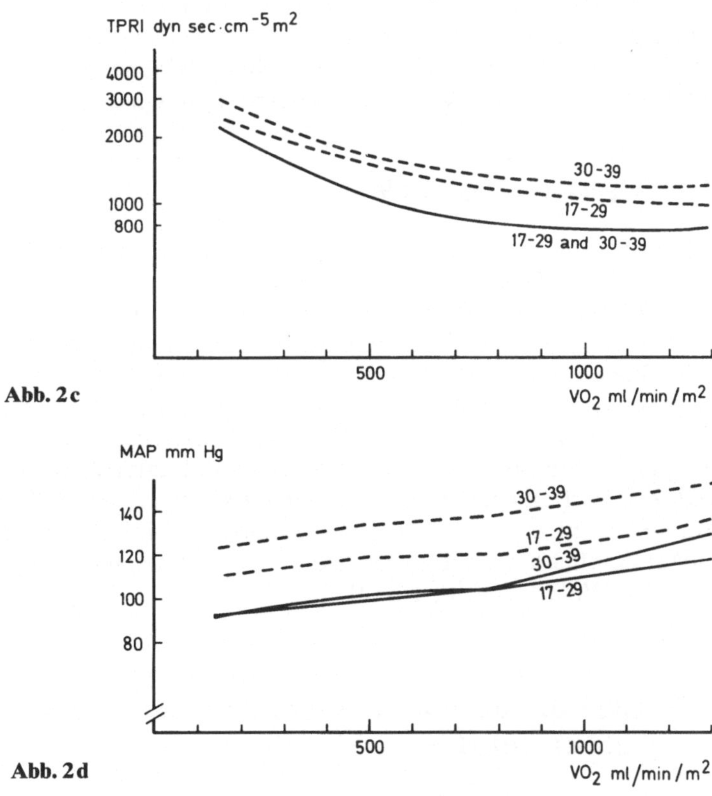

Abb. 2a–d. Hämodynamische Befunde von Normalpersonen (———) und Hochdruckkranken (-----)
verschiedenen Alters (17–29 und 30–39 J.) in Ruhe und während Ergometrie. *CI*, Herzindex; *SI*,
Schlagindex; *TPRI*, totaler peripherer Widerstandsindex; *MAP*, arterieller Mitteldruck; *VO₂*, Sauerstoffaufnahme [14]

tur sind ist unbekannt. Eine veränderte Dehnbarkeit des linken Ventrikels könnte theoretisch den ungenügenden Anstieg des Schlagvolumens während körperlicher Arbeit erklären. So konnte kürzlich mit Hilfe der „gated pool isotop"-Technik gezeigt werden, daß die diastolische Füllung schon bei Beginn der Hochdruckkrankheit verzögert ist. Dieser Umstand könnte das reduzierte Schlagvolumen während körperlicher Arbeit erklären [33]. Dagegen könnte der erhöhte totale periphere Widerstand durch eine veränderte Gefäßlumen-Wand-dicken-Relation der Arteriolen ursächlich bedingt sein [4]. Somit könnten die Veränderungen der Herzfunktion und der Widerstandsgefäße die ersten Hinweise für strukturelle Veränderungen der arteriellen Hypertonie darstellen, wie sie von Folkow beschrieben wurden [4].

2.2. Leichte bis mittlere Hypertonie

Bei über 30jährigen Patienten mit einer leichten bis mittleren arteriellen Hypertonie des WHO-Stadiums I ist das Herzzeitvolumen in Ruhe überwiegend normal, wogegen der totale periphere Widerstand erhöht ist. Während körperlicher Arbeit besteht aufgrund des inadäquaten Anstiegs des Schlagvolumens eher eine Tendenz zu einem subnormalen Herzzeitvolumen, obwohl die Herzschlagfrequenz erhöht ist. Als charakterisierende Größe der arteriellen Hypertonie zeigt sich jedoch, daß der totale periphere Widerstand im Vergleich zu einem altersentsprechenden Vergleichskollektiv deutlich erhöht ist [5, 6, 11, 30].

2.3. Ausgeprägte Hypertonie

Bei Patienten mit deutlich erhöhten Blutdruckwerten und besonders jenen, bei denen bereits Organschäden nachweisbar sind (WHO-Stadium II und III) ist das Herzzeitvolumen unter Ruhebedingungen erniedrigt, und zwar aufgrund eines verringerten Schlagvolumens. Während körperlicher Arbeit ist das Herzzeitvolumen aufgrund des sehr niedrigen Schlagvolumens erheblich reduziert. Kompensatorisch kommt es zu einer Erhöhung der arteriovenösen Sauerstoffdifferenz. Bei diesen Patienten findet sich eine ausgeprägte Erhöhung des totalen peripheren Strömungswiderstands sowohl unter Ruhebedingungen als auch während körperlicher Arbeit. Liegt bereits eine myokardiale Insuffizienz vor, so kommt es zu einem Anstieg des pulmonalen Kapillardrucks, verbunden mit einem deutlich reduzierten Herzzeitvolumen und einem sehr hohen totalen peripheren Widerstand [6, 14, 30, 32].

3. Verlauf der hämodynamischen Veränderungen bei unbehandelter Hypertonie

Nach den vorliegenden Studien scheint es so zu sein, daß im Frühstadium die hämodynamischen Veränderungen der arteriellen Hypertonie durch eine hyperkinetische Zirkulation charakterisiert sind. Erst im weiteren Verlauf kommt es zu einer Erhöhung des peripheren Strömungswiderstands, bei eher reduziertem Herzzeitvolumen. Allerdings können nur prospektive Longitudinal-Studien zeigen, ob derartige pathophysiologische Abläufe auch tatsächlich vonstatten gehen. Einige wenige Longitudinal-Studien mit relativ kurzer Beobachtungszeit scheinen dieses Konzept bei der Entwicklung der arteriellen Hypertonie zu stützen [2, 3, 34].

3.1. Follow-up-Studie über 10 Jahre bei jüngeren Hochdruckkranken

In einer eigenen Studie wurden 28 Männer mit einer essentiellen arteriellen Hypertonie, die zu Beginn der Studie 17–39 Jahre alt waren, nach einem Zeitraum von 10 Jahren nachuntersucht. Die Patienten wurden sowohl unter Ruhe-

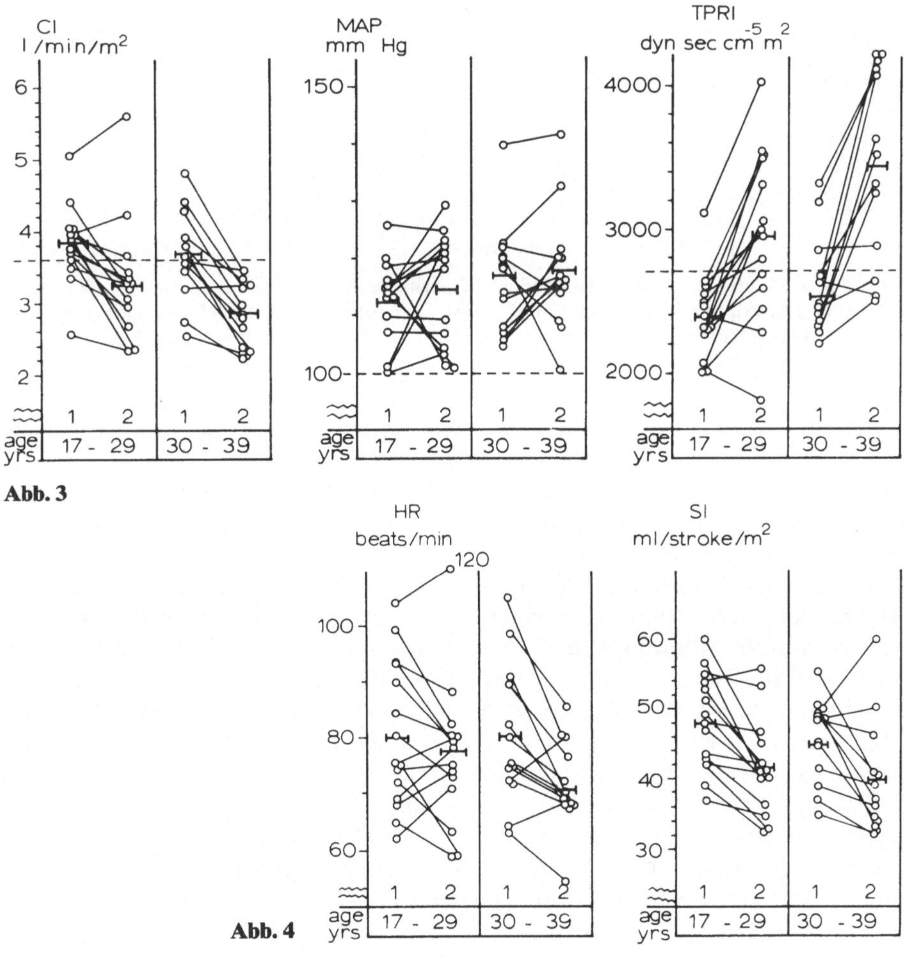

Abb. 3

Abb. 4

Abb. 3 u. 4. Herzindex *(CI)*, arterieller Mitteldruck *(MAP)*, totaler peripherer Widerstandsindex *(TPRI)*, Herzfrequenz *(HR)* und Schlagindex *(SI)* von 28 Hochdruckkranken verschiedener Altersgruppen (17–29 und 30–39 J.) zum Zeitpunkt der Erstuntersuchung (1) und nach 10 Jahren (2) unter Ruhebedingungen [23]

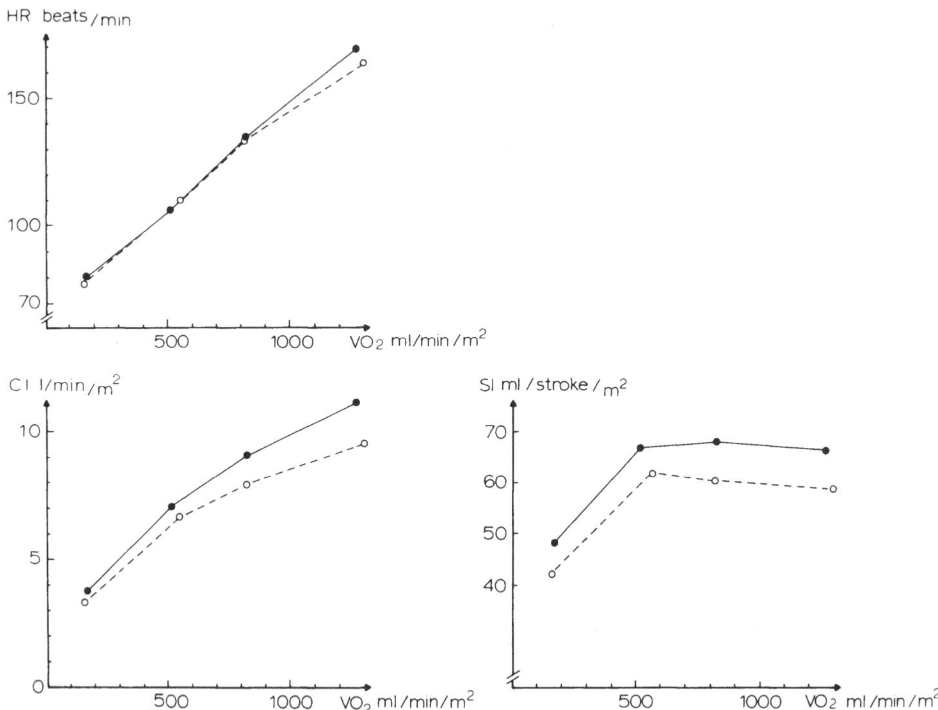

Abb. 5 u. 6. Herzfrequenz *(HR)*, Herzindex *(CI)*, Schlagindex *(SI)*, systolischer *(SAP)*, diastolischer *(DAP)* und arterieller Mitteldruck *(MAP)* sowie der totale periphere Widerstandsindex von 15 männlichen unbehandelten Hochdruckkranken (17–29 Jahre) zum Zeitpunkt der Erstuntersuchung (——) und nach 10 Jahren (-----) [23]

bedingungen im Sitzen als auch während einer Ergometrie von 50, 100 und 150 Watt untersucht. Die Nachuntersuchung wurde unter exakt den gleichen Untersuchungsbedingungen wie bei der Erstuntersuchung (intraarterielle Druckmessung, Bestimmung des Herzzeitvolumens mit der Farbstoffverdünnungsmethode) durchgeführt.

Die Ergebnisse ergaben (Abb. 3 u. 4), daß nur sehr geringe Veränderungen des Blutdrucks unter Ruhebedingungen im Verlaufe dieser langen Periode nachweisbar waren. Allerdings fand sich ein signifikanter Abfall des Herzzeitvolumens und des Schlagvolumens und ein Anstieg des totalen peripheren Strömungswiderstands sowohl unter Ruhebedingungen als auch während körperlicher Arbeit. Es kann vermutet werden, daß diese hämodynamischen Veränderungen zumindest teilweise ursächlich durch voranschreitende strukturelle Veränderungen des linken Ventrikels und der Widerstandsgefäße hervorgerufen werden. Während Ergometrie (Abb. 5 u. 6) zeigte sich ein geringer, aber statistisch nicht-signifikanter Anstieg des diastolischen Blutdrucks und des Mitteldrucks, und zwar in beiden Altersgruppen (17–29 und 30–39 Jahre) [20, 23].

3.2. Follow-up-Studie über 10 Jahre bei älteren Hochdruckkranken

Bei einer kleinen Gruppe von Hochdruckkranken (n = 5), die zu Beginn der Studie bereits 40–49 Jahre alt waren, zeigten sich nach 10 Jahren prinzipiell die

112

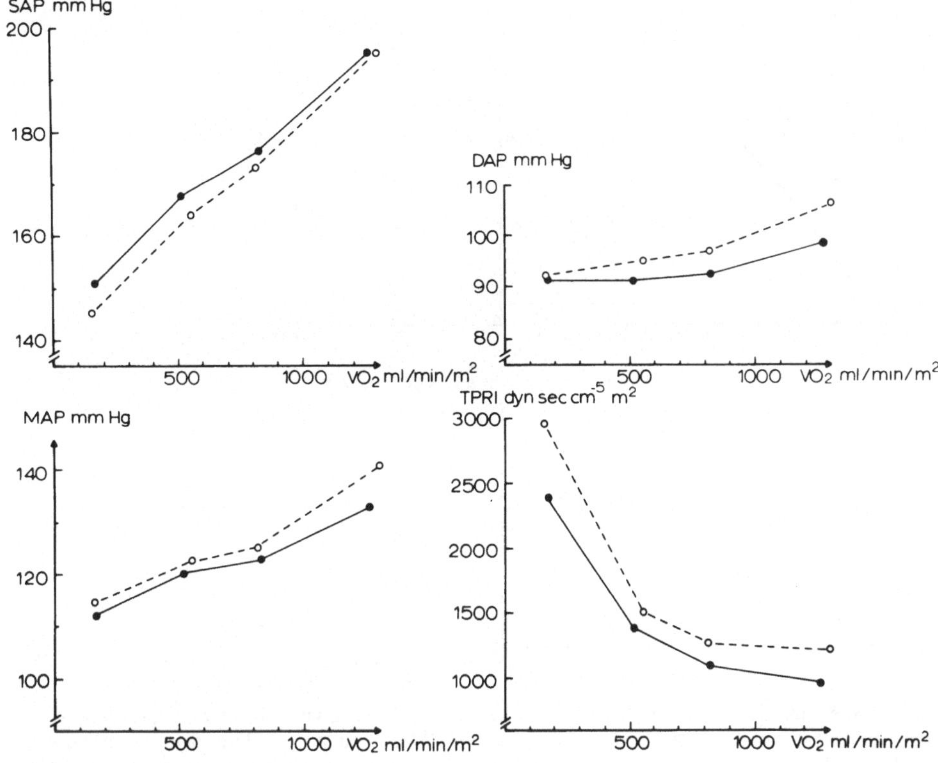

Abb. 6. (Legende s. S. 112)

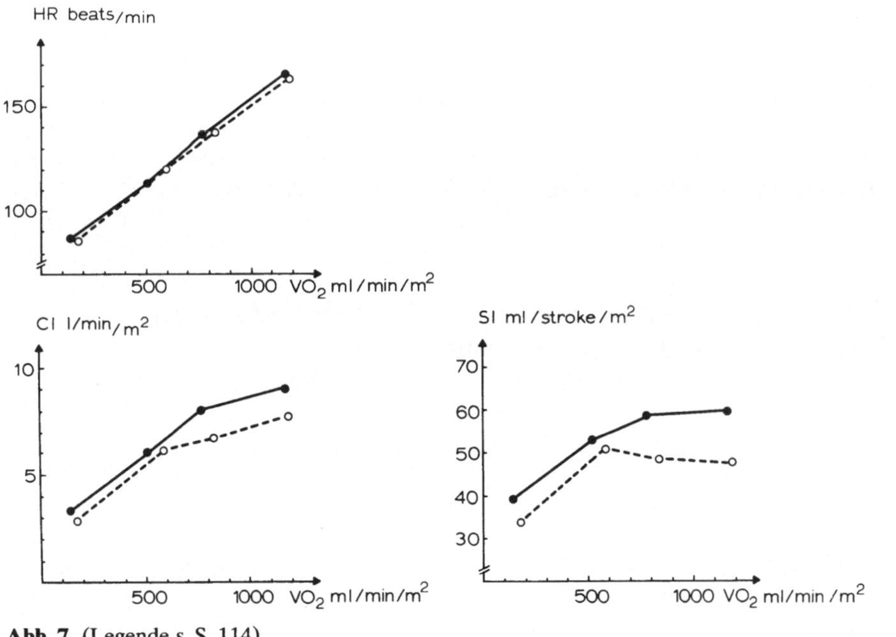

Abb. 7. (Legende s. S. 114)

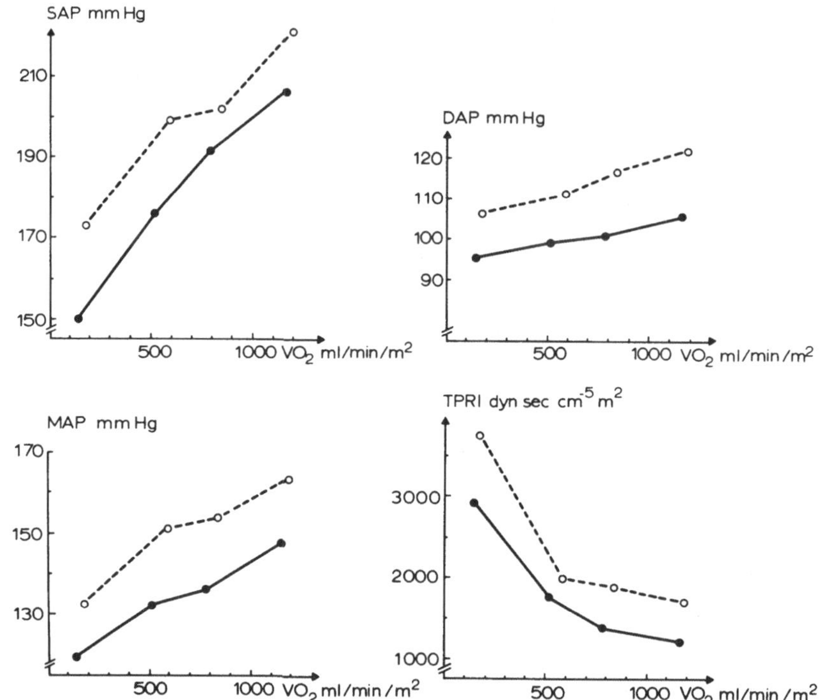

Abb. 7 u. 8. Hämodynamische Veränderungen nach 10 Jahren von unbehandelten Hochdruckkranken, die bereits anläßlich der Erstuntersuchung 40–49 Jahre alt waren. Besonders bemerkenswert ist der deutliche Anstieg des systolischen und diastolischen Blutdrucks sowie des arteriellen Mitteldrucks. Symbole wie Abb. 5 und 6

gleichen hämodynamischen Veränderungen wie bei den jungen Patienten (Abb. 7 u. 8). Aufgrund des wesentlich ausgeprägteren Anstiegs des Strömungswiderstands kam es jedoch sowohl in Ruhe als auch während Arbeit zu deutlich erhöhten systolischen und diastolischen Blutdrücken.

4. Beeinflussung der Hämodynamik Hochdruckkranker durch blutdrucksenkende Medikamente

4.1. Diuretika

4.1.1. Thiazide

In einer Untersuchung an 15 Patienten mit leichter bis mittlerer arterieller Hypertonie wurde die Wirkung einer zweimaligen täglichen Gabe von 50 mg Hydrochlorothiazid über 12 Monate untersucht [12]. Alle Patienten wiesen ei-

114

nen Abfall des Blutdrucks auf, der für den Mitteldruck unter Ruhebedingungen 17% betrug. Die hämodynamische Untersuchung zeigte, daß diese Blutdrucksenkung von 17% auch während körperlicher Arbeit nachweisbar war. Dabei wurde der Blutdruckabfall durch eine ausgeprägte Abnahme des totalen peripheren Widerstands von ungefähr 16% hervorgerufen. Die Herzfrequenz und das Schlagvolumen und somit das Herzzeitvolumen wurden im Vergleich zur Untersuchung vor Therapie, weder unter Ruhebedingungen noch während körperlicher Arbeit beeinflußt. Das Plasmavolumen war allerdings noch nach einem Jahr um 7% gering reduziert, was einer Abnahme von 0,25 l entsprach.

4.1.2. Tienilicsäure

Es wurden 14 Hochdruckkranke nach einer 12monatigen Behandlung mit Tienilicsäure untersucht, deren Wirkungsmechanismus denen der Thiazide sehr ähnlich ist. Die hämodynamischen Wirkungen [28] entsprachen exakt denen, die 10 Jahre zuvor während einer Behandlung mit Hydrochlorothiazid erhoben werden konnten. Darüber hinaus fand sich ein konstanter Abfall des Harnsäurespiegels, allerdings mußte das Medikament aufgrund der Berichte über die Lebertoxizität vom Arzneimittelmarkt zurückgezogen werden.

4.1.3. Schlußfolgerungen

Diuretika wie Hydrochlorothiazid und Tienilicsäure vermögen den Blutdruck zu senken und zwar ursächlich durch die Abnahme des totalen peripheren Widerstands (Abb. 9). Allerdings bleiben die Herzfrequenz und das Herzzeitvolumen sowohl unter Ruhebedingungen als auch während körperlicher Arbeit unbeeinflußt. Somit wird nur eine teilweise Korrektur wichtiger pathophysiologi-

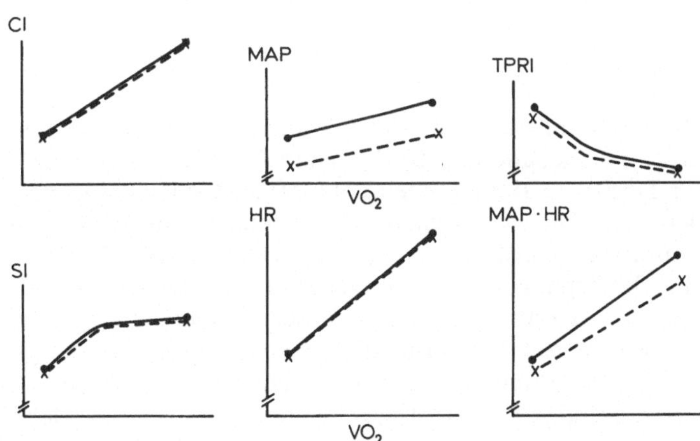

Abb. 9. Schematische Darstellung der hämodynamischen Befunde in Ruhe und während Ergometrie vor (———) und während einer Behandlung mit Diuretika (Thiaziden bzw. Tienilicsäure; -----). Die Senkung des arteriellen Mitteldrucks *(MAP)* wird hervorgerufen durch die Reduktion des totalen peripheren Widerstands *(TPRI)* bei unverändertem Herzindex *(CI)*, Schlagindex *(SI)* und Herzfrequenz *(HR)*. MAP·HR = arterieller Mitteldruck mal Herzfrequenz als Maß für den myokardialen O_2-Verbrauch [12, 28]

scher Veränderungen der Hämodynamik von Hochdruckkranken erreicht. Dieses gilt auch besonders für die nur relativ geringe Abnahme des Produkts aus arteriellem Mitteldruck und Herzfrequenz, welches als zuverlässiges Maß für den myokardialen O_2-Verbrauch angesehen werden kann.

4.2. β-Rezeptorenblocker

Die Einführung von β-Rezeptorenblockern in die Behandlung der Hypertonie ist oft als ein Paradoxum bezeichnet worden, da die akute β-Rezeptorenblokkade zu einer Senkung des Herzzeitvolumens und der Herzfrequenz führt, obwohl bei der stabilen arteriellen Hypertonie, wie bereits ausgeführt, das Herzzeitvolumen normalerweise nicht erhöht, sondern eher subnormal ist. Dabei bleibt das Schlagvolumen unbeeinflußt, und aufgrund des Anstiegs des totalen peripheren Widerstands bleibt der Blutdruck unverändert. Wird jedoch die Behandlung über Tage, Wochen oder Monate fortgesetzt, so kommt es bei den sog. Respondern zu einem Abfall des peripheren Widerstands bis in den Bereich vor der Behandlung.

Von der Vielzahl der β-Rezeptorenblocker, die in den letzten 10 Jahren in die Behandlung der arteriellen Hypertonie eingeführt worden sind, wurden bei relativ homogenen Patientengruppen die hämodynamischen Langzeiteffekte verschiedener β-Rezeptorenblocker im eigenen Labor untersucht. Zum einen die nicht kardioselektiven β-Rezeptorenblocker ohne (Timolol und Penbutolol) und mit (Alprenolol, Bunitrolol und Pindolol) sympathomimetischer Eigenaktivität und zum anderen kardioselektive β-Rezeptorenblocker ohne sympathomimetische Eigenaktivität, wie Atenolol und Metoprolol. Die Details dieser Untersuchungen sind bereits früher berichtet worden [16, 17, 19, 21, 24, 25]. Am Beispiel von Atenolol sollen die typischen hämodynamischen Langzeiteffekte von β-Rezeptorenblockern verdeutlicht werden.

4.2.1. Atenolol

13 Hypertoniepatienten mit leichter arterieller Hypertonie (Gelegenheitsblutdruck vor Behandlung 163/106 mm Hg) wurden über ein Jahr mit einer mittleren Dosis von 108 mg Atenolol (100 mg täglich bei 12 der 13 Patienten) behandelt [17]. Die hämodynamischen Untersuchungen zeigten (Abb. 10), daß der Blutdruck signifikant gesenkt war. Dabei wurde der Mitteldruck sowohl unter Ruhebedingungen als auch während körperlicher Arbeit um 14–19% erniedrigt. Die Herzfrequenz wurde unter Ruhebedingungen und auch während der Ergometrie um 25% erheblich gesenkt und lag auf der gleichen Leistungsstufe im Vergleich zum altersentsprechenden normotensiven Vergleichskollektiv um 30–40 Schläge/min niedriger. Die deutliche Senkung der Herzfrequenz und des Mitteldrucks bedeutete im Vergleich zu den Diuretika eine wesentlich ausgeprägtere Abnahme des myokardialen O_2-Verbrauchs.

Trotz des durch die β-Rezeptorenblockade reduzierten Herzzeitvolumens war die O_2-Aufnahme während der Ergometrie unbeeinflußt, wobei der Schlagindex einen geringen Anstieg während körperlicher Arbeit zeigte, so daß hierdurch die ausgeprägte Senkung der Herzfrequenz teilweise kompensiert wurde.

116

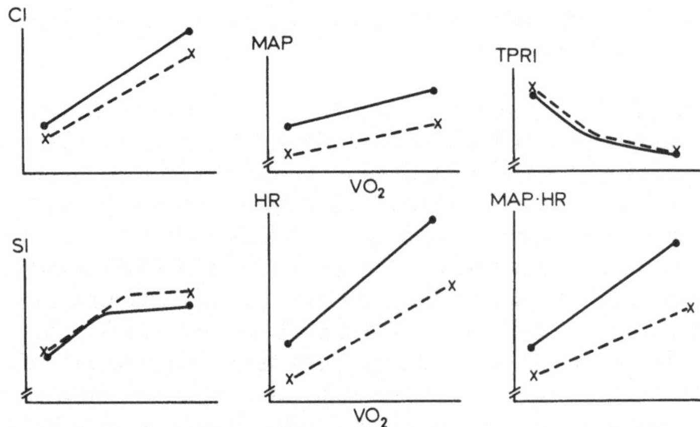

Abb. 10. Schematische Darstellung der hämodynamischen Befunde in Ruhe und während Ergometrie vor (——) und während (- - - -) einer 1jährigen Behandlung mit einem kardioselektiven β-Rezeptorenblocker. Bemerkenswert ist, daß neben der Senkung der Herzfrequenz und des Herzindex auch besonders der myokardiale O_2-Verbrauch deutlich gesenkt wird [17]. Symbole wie in Abb. 9

Der totale periphere Widerstand während Ergometrie zeigte keine signifikanten Veränderungen und blieb im Bereich der Werte vor der Behandlung.
Somit läßt sich feststellen, daß der β-Rezeptorenblocker Atenolol eine ausgeprägte Senkung der Herzfrequenz unter Ruhe- und Ergometriebedingungen hervorrief, und daß es während körperlicher Arbeit trotz eines Anstiegs des Schlagvolumens zu einer deutlichen Abnahme des Herzminutenvolumens kam. Dabei wurde der totale periphere Strömungswiderstand nicht herabgesetzt und die Blutdrucksenkung hervorgerufen durch eine ausgeprägte Abnahme des Herzminutenvolumens. Diese hämodynamischen Veränderungen werden von den meisten Hochdruckkranken, bei Beachtung der üblichen Kontraindikationen, sehr gut toleriert. Erklärt werden kann dieses wahrscheinlich unter anderem dadurch, daß die Sauerstoffaufnahme aufgrund der erhöhten arteriovenösen Sauerstoffdifferenz trotz Senkung des Herzzeitvolumens unverändert bleibt.

4.2.2. Alprenolol, Bunitrolol, Metoprolol, Penbutolol, Pindolol und Timolol

Im großen und ganzen riefen die sechs weiteren untersuchten β-Rezeptorenblocker dieselben hämodynamischen Veränderungen hervor, wie sie für Atenolol beschrieben wurden [16, 19, 21, 24, 25]. Unter dem β-Rezeptorenblocker Pindolol, der über eine sehr ausgeprägte sympathomimetische Eigenaktivität verfügt, war jedoch unter Ruhebedingungen und während Ergometrie die Abnahme der Herzfrequenz und des Herzzeitvolumens bei gleicher Blutdrucksenkung etwas geringer nachweisbar.

4.2.3. Langzeituntersuchung über 3–5 Jahre mit Alprenolol und Atenolol

Insgesamt 17 Patienten, die als Monotherapie mit Alprenolol (n = 7) bzw. Atenolol (n = 10) [26] weiter behandelt worden waren, wurden nach 3–5 Jahren ein drittes Mal hämodynamisch nachuntersucht. Die hämodynamischen Daten dieser dritten Untersuchung unterschieden sich nicht signifikant von jenen nach 1 Jahr (Abb. 11). So fand sich kein weiterer Anstieg des Schlagvolumens bzw. keine Abnahme des totalen peripheren Widerstands.

Auf der einen Seite mag es ein wenig enttäuschend sein, daß selbst eine langdauernde Behandlung mit Atenolol und Alprenolol die pathophysiologischen Veränderungen des erhöhten peripheren Widerstands nicht zu normalisieren vermochte. Auf der anderen Seite muß jedoch betont werden, daß es zu keinem weiteren Anstieg des Strömungswiderstands und zu keinen Folgeerkrankungen der arteriellen Hypertonie kam. Diese wäre ohne Therapie allerdings zu erwarten gewesen und beweist somit den therapeutischen Nutzen einer Langzeitbehandlung mit β-Rezeptorenblockern. Auch entwickelten sich selbst in dieser langen Untersuchungsperiode keine nachweisbaren Nebenwirkungen.

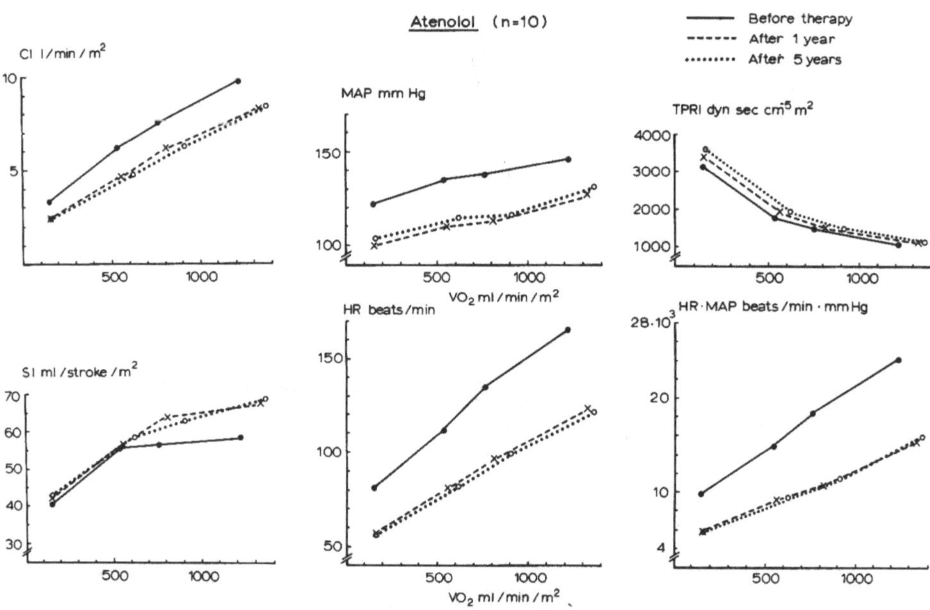

Abb. 11. Hämodynamische Befunde von 10 Hochdruckkranken vor (———) und während einer 1jährigen (-----) und 5jährigen (·····) Behandlung mit Atenolol. Die therapiebedingten Veränderungen waren nach 1 und 5 Jahren in gleichem Maße nachweisbar. Symbole wie Abb. 9

4.3. Vasodilatatoren

4.3.1. Prazosin

14 Männer mit einer arteriellen Hypertonie des WHO-Stadiums I–II wurden mit einer Monotherapie des Vasodilatators Prazosin bis zu einer Dosis von 7,5 mg/die über ein Jahr behandelt. 10 dieser Patienten konnten nach einem Jahr hämodynamisch nachuntersucht werden [15]. Dabei war der Gelegenheitsblutdruck von vorher 170/120 mm Hg auf 137/97 mm Hg reduziert. Auch das hämodynamische Resultat war beachtlich (Abb. 12). Der arterielle Mitteldruck war im Liegen um 9%, im Sitzen um 13% und während körperlicher Arbeit um 11% gesenkt. Diese Senkung des Blutdrucks wurde hervorgerufen durch eine signifikante Abnahme des peripheren Strömungswiderstands zwischen 15–19% unter Ruhebedingungen und um ungefähr 22% während körperlicher Arbeit, wobei diese Veränderungen bei allen Patienten gleichgerichtet waren. Das Herzzeitvolumen während körperlicher Arbeit war während der Behandlung höher als vor der Therapie. Dieser Anstieg von ungefähr 12% wurde überwiegend durch einen Anstieg des Schlagvolumens hervorgerufen. Die Herzfrequenz in Ruhe und während Ergometrie zeigte einen geringen jedoch nicht signifikanten Anstieg. Somit führte Prazosin zu einer Normalisierung der Hämodynamik dieser Hochdruckkranken und bewirkte noch nach einem Jahr eine Erhöhung des Herzzeitvolumens und einen ausgeprägten konstanten Abfall des totalen peripheren Widerstands ohne einen signifikanten Anstieg der Herzfrequenz. Allerdings wurde das Produkt aus Mitteldruck und Herzfrequenz und somit der myokardiale O_2-Verbrauch nur gering gesenkt.

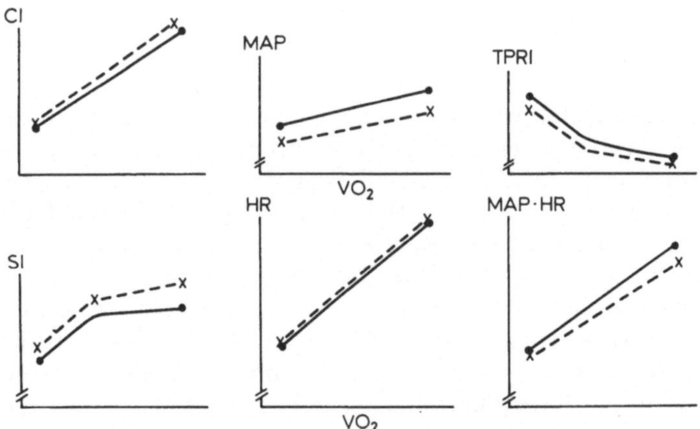

Abb. 12. Schematische Darstellung der hämodynamischen Befunde in Ruhe und während Ergometrie vor (———) und während (-----) einer 1jährigen Behandlung mit Prazosin. Die Senkung des arteriellen Mitteldrucks wurde hervorgerufen durch die Reduktion des totalen peripheren Widerstands, wobei der Herz- und Schlagindex sogar höher ist. Allerdings wird das Produkt aus Mitteldruck mal Herzfrequenz als Maß für den myokardialen O_2-Verbrauch nur wenig gesenkt [15]

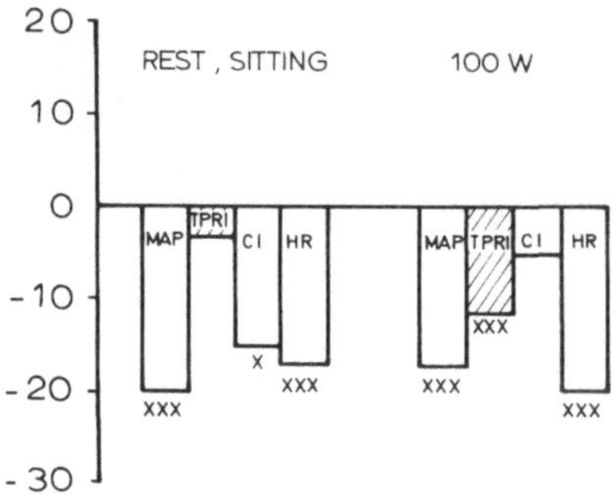

Abb. 13. Prozentuale Veränderungen der hämodynamischen Befunde von 12 Hochdruckkranken, hervorgerufen durch eine kombinierte Behandlung mit Prazosin und dem β-Rezeptorenblocker Tolamolol und zwar in Ruhe und während 100 Watt. Während der Ergometrie wird der Blutdruck überwiegend durch die Abnahme des totalen peripheren Widerstands gesenkt [22]

4.4. Kombinierte α- und β-Rezeptorenblockade

4.4.1. Prazosin und β-Rezeptorenblocker

An dieser Studie nahmen 12 zuvor unbehandelte Hochdruckkranke teil, die einen mittleren Blutdruck von 170/115 mm Hg aufwiesen. Durch diese Kombinationstherapie war nach einem Jahr der Blutdruck auf 129/89 mm Hg gesenkt [22]. Die hämodynamische Untersuchung (Abb. 13) ergab unter Liegendbedingungen einen Abfall des arteriellen Mitteldrucks um 16% und im Sitzen und während körperlicher Arbeit einen von 17–20%. Der Abfall des Blutdrucks unter Ruhebedingungen war teilweise durch den Abfall des peripheren Strömungswiderstands und teilweise durch die Abnahme des Herzzeitvolumens bedingt. Während körperlicher Arbeit fanden sich jedoch nur minimale Veränderungen des Herzindexes, und die Blutdruckreduktion wurde überwiegend durch die Abnahme des totalen peripheren Widerstands hervorgerufen. Das Schlagvolumen zeigte dabei während körperlicher Arbeit einen kompensatorischen Anstieg von ungefähr 20%.

4.4.2. Labetalol

Bei Labetalol handelt es sich um eine neue, antihypertensiv wirkende Substanz, die sowohl α- als auch β-Rezeptoren blockiert. Bei 15 unbehandelten Hochdruckkranken konnte der Gelegenheitsblutdruck von 167/110 mm Hg durch eine 1jährige Labetalol-Behandlung auf 134/88 mm Hg gesenkt werden [27]. Der Blutdruckabfall war sowohl unter Ruhebedingungen mit 23% als auch während Ergometrie mit 21% ausgeprägt (Abb. 14). Die Herzfrequenz war unter Ruhebedingungen um 15% und während körperlicher Arbeit um 16% gesenkt, wenngleich diese Abnahme etwas geringer ausfiel, als man sie normalerweise bei alleiniger β-Rezeptorenblockade findet. Sowohl im Liegen (16%) als auch während körperlicher Belastung (12%) war ein signifikanter Abfall des totalen peripheren Widerstands nachweisbar. Da das Schlagvolumen gering anstieg, ergab sich konsequenterweise eine im Verhältnis zur Herzfrequenz geringere Abnahme des Herzzeitvolumens um 7% im Liegen und um 10% während Ergometrie. Somit unterschieden sich die hämodynamischen Veränderungen durch eine Langzeittherapie mit Labetalol von jenen, die durch eine allei-

120

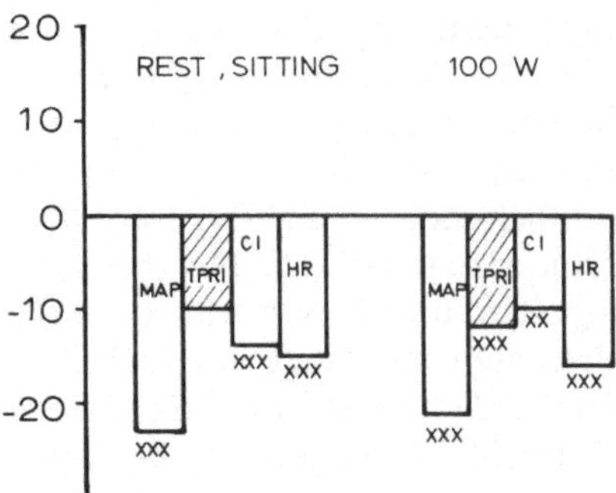

Abb. 14. Prozentuale Veränderungen der hämodynamischen Befunde von 15 Hochdruckkranken während einer 1jährigen Behandlung mit Labetalol und zwar in Ruhe und während 100 Watt. Man beachte die Ähnlichkeit mit der Veränderung in Abb. 13 [27]

nige β-Rezeptorenblockade hervorgerufen werden und stimmten überein mit dem, was man für eine kombinierte Alpha- und Betarezeptorenblockade erwarten würde. Dabei war die Abnahme des Herzzeitvolumens besonders während körperlicher Arbeit deutlich geringer ausgeprägt als bei alleiniger β-Rezeptorenblockade.

4.5. Clonidin und α-Methyldopa

Die zentral angreifenden Sympathikusinhibitatoren Clonidin und α-Methyldopa sind im Gegensatz zu den Diuretika, β-Rezeptorenblockern und dem Prazosin mehr durch eine uneinheitliche, hämodynamische Wirkung charakterisiert [13, 18]. Unter Ruhebedingungen rufen sie eine signifikante Abnahme des Herzzeitvolumens hervor, wobei allerdings der totale periphere Widerstand nur gering und nicht signifikant abnimmt. Während schwerer körperlicher Arbeit ist dagegen der Effekt dieser Substanzen bei Verwendung von relativ niedrigen Dosen im Vergleich zu Ruhebedingungen weniger stark ausgeprägt. So war der erhöhte systolische Blutdruck bei 150 Watt nach einer 1jährigen Behandlung mit Clonidin praktisch nicht gesenkt. Möglicherweise heben andere Faktoren und Mechanismen während schwerer körperlicher Arbeit die antihypertensive Wirksamkeit von Clonidin auf. Es muß allerdings erwähnt werden, daß die hier untersuchten Patienten eine leichte Hypertonie aufwiesen und es möglicherweise bei schweren Hochdruckformen zu einer größeren Abnahme des totalen peripheren Widerstands kommt.

5. Konsequenzen für die Praxis

Aus ärztlicher Sicht ist von besonderem Interesse, ob die durch die antihypertensiv wirkenden Substanzen hervorgerufenen, verschiedenen hämodynamischen Veränderungen auch von unterschiedlicher klinischer Bedeutung sind. Davon kann mit Bestimmtheit bei jenen Hochdruckpatienten ausgegangen werden, die zusätzlich eine weitere Erkrankung, wie z. B. eine koronare Herzkrankheit, eine Claudicatio intermittens oder eine Niereninsuffizienz, aufweisen. Die Kenntnis der durch die verschiedenen Substanzen hervorgerufenen hämodynamischen Veränderungen ist dann von praktischer Bedeutung. So profitieren selbstverständlich Patienten mit einer zusätzlichen Angina pectoris wesentlich mehr von β-Rezeptorenblockern, welche im Gegensatz zu Prazosin und Diuretika sowohl die Herzfrequenz als auch den Blutdruck senken, wodurch der myokardiale O_2-Verbrauch stärker reduziert wird. Auf der einen Seite sollten Patienten mit einer eingeschränkten Durchblutung der Skelettmuskulatur offensichtlich nicht mit β-Rezeptorenblockern behandelt werden.

Betrachtet man jedoch die Situation des Hochdruckkranken mit leichter bis mittlerer Hypertonie und ohne bereits eingetretene Organkomplikationen, so muß festgestellt werden, daß bisher keine Langzeitstudien zur Verfügung stehen, die aufzeigen, welches antihypertensive Behandlungsprinzip die beste Prognose verspricht. Vom rein hämodynamischen Standpunkt aus betrachtet, wäre das Erreichen einer normalen Hämodynamik durch eine Therapie zumindest einleuchtend.

6. Literatur

1. Bello CT, Sevy RW, Harakal C (1965) Varying hemodynamic patterns in essential hypertension. Am J Med Sci 250:24
2. Eich RH, Cuddy RP, Smulyan H, Lyons RH (1966) Hemodynamics in labile hypertension. A follow-up study. Circulation 34:299
3. Eliasch H, Varnauskas E, Werkø L (1971) Minutvolym och perifert motstånd vid hypertoni – en longitudinell studie. In: Hansson L (ed) Hypertoni og arteriosklerofrågor. Lindgren & Søner AB, Gothenburg, S 17
4. Folkow B (1976) Structural changes in heart and vessels during hypertension with aspects on their reversibility. New Zealand J Med (Suppl II), 6
5. Frohlich ED, Tarazi RC, Dustan HP (1969) Reexamination of the hemodynamics of hypertension. Am J Med Sci 257:9
6. Glazer GA (1963) A study of some haemodynamic parameters in essential hypertension. Cor Vasa 5:165
7. Julius S, Conway J (1968) Hemodynamic studies in patients with borderline blood pressure elevation. Circulation 38:282
8. Julius S, Pascual AV, Sannerstedt R, Mitchell C (1971) Relationship between cardiac output and peripheral resistance in borderline hypertension. Circulation 43:382
9. Kuramoto K, Murata K, Yazaki Y, Ikeda M, Nakao K (1968) Hemodynamics in the juvenile hypertension with special reference to the response to propranolol. Jap Circulat J 32:981
10. Levy AM, Tabakin BS, Hanson JS (1967) Hemodynamic responses to graded treadmill exercise in young untreated labile hypertensive patients. Circulation 35:1063
11. Lund-Johansen P (1967) Hemodynamics in early essential hypertension. Acta Med Scand (Suppl 482), 1
12. Lund-Johansen P (1970) Hemodynamic changes in long-term diuretic therapy of essential hypertension. Acta Med Scand 187:509
13. Lund-Johansen P (1972) Hemodynamic changes in long-term alpha-methyldopa therapy of essential hypertension. Acta Med Scand 192:221
14. Lund-Johansen P (1973) Hemodynamic alterations in essential hypertension. In: Onesti G, Kim KE, Moyer JH (eds) Hypertension and management. Grune & Stratton, New York, p 43
15. Lund-Johansen P (1974) Hemodynamic changes at rest and during exercise in long-term prazosin therapy of essential hypertension. In: Cotton DWK (ed) Prazosin – Evaluation of a new antihypertensive agent. Excerpta Medica, Amsterdam, p 43
16. Lund-Johansen P (1974) Hemodynamic changes at rest and during exercise in long-term beta-blocker therapy of essential hypertension. Acta Med Scand 195:117

17. Lund-Johansen P (1976) Haemodynamic long-term effects of a new beta-adrenoceptor blocking drug, atenolol (ICI 66082), in essential hypertension. Br J Clin Pharmacol 3:445
18. Lund-Johansen P (1976) Hemodynamic effects of clonidine in man. In: Onesti G, Fernandes M, Kim KE (eds) Regulation of blood pressure by the central nervous system. Grune & Stratton, New York, p 355
19. Lund-Johansen P, Ohm O-J (1977) Haemodynamic long-term effects of metoprolol at rest and during exercise in essential hypertension. Br J Clin Pharmacol 4:147
20. Lund-Johansen P (1977) Central hemodynamics in essential hypertension. Acta Med Scand (Suppl 606)
21. Lund-Johansen P (1976) Hemodynamic long-term effects of timolol at rest and during exercise in essential hypertension. Acta Med Scand 199:263
22. Lund-Johansen P (1977) Haemodynamic long-term effects of prazosin plus tolamolol in essential hypertension. Br J Clin Pharmacol 4:141
23. Lund-Johansen P (1978) Spontaneous changes in central hemodynamics in essential hypertension – a 10 year follow-up study. In: Onesti G, Klimt R (eds) Hypertension: Determinants, complications and intervention. Grune & Stratton, New York
24. Lund-Johansen P (1979) Long-term hemodynamic effects of bunitrolol at rest and during exercise in essential hypertension. J Cardiovasc Pharmacol 1:77
25. Lund-Johansen P (1979) Long-term hemodynamic effects of penbutolol at rest and during exercise in essential hypertension. Eur J Clin Pharmacol 16:149
26. Lund-Johansen P (1979) Hemodynamic consequences of long-term beta-blocker therapy: A 5-year follow-up study of atenolol. J Cardiovasc Pharmacol 1:487
27. Lund-Johansen P, Bakke OM (1979) Haemodynamic effects and plasma concentrations of labetalol during long-term treatment of essential hypertension. Br J Clin Pharmacol 7:169
28. Lund-Johansen P (1981) Hemodynamic long-term effects of tienilic acid. Acta Med Scand (Suppl) In press
29. Safar ME, Weiss YA, Levenson JA, London GM, Milliez PL (1973) Hemodynamic study of 85 patients with borderline hypertension. Am J Cardiol 31:315
30. Sannerstedt R (1966) Hemodynamic responses to exercise in patients with arterial hypertension. Acta Med Scand (Suppl 458) 180
31. Sannerstedt R (1970) Differences in haemodynamic pattern in various types of hypertension. Triangle, The Sandoz Journal of Medical Science 9:293
32. Strauer B-E (1979) Ventricular function and coronary hemodynamics in hypertensive heart disease. Am J Cardiol 44:999
33. Tarazi RC (1975) The heart in hypertension: its load and its role. Hosp Pract 10:31
34. Weiss YA, Safar ME, London GM, Simon AC, Levenson JA, Milliez PM (1978) Repeat hemodynamic determinations in borderline hypertension. Am J Med 64:382

X. Telemetrische Untersuchungen zum Ausmaß des Belastungsblutdrucks unbehandelter und behandelter Hochdruckkranker

B. Krönig

1. Einleitung

Es ist hinreichend bekannt, daß die Betrachtung der Blutdruckwerte allein in Ruhe ein nur sehr unvollständiges Bild über das alltägliche Blutdruckverhalten vermittelt [24]. Dies gilt insbesondere für Hochdruckkranke, bei denen – unter Umständen bereits während der Entwicklungsphase der Hypertonie – eine abnormale Funktionslage der Arteriolen gerade unter körperlicher Belastung nachzuweisen ist [2, 31, 34, 37]. D. h. es kommt unter Belastung mit physiologischer Steigerung des Herzzeitvolumens bei diesen Patienten zu einer nur inadäquaten Absenkung des gesamten peripheren Gefäßwiderstands, wodurch ein überschießender Anstieg des arteriellen Drucks verursacht wird.

Die Registrierung des Blutdrucks unter körperlicher Belastung kann mit der indirekten Messung über Manschette und Auskultation der Korotkoff-Geräusche technische Schwierigkeiten und Fehlinterpretationen mit sich bringen [3, 4, 17, 18, 20, 22, 36]. So wird bei belastungsbedingt überhöhter Pulswellengeschwindigkeit der systolische Druck – im Vergleich zum „wahren" intraarteriellen Wert – gerne gering (um ca. 5–10 mm Hg) überschätzt, der diastolische Wert – sofern überhaupt bei indirekter Messung unter körperlicher Belastung verwertbar – hingegen teilweise erheblich unterschätzt (ca. 10–20 mm Hg). Unter Umständen ist eine Auskultation der Korotkoff-Geräusche während körperlicher Belastung bis auf 0 mm Hg herunter möglich, was die Bestimmung des diastolischen Drucks vereiteln kann.

Wahrscheinlich zum Teil durch diese technischen Schwierigkeiten bedingt, sind in der älteren Literatur nur vereinzelt Angaben zum Belastungsblutdruck zu finden [1, 5, 23, 35]. Erst mit der Einführung der intraarteriellen Blutdruckmessung ist eine Renaissance der Studien zum Belastungsblutdruck [2, 6, 32, 33, 37, 39] eingetreten, was sich dann wiederum fruchtbar auf eine routinemäßige, in der Regel indirekte Blutdruckmessung bei verschiedenen Belastungsuntersuchungen am Menschen auswirkte (z. B. [12, 13, 14]).

Belastungsuntersuchungen des Herz-Kreislauf-Systems werden in Praxis und Klinik in der Regel dann durchgeführt, wenn

1. die Frage nach einer Koronarinsuffizienz ansteht,
2. eine Differenzierung zwischen „blutdruckgesund" und „hochdruckkrank" anhand der Ruheblutdruckwerte nicht gelingt,
3. die maximale körperliche Leistungsfähigkeit (z. B. bei Spitzensportlern) ermittelt werden soll,

4. im Rahmen der klinisch-pharmakologischen Forschung der Einfluß einer medikamentösen Behandlung auf den Ruhe- und insbesondere den Belastungsblutdruck zu überprüfen ist.

Die im folgenden zu schildernden Untersuchungsergebnisse, die mittels Mikrokatheterblutdrucktelemetrie [29] am frei-sich-bewegenden Probanden gewonnen wurden, befassen sich lediglich mit dem zweiten und vierten der vorgenannten Punkte. Zur Beantwortung der Frage zwei, bzw. zur (praxisnahen) Bestimmung der unter definierten Belastungen bei blutdruckgesunden, unbehandelten
und behandelten Hochdruckkranken auftretenden Blutdruckwerte, wurden systematische Untersuchungen mit dem Fahrradergometer durchgeführt. Die unter Punkt vier genannte Beurteilung medikamentöser Behandlungen erfolgte im
Rahmen von Blutdrucklangzeitmessungen unter Anwendung alltäglicher körperlicher Belastungen, wie Gehen zu ebener Erde und Treppensteigen.

2. Patientengut und Untersuchungsmethode

2.1. Bestimmung der Belastungsblutdruckwerte

Hierzu wurden 79 Patienten im Alter von 35–65 Jahren untersucht [25], die
drei verschiedenen Kollektiven zugeordnet waren:

A – Blutdruckgesunde (19 Männer, 11 Fraucn, mittleres Alter 46,4 Jahre),

B – Patienten mit essentieller arterieller Hypertonie verschiedener Schweregrade *ohne* antihypertensive Therapie (15 Männer, 10 Frauen, mittleres
Alter 45,5 Jahre) und

C – antihypertensiv behandelte Patienten mit essentieller arterieller Hypertonie (16 Männer, 8 Frauen, mittleres Alter 49,8 Jahre).

Die Patienten wurden in der Regel gegen 10.00 Uhr vormittags an die tragbare
Apparatur der Mikrokatheterblutdrucktelemetrie [29] angeschlossen, die fahrradergometrische Untersuchungsphase fand ca. 1½–2 Stunden nach dem Mit-
tagessen (zwischen ca. 13.00 und 13.30 Uhr) statt. Im einzelnen wurde dabei
folgendermaßen vorgegangen: Nach einer mindestens 20minütigen Ruhephase
im Liegen setzte sich der Patient auf das Fahrradergometer und blieb 6 Minuten
ruhig sitzen; es folgte eine ansteigende Belastung, beginnend mit 50, in einigen
Fällen auch 25 bzw. 75 Watt über zunächst 3 Minuten; je nach den subjektiven
Angaben zur weiteren Belastungsfähigkeit und evtl. Auftreten pektanginöser
Beschwerden sowie insbesondere dem Ausfall der minütlich registrierten
EKG's, bzw. der Herzfrequenz, wurde eine Steigerung auf die nächsthöhere 25-
Watt-Stufe vorgenommen oder die momentane Belastung für weitere 3 Minu-
ten (damit insgesamt 6 Minuten) gehalten. Abgeschlossen wurde die Bela-
stungsuntersuchung durch eine 6minütige Ruhephase, sitzend auf dem Fahrrad-
ergometer.

Neben klinischen und elektrokardiographischen Kriterien zur Beendigung der
Belastung wurden insbesondere altersbezogene maximale Sollherzfrequenzen
herangezogen, z. B. bei 40- bis 50jährigen mit 150–170 und bei 60- bis 70jähri-
gen mit 130–150 Schlägen/Minute. Eine primäre Begrenzung der Belastung

anhand der aktuellen Blutdruckwerte entfiel, da im Rahmen der Untersuchung diese Größe erst ermittelt werden sollte. Limitierend für die Fortführung der Belastung waren klinische und elektrokardiographische Kriterien der Koronarinsuffizienz bzw. das Erreichen der altersbezogenen maximalen Sollherzfrequenz.

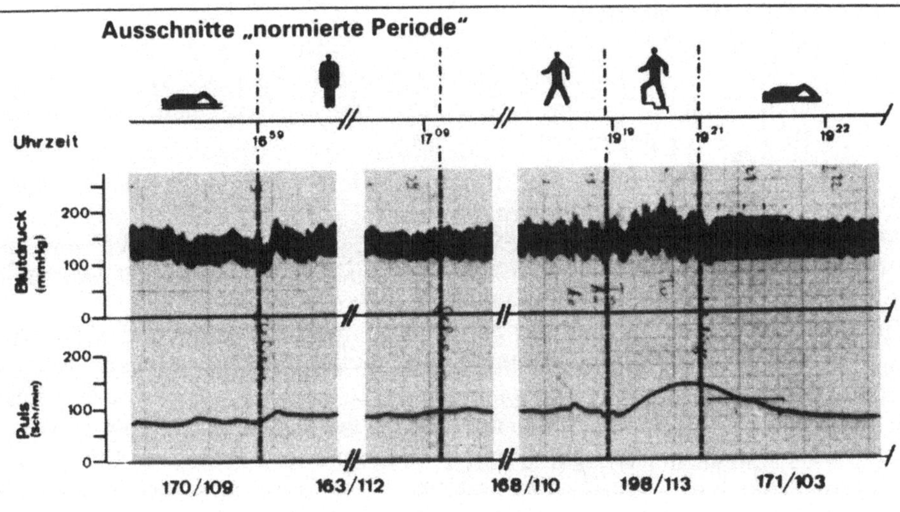

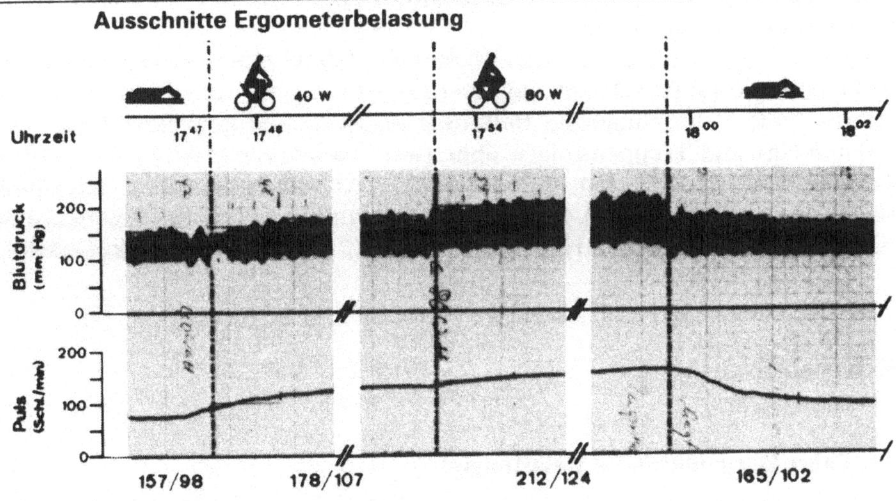

Abb. 1. Originalausschnitte aus einer blutdrucktelemetrischen Langzeitmessung bei einer 40jährigen Patientin mit essentieller arterieller Hypertonie (WHO II) zur beispielhaften Gegenüberstellung des Blutdruckausmaßes unter alltäglicher Belastung im Rahmen einer „normierten Periode" *(obere Bildhälfte)* und während Fahrradergometrie *(untere Bildhälfte)*

2.2. Medikamentöse Beeinflussung des Belastungsblutdrucks

Bei unseren klinisch-pharmakologischen Untersuchungen interessierten insbesondere unterschiedliche Beeinflussungen der Blutdrücke unter alltäglicher Belastung in Gegenüberstellung zum Effekt der jeweiligen Substanz auf den Ruheblutdruck. Nach einer „Leermessung" über mindestens 24 Stunden mit Einschaltung sog. „normierter Perioden" alltäglicher Belastung (s. S. 127, Abb. 1) folgte ohne weitere intraarterielle, telemetrische Blutdruckregistrierung eine 10- bis 12tägige Behandlungsphase; die Kontrollmessung mittels Mikrokatheterblutdrucktelemetrie wurde dann unter identischen Bedingungen bei laufender Medikation durchgeführt.

Untersucht wurden 14 verschiedene Antihypertensiva bzw. Kombinationen an Kollektiven von 6–12 Patienten mit essentieller arterieller Hypertonie der Schweregrade WHO I–III. Eine evtl. antihypertensive Vorbehandlung war mindestens 10 Tage vor der ersten Langzeitmessung (–„Leermessung") abgesetzt worden. Die Verabreichung der Substanzen erfolgte oral in ein bis drei Tagesdosen (bezüglich der Details sei auf die entsprechende Originalliteratur verwiesen [8, 10, 11, 16, 19, 21, 26, 27, 28, 30]. Im Abschn. 3.2 wird die Wirkungsdifferenzierung von einigen der untersuchten Substanzen auf Ruhe- und Belastungsblutdruck beispielhaft beschrieben.

Zur ungefähren Abschätzung des alltäglichen „Belastungsmaßes Treppensteigen" im Vergleich zu fahrradergometrischen Belastungsstufen wurden orientierende Untersuchungen an 12 unbehandelten Hochdruckkranken verschiedener Schweregrade [7, 9] durchgeführt, die zeigten, daß der mittlere Blutdruckzugewinn unter alltäglicher Belastung durch Treppensteigen über zwei Stockwerke etwa zwischen jenen Werten liegt, wie sie unter fahrradergometrischer Belastung mit 40 bzw. 80 Watt erreicht werden. Die Belastungshöhe entspricht somit etwa dem, was praxisnah durch eine Ergometrie mit ca. 1 Watt pro kg Körpergewicht erreicht wird.

Beispielhaft läßt sich dies bei einer 40jährigen Patientin mit essentieller arterieller Hypertonie (WHO II) anhand einer Originalregistrierung (Abb. 1) demonstrieren, indem die alltägliche Belastung durch Gehen zu ebener Erde (168/110 mm Hg) und Treppensteigen über zwei Stockwerke (198/113 mm Hg) im Rahmen einer „normierten Periode" (obere Abbildungshälfte) zu Blutdruckwerten führten, die sich in den Bereich der fahrradergometrischen Belastung mit 40 Watt (178/107 mm Hg) bzw. 80 Watt (212/124 mm Hg) eingliederten.

3. Ergebnisse

3.1. Fahrradergometrische Belastungen

Mit steigender fahrradergometrischer Belastung kam es erwartungsgemäß in allen drei Kollektiven zu einem deutlichen Pulsfrequenzanstieg, der bei Blutdruckgesunden (A) mit im Mittel 150,7/min – in der 3. Minute 75 Watt – und unbehandelten Hochdruckkranken (B) mit 157,0/min etwa das gleiche Ausmaß

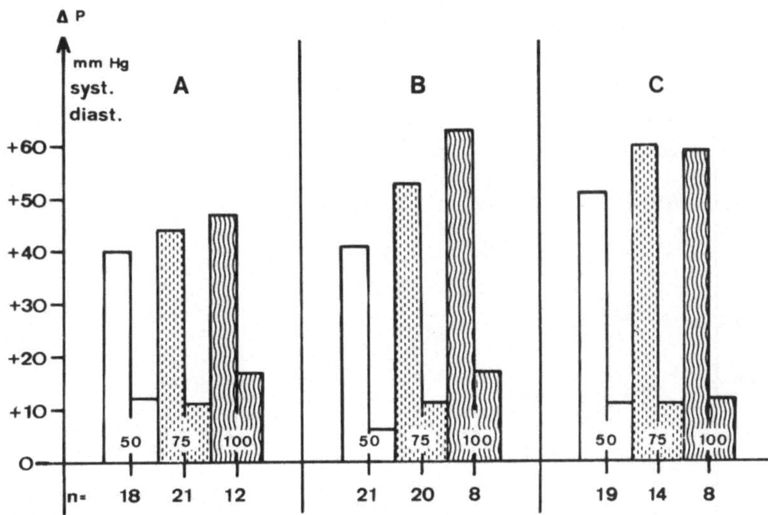

Abb. 2. Belastungsbedingter Blutdruckzugewinn, in mm Hg in der 3. Minute auf dem Fahrradergometer sitzend bei 50, 75 bzw. 100 Watt, bezogen auf den jeweiligen Ruheblutdruck (in der 3. Minute vor Belastungsbeginn); jeweils linke Säule systolischer, rechte Säule diastolischer Druckzugewinn; A – Blutdruckgesunde, B – unbehandelte, C – antihypertensiv behandelte Hochdruckkranke

erreichte, bei behandelten Hochdruckkranken (C) mit 128,1/min jedoch signifikant geringer ausfiel.

Der *belastungsbedingte Blutdruckzugewinn* (Abb. 2) lag systolisch in den drei ausgewerteten Belastungsstufen von 50, 75 und 100 Watt bei Blutdruckgesunden (A) zwischen 40 und 50 mm Hg, bei unbehandelten Hochdruckkranken (B) zwischen 42 und 66 mm Hg sowie bei behandelten Hochdruckkranken (C) zwischen 52 und 60 mm Hg. Ein eben signifikanter Unterschied (p < 0,05) der belastungsbedingten Blutdruckzugewinne wird nur bei 75 Watt im Vergleich der systolischen Werte Blutdruckgesunder (Gruppe A) und behandelter Hochdruckkranker (Gruppe C) erreicht. Das Fehlen eines Unterschieds in der Ausprägung der hypertensiven Belastungsreaktion zwischen unbehandelten und behandelten Hochdruckkranken könnte darauf hinweisen, daß die hier durchgeführte unausgewählte antihypertensive Therapie einen im Einzelfall wirkungsdifferenzierenden Effekt überdeckt.

Die diastolischen Blutdruckzugewinne lagen erwartungsgemäß in allen drei Kollektiven mit ca. 10 mm Hg wesentlich niedriger, eine nennenswerte Differenzierung in Abhängigkeit von der jeweiligen Belastungsstufe war nicht zu erkennen. Die in Abb. 2 aufgeführten unterschiedlichen Fallzahlen pro Belastungsstufe ergeben sich aus der heterogenen Zusammensetzung der einzelnen Patientenkollektive und der damit sehr unterschiedlichen Leistungsfähigkeit unter ergometrischen Bedingungen.

Betrachtet man die *Absolutwerte* der Blutdruckänderungen unter einer *submaximalen Belastung von 75 Watt,* so ergibt sich folgendes Bild (Abb. 3), wobei als „Normalbereiche" die jeweiligen Mittelwerte und die einfache Standardabweichung angegeben wurden:

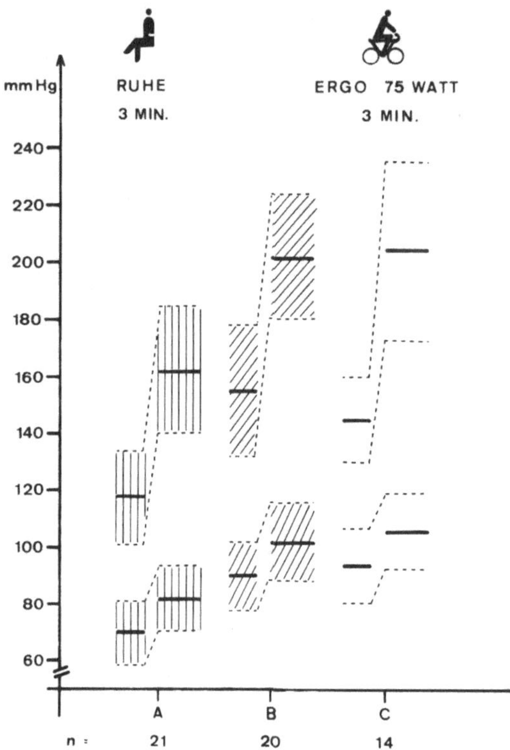

Abb. 3. Mittelwerte *(horizontale Balken)* und Streubereich der einfachen Standardabweichung *(schraffiert)* für die Blutdrücke in Ruhe – 3. Minute sitzend vor Belastung *(jeweils linker Teil)* – und unter fahrradergometrischer Belastung – 3. Minute 75 Watt *(jeweils rechter Teil)* – für die drei Kollektive Blutdruckgesunde *(A)*, unbehandelter *(B)* und antihypertensiv behandelter Hochdruckkranker *(C)*

Bei Blutdruckgesunden (A) verschob sich danach der Ruheblutdruckbereich von 104–134/59–81 mm Hg auf einen Belastungsbereich von 140–185/71–94 mm Hg. Damit ist unter den genannten Belastungsbedingungen von *75 Watt* in der 3. Minute auf dem Fahrradergometer sitzend für *Blutdruckgesunde* ein Druck von *maximal 185/94 mm Hg* noch als normal anzusehen.

Bei unserem Kollektiv unbehandelter *Hochdruckkranker* (B) verschob sich der Bereich von 133–178/78–102 mm Hg in Ruhe auf 181–224/89–116 mm Hg; bei behandelten Hochdruckkranken (C) war der Ruheblutdruckbereich mit 130–160/81–107 mm Hg deutlich niedriger als der entsprechende Bereich des Kollektivs unbehandelter Hochdruckkranker (B) ausgefallen; der Belastungsbereich von 173–236/93–119 mm Hg ließ jedoch keine nennenswerten Unterschiede gegenüber dem Kollektiv unbehandelter Hochdruckkranker erkennen. Als Erklärung hierzu ist die sehr verschiedene und möglicherweise auch nicht optimale antihypertensive Therapie anzuführen.

Aufgrund dieser Untersuchungen an *behandelten* und *unbehandelten Hochdruckkranken* ist demnach unter submaximaler fahrradergometrischer Belastung mit 75 Watt noch ein *Druck von rund 240/120 mm Hg* tolerabel, unter diesen Bedingungen war es bei keinem der Probanden zu subjektiven (z. B. Angina pectoris) oder objektiven Hinweisen (nach EKG-Kriterien) einer Koronarinsuffizienz gekommen. Auffällig war bei Vergleich der beiden Kollektive hochdruckkranker Patienten, daß unter Behandlung die mittlere Pulsfrequenz mit 128 gegenüber 157/min – in der 3. Minute bei 75 Watt – deutlich und

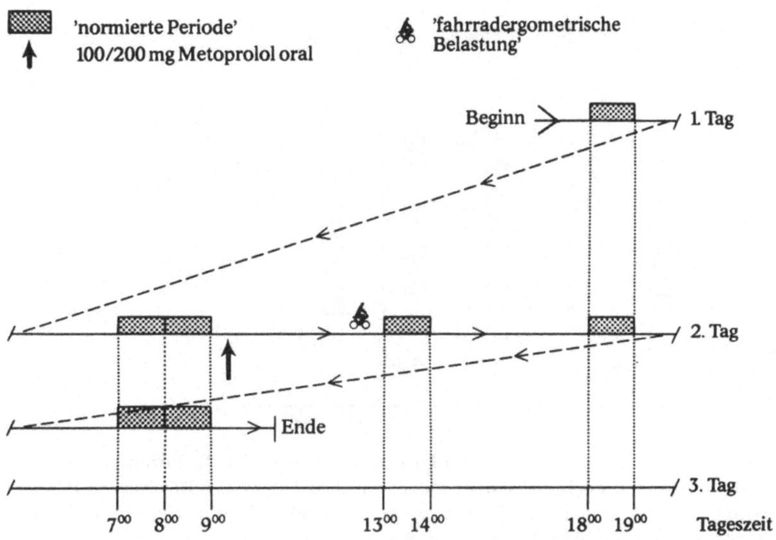

Abb. 4. Untersuchungsablauf der blutdrucktelemetrischen Langzeitmessung zur pharmakologischen Beeinflußbarkeit des Alltagsblutdrucks Hochdruckkranker. Details s. Text

signifikant (p < 0,01) niedriger lag, was der überwiegend antisympathikotonen Wirkung der eingesetzten Antihypertensiva zuzuordnen sein dürfte. Aus praktischen Überlegungen heraus ist demnach auch die maximale altersbezogene Sollherzfrequenz dann zu reduzieren, wenn eine Therapie mit z. B. Betasympathikolytika durchgeführt wird.

3.2. Pharmakologische Beeinflußbarkeit alltäglicher Belastungsblutdrücke

3.2.1. Betablocker und Antisympathikotonika

Aus der Vielzahl der diesbezüglichen Untersuchungen seien beispielhaft die Ergebnisse von 10 Patienten mit essentieller arterieller Hypertonie (WHO I und II) vor und unter Behandlung mit Metoprolol [11] dargestellt. Das Kollektiv umfaßte 6 Frauen und 4 Männer mit einem mittleren Alter von 31,4 Jahren und einem mittleren, indirekt gemessenen Blutdruck bei stationärer Aufnahme von 173,2/111,1 mm Hg.

Das Untersuchungsprogramm umfaßte eine ca. 36stündige kontinuierliche intraarterielle Langzeitmessung (Abb. 4), ohne Einfluß antihypertensiver Pharmaka. Nach einer mindestens 10tägigen chronischen Behandlungsphase mit täglich 100 bis 200 mg Metoprolol oral als einmalige morgendliche Dosis wurde der Untersuchungsablauf in identischer Weise wiederholt. Dabei waren in die Untersuchung mehrfach sog. „standardisierte Perioden" alltäglicher Belastungen eingefügt, auch wurde einmalig in den frühen Nachmittagsstunden eine fahrradergometrische Belastungsuntersuchungsphase eingeschoben.

Zur Auswertung kamen die Meßergebnisse der mittäglichen (13.00–14.00 Uhr), der abendlichen (18.00–19.00 Uhr) und der frühmorgendlichen normier-

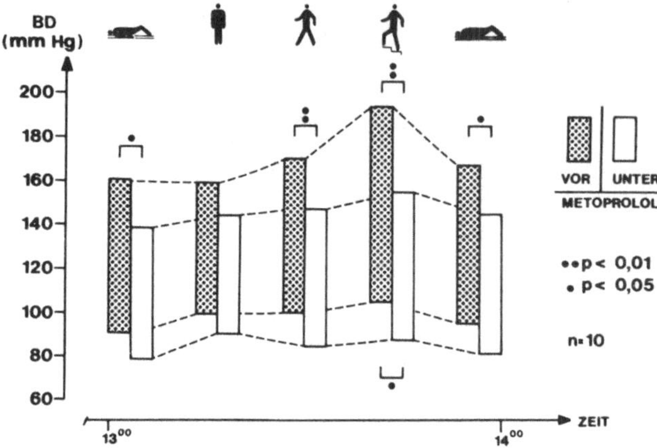

Abb. 5. Wirkungsdifferenzierende blutdrucksenkende Effekte chronischer Metoprolol-Behandlung (etwa 4 Stunden nach einmaliger morgendlicher Dosis von 100 bzw. 200 mg): der bereits durch alltägliche Belastungen wie Treppensteigen induzierte Blutdruckanstieg wird stärker gehemmt, als es der Ruheblutdrucksenkung entspricht

ten Periode (8.00–9.00 Uhr), wobei gemäß dem Applikationsmodus von Metoprolol erst nach der frühmorgendlichen Untersuchungsphase ein unterschiedliches Intervall von ca. 4, 8 und 23 Stunden nach der letzten Tabletteneinnahme bestand. Zusätzlich ausgewertet wurden die mittleren und niedrigsten Blutdrücke im Schlaf, sowie ein weiterer Blutdruckwert unmittelbar vor dem morgendlichen Aufstehen (noch im Liegen).

Ausgehend von einem deutlich belastungsmodifizierten mittleren Blutdruckprofil in der Untersuchungsphase zwischen 13.00 und 14.00 Uhr vor Medikation (Abb. 5 – gepunktete Säulen) wird in der zeitentsprechenden Kontrolluntersuchung unter chronischer Metoprolol-Behandlung eine deutlich differenzierende Blutdrucksenkung erreicht: Während der Ruheblutdruck von im Mittel 159,6/91,3 auf 139,3/77,9 mm Hg abfällt, wird der unter alltäglicher Belastung beim Treppensteigen beobachtete Blutdruck von im Mittel 193,7/103,7 auf 156,3/86,9 mm Hg gesenkt, was – absolut in Blutdruckdifferenzen betrachtet – für den Blutdruck in Ruhe im Liegen eine systolische/diastolische Differenz von 20,3/13,4 mm Hg, für den Blutdruck unter alltäglicher Treppenbelastung aber von 37,4/16,8 mm Hg ergibt. Unter der hier analysierten Substanz des sog. kardioselektiven Betarezeptorenblockers Metoprolol war es demnach zu einer *deutlich ausgeprägteren Hemmung der hypertensiven Belastungsrekation* gekommen, als es der Ruheblutdrucksenkung entsprach. Das Blutdruckprofil wird damit in seinen Belastungsspitzen beschnitten, die Gefahr komplikationsträchtiger Gipfel wird deutlich herabgesetzt.

In der abendlichen normierten Untersuchungsperiode ist dieser Infekt noch in prinzipiell gleicher Weise nachweisbar, wobei allerdings die Blutdruckdifferenzen zwischen Leermessung und chronischer Behandlungsphase nicht mehr so ausgeprägt sind, wie in der zur Tabletteneinnahme kürzer vorangegangenen mittäglichen Untersuchungsphase.

Aber selbst am folgenden Morgen – ca. 24 Stunden nach der letzten Tabletteneinnahme – war bei dem von uns gewählten chronischen Behandlungsregime

132

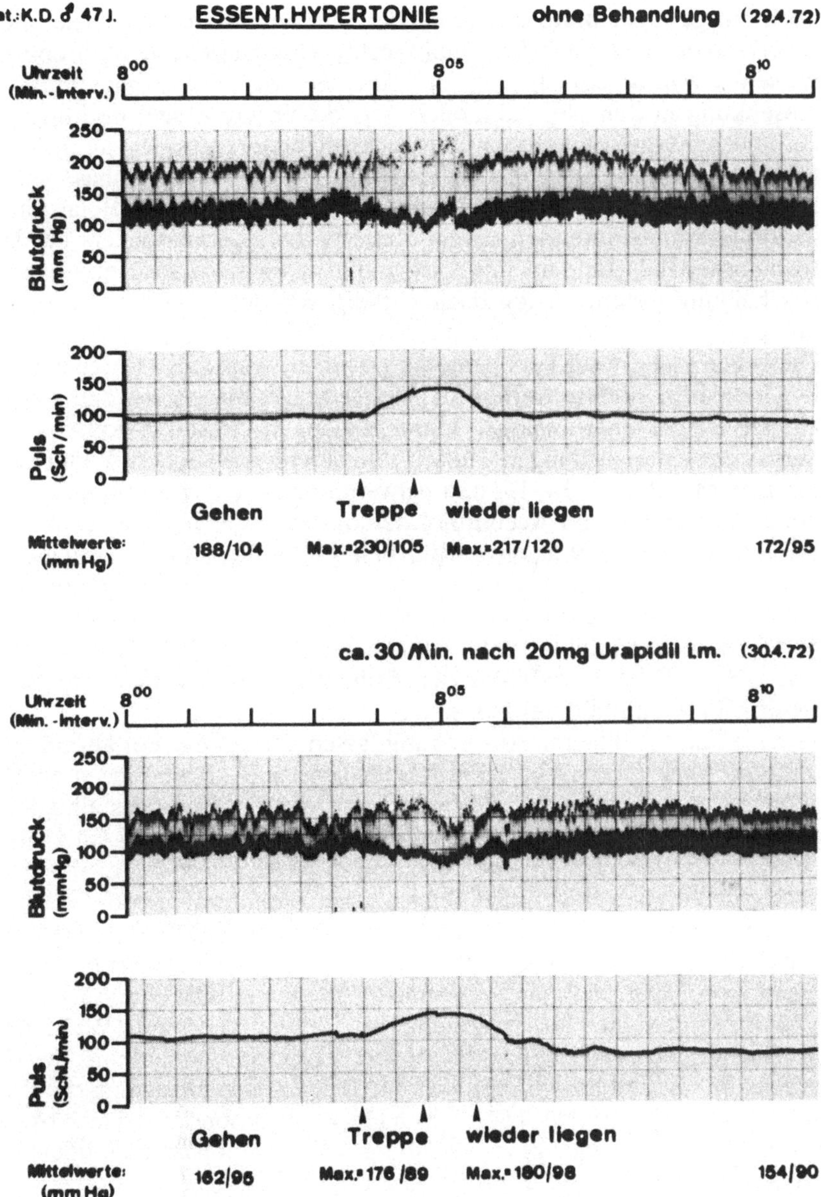

Abb. 6. Akute Beeinflussung des Alltagsblutdrucksprofils einer 47jährigen Patientin mit essentieller arterieller Hypertonie (WHO II) durch ein injizierbares Antihypertensivum (Urapidil) mit bevorzugter Hemmung des (überschießenden) belastungsbedingten Blutdruckanstiegs

noch ein gewisser blutdrucksenkender und belastungsdifferenzierender Effekt
zu erkennen. Die zusätzlich analysierten Blutdruckwerte während der Nacht
wiesen – wahrscheinlich aufgrund einer der zirkadianen Rhythmik folgenden
Absenkung in den Normalbereich und des in der Regel nächtlichen Fehlens
zusätzlicher sympathikotoner blutdrucksteigender Impulse – keine nennenswerten Unterschiede zwischen Leermessung und Behandlungsphase aus.
Auch die ergänzend durchgeführte fahrradergometrische Belastung läßt den
wirkungsdifferenzierenden Effekt des Betarezeptorenblockers auf Blutdruckwerte unter Belastung im Vergleich zu jenen vor und nach Belastung deutlich in
Erscheinung treten, analog dazu verhält sich des weiteren auch die Herzfrequenz.
Diese bei Metoprolol beobachteten positiven wirkungsdifferenzierenden antihypertensiven Effekte treffen für alle Betarezeptorenblocker in gleicher Weise
zu, wie dies in einer analogen Untersuchung mit Pindolol von uns [8], bzw. in
ähnlichen Untersuchungen (unter fahrradergometrischen Bedingungen) von
Franz u. Mitarb. [13, 14, 15] und Anwendung der Betasympathikolytika Oxprenolol, Metipranol und Acebutolol demonstriert werden konnte. Interessanterweise konnten auch Watson u. Mitarbeit. [38] mittels kontinuierlicher intraarterieller Langzeitmessung sowohl bei Metoprolol als auch bei Gabe von Propranolol und Acebutolol in jeweils einmal täglicher Dosis eine deutliche Abnahme
der Blutdruckvariabilität unter alltäglichen körperlichen Belastungen feststellen, während die Variabilität der Ruhewerte, insbesondere im Schlaf, nicht
signifikant beeinflußt wurden.
In wesentlich geringerer Ausprägung lassen auch einige der älteren antisympathikoton wirksamen Antihypertensiva (wie z. B. Reserpin, α-Methyl-Dopa,
Clonidin und Guanetidin eine bevorzugte Beeinflussung des alltäglichen Belastungsblutdrucks in Gegenüberstellung zum Ruheblutdruck im Liegen erkennen [27]. In diese Gruppe der wirkungsdifferenzierenden Antihypertensiva ist
auch eine kürzlich eingeführte Substanz zur parenteralen notfallmäßigen Hochdruckbehandlung, nämlich Urapidil, einzureihen: Beispielhaft sind die jeweiligen Belastungskurvenabschnitte aus einer direkten intraarteriellen Langzeitmessung vor und ca. 30 Minuten nach Gabe von 20 mg Urapidil i. m. bei einem
47jährigen Patienten mit essentieller arterieller Hypertonie (WHO-Stadium II)
in Abb. 6 wiedergegeben. Neben der deutlichen Absenkung des Ruheblutdrucks in der Untersuchungsphase im Liegen nach Belastung durch Treppensteigen von 172/95 auf 154/90 mm Hg ist insbesondere eine Absenkung des
maximalen Blutdrucks unter Belastung durch Treppensteigen über zwei Stockwerke von 230/105 auf 176/89 mm Hg hervorzuheben.

3.2.2. Diuretika und periphere Vasodilatatoren

Eine *prinzipiell andere Beeinflussung des alltäglichen Blutdruckprofils* lassen die
Saluretika und peripheren Vasodilatatoren erkennen, indem durch diese Substanzen eine im Betrag etwa gleichmäßige Senkung der Blutdrücke in Ruhe wie
unter Belastung erreicht wird. Beispielhaft (Abb. 7) sei dies an den Differenz-
säulendiagrammen vor und unter Behandlung mit Spironolacton demonstriert;
die mittleren Blutdruckdifferenzen zwischen Leermessung und Behandlungsphase fielen hier für den Ruheblutdruck im Liegen mit systolisch/diastolisch im

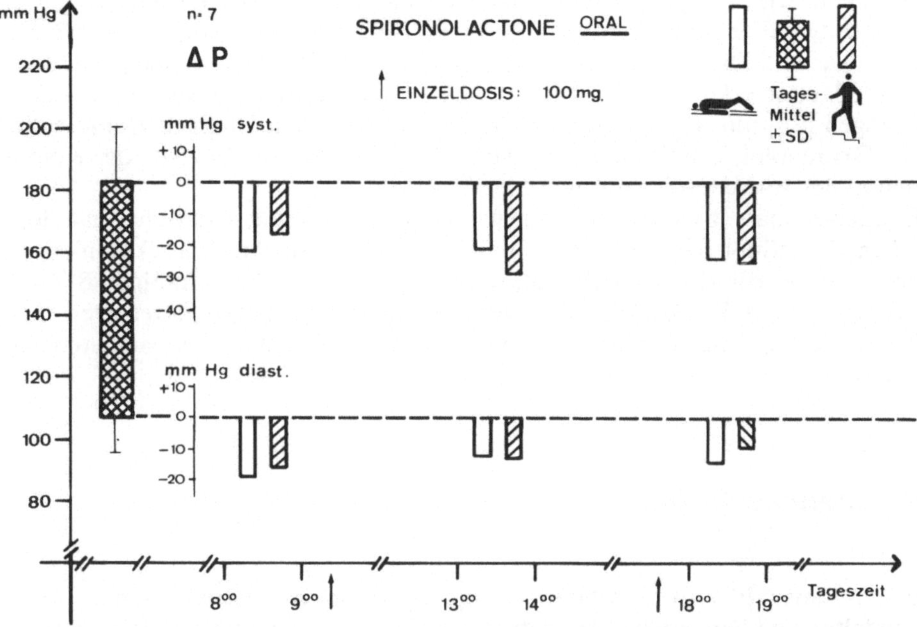

Abb. 7. Mittlere Blutdruckänderungen in mm Hg bei 7 Patienten mit essentieller arterieller Hypertonie; weiße Säulen bei körperlicher Ruhe (liegend), einfach schraffierte Säulen unter alltäglicher Belastung durch Treppensteigen zu verschiedenen Tageszeiten, unter chronischer oraler Therapie mit 2 × 100 mg Spironolactone – die Einnahme ist durch Pfeile gekennzeichnet –; Ausgangswert *(gekreuzt-schraffierte Säule),* Tagesmitteldruck aus 18 verschiedenen alltäglichen Blutdrücken, die etwa 10 Tage vorher im Rahmen einer ersten telemetrischen Langzeitmessung vor antihypertensiver Therapie erfaßt wurden

Mittel der drei analysierten normierten Perioden (morgens, mittags und abends) von 23,9/14,8 mm Hg nicht verschieden von der Absenkung des Belastungsblutdrucks mit im Mittel 24,1/12,9 mm Hg aus [26].

Dem Trend nach ist ein sehr ähnliches Verhalten des Ruhe- und alltäglichen Belastungsblutdrucks auch unter Dihydralazin, wie insbesondere bei Behandlung mit dem sehr potenten peripheren Vasodilatator Minoxidil, nachweisbar [10].

3.2.3. Antihypertensive Kombinationen

Versucht man die – hier allerdings nur punktionell für einzelne Antihypertensiva beleuchteten – Effekte summarisch zusammenzufassen, so ergibt sich als *Trend der antihypertensiven Wirkung* für Diuretika und Vasodilatatoren eine gleichmäßige Absenkung aller Blutdruckwerte unter alltäglicher Belastung in Gegenüberstellung zu den Ruheblutdruckwerten im Liegen und unter aktiver Orthostase, bei den antisympathikoton wirksamen Substanzen ist hingegen – mit zunehmender Intensität in Richtung auf die Betasympathikolytika – eine bevorzugte Senkung der Belastungsblutdrücke (= Verhinderung der hypertensiven Reaktion) erkennbar.

135

Allein aus wirkungsdifferenzierender Sicht läßt sich mit diesen Daten zwangslos
der positive Effekt einer antihypertensiven Kombinationstherapie aus z. B. Betablocker und Diuretikum, bzw. auch Betablocker, Diuretikum und peripherem
Vasodilatator erkennen [13, 14, 15]. Unsere diesbezüglichen eigenen Untersuchungen [28] mit der kürzlich eingeführten ersten fixen Dreifach-Kombination
aus Oxprenolol, Chlortalidon und Hydralazin belegen die Vorteile der Kombination aus wirkungsdifferenzierender Sicht.
Betrachtet man abschließend die gewonnenen Erkenntnisse der pharmakologischen Beeinflußbarkeit des Belastungsblutdruckprofils Hochdruckkranker aus
der Sicht der Blutdruckvariabilität, so lassen sich damit die vielfältigen Befunde
der Literatur (z. B. [31, 38]), die unter einer wirksamen antihypertensiven Pharmakotherapie eine Verringerung der Blutdruckvariabilität beobachteten, gut
erklären.

4. Zusammenfassung

Wie mittels Mikrokatheterblutdrucktelemetrie an Blutdruckgesunden, unbehandelten und behandelten Hochdruckkranken gezeigt werden konnte, geht das
Ausmaß der Blutdrucksteigerung unter ergometrischer Belastung bei Hochdruckkranken deutlich über das bei Hochdruckgesunden beobachtete Maß
hinaus:
Auf einer mittleren Belastungsstufe von 75 Watt (3. Minute) wurde ein oberer
Grenzwert von 240/120 mm Hg bei behandelten und unbehandelten Hochdruckkranken ohne subjektive oder objektive Zeichen einer drohenden kardiovaskulären Komplikation toleriert.
Verschiedene Antihypertensiva führen zu unterschiedlichen Beeinflussungen
der Blutdruckwerte in Ruhe und unter alltäglicher körperlicher Belastung: bei
Anwendung antisympathikoton-wirksamer Substanzen, insbesondere der Beta-
rezeptorenblocker, läßt sich eine bevorzugte Absenkung der Belastungsblut-
druckspitzen im Vergleich zur Ruheblutdrucksenkung nachweisen, das Blutdruckprofil wird damit geglättet, die Blutdruckvariabilität herabgesetzt. Salure-
tisch wirksame Substanzen und die Gruppe der peripheren Vasodilatatoren
führen hingegen zu einer Parallelverschiebung des Blutdruckprofils nach unten.
Aus wirkungsdynamischer Sicht ist eine Kombination der genannten Substanz-
gruppen miteinander von Vorteil für eine zuverlässige und ausgeglichene Blutdrucksenkung.

5. Literatur

1. Addis T (1922) Blood pressure and pulse rate levels. First paper: The levels under basal and
   daytime conditions. Arch Intern Med 29:539
2. Amery A, Julius S, Whitlock LS, Conway J (1967) Influence of hypertension on the hemodynamic response to exercise. Circulation 36:231

3. Anschütz F (1970) Über die Zuverlässigkeit der auskultatorisch ermittelten Blutdruckwerte unter körperlicher Belastung. Fortschr Med 88:1391
4. Anschütz F, Drube HC (1954) Über den Fehler der auskultatorischen Blutdruckmessungen nach Riva-Rocci-Korotkoff bei Kreislaufumstellungen. Verh Dtsch Ges Kreisl-Forsch 20:278
5. Barath E (1927) Blutdruckstudien an alternden Menschen. Ein Beitrag zur Pathogenese der arteriellen Hypertension. Z Ges Exp Med 54:58
6. Bevan A, Honour HJ, Stott FG (1969) Direct arterial pressure recording in unrestricted men. Clin Sci 36:329
7. Dufey K, Krönig B (1974) Kritischer Belastungsdruck bei Hochdruckkranken; Ergebnisse direkter Blutdruckmessungen unter alltäglichen und fahrrad-ergometrischen Belastungen, Schlußfolgerungen für die Praxis. Fortschr Med 92:1339
8. Dufey K, Krönig B, Fries G, Gunkel R, Walter U, Wolff HP (1975) Beeinflussung des Blutdruckprofils Hochdruckkranker durch Prindolol unter besonderer Berücksichtigung der Belastungsreaktion und der Plasmareninaktivität. Dtsch Med Wochenschr 100:1726
9. Dufey K, Krönig B, Wolff HP (1974) Direkte telemetrische Blutdruckmessungen zur Erfassung von Belastungsdrücken bei Hochdruckkranken. Therapiewoche 24:5997
10. Dufey K, Krönig B, Wolff HP (1975) Effekte von Minoxidil auf Ruhe und Belastungsdrücke bei schweren arteriellen Hypertonien. Ergebnisse telemetrischer intraarterieller Langzeitmessungen. Verh Dtsch Ges Inn Med 81:1047
11. Emich J (1979) Beeinflussung der Alltagblutdruckprofile Hochdruckkranker durch Metoprolol und durch CGP 10.217 (Oxprenolol + Hydralazin + Chlortalidon). Ergebnisse telemetrischer Langzeitmessungen. Med. Disseration, Universität Mainz
12. Franz I-W (1979) Untersuchungen über das Blutdruckverhalten während und nach Ergometrie bei Grenzwerthypertonikern im Vergleich zu Normalpersonen und Patienten mit stabiler Hypertonie. Z Kardiol 68:107
13. Franz I-W (1980) Differential antihypertensive effect of acebutolol and the fixed combination hydrochlorothiazide/amiloridehydrochloride on elevated exercise blood pressures in hypertensive patients. Am J Cardiol 46:301
14. Franz I-W, Lohmann FW (1978) Die Bedeutung einer ergometrischen Untersuchung zur Beurteilung der antihypertensiven Therapie. Dtsch Med Wochenschr 103:1478
15. Franz I-W, Lohmann FW (1979) Der Einfluß einer Saluretikum-β-Rezeptorenblocker-Kombination auf überhöhte Belastungsblutdrücke. Med Klin 74:396
16. Fries G (1981) Telemetrische Untersuchungen zur antihypertensiven Wirkung von Pindolol und einer Reserpin-Mefrusid-Kombination auf den Blutdruck Hochdruckkranker unter alltäglicher und ergometrischer Belastung. Med. Disseration, Universität Mainz
17. Geddes LA (1970) The direct and indirekt measurement of blood pressure. Year Book Med. Publ., Chicago
18. Gillmann H, Bernauer U, Pankow H (1968) Über die Fehlerbreite indirekter Blutdruckbestimmungen. Lebensversicherungsmedizin 20:111
19. Graulich M (1976) Telemetrische Langzeitmessungen zur pharmakologischen Beeinflußbarkeit Hochdruckkranker. Untersuchungen zu Clonidin, Dichlor-phenoxyäthyl-imidazolin, einer Urapidil-Retardform und Dihydralazin. Med. Disseration, Universität Mainz
20. Henschel A, Vega F de la, Taylor HL (1954) Simultaneous direct and indirect blood pressure measurements in man at rest and work. J Appl Physiol 6:506
21. Heyn EM (1981) Alltägliches Blutdruckverhalten bei Patienten mit schwerer Hypertonie vor, unter und nach Minoxidil – Ergebnisse telemetrischer Langzeitmessungen. Med. Disseration, Universität Mainz
22. Karleffors T, Nilsen R, Westling H (1966) On the accuracy of indirect auscultatory blood pressure measurements during exercise. Acta Med Scand 180 (Suppl)
23. König K, Reindell H, Steim H, Musshoff K (1959) Beitrag zur Hämodynamik hypertoner Regulationsstörungen. Z Kreisl-Forsch 48:923
24. Krönig B (1976) Blutdruckvariabilität bei Hochdruckkranken. Ergebnisse telemetrischer Langzeitmessungen. Hüthig, Heidelberg
25. Krönig B, Dufey K, Meuter K, Wolff HP, Knappen F (1976) Ausmaß des Belastungsblutdruckes bei 40- bis 65jährigen Blutdruckgesunden, unbehandelten und behandelten Hochdruckkranken. Verh Dtsch Ges Inn Med 82:1278
26. Krönig B, Dufey K, Netter P, Witzel U, Jahnecke J (1975) Blutdruckverhalten bei Alltagsbelastungen Hochdruckkranker unter saluretischer Therapie. Ergebnisse blutdrucktelemetrischer Langzeitmessungen. Therapiewoche 25:3054

27. Krönig B, Dufey K, Reinhardt P, Witzel U, Graulich M, Jahnecke J (1974) Telemetrische Langzeitmessung zur pharmakologischen Beeinflußbarkeit des Belastungsblutdruckes Hochdruckkranker. In: Distler A, Wolff HP (Hrsg.) Hypertension, current problems/Aktuelle Probleme. Symposium in Mainz (1973). Thieme, Stuttgart
28. Krönig B, Merziglod C, Zschiedrich H, Emich J, Kramer P (1979) Alltagsblutdruck und Nierenfunktion unter einer fixen Oxprenolol-Chlortalidon-Hydralazin-Kombinationstherapie. Therapiewoche 29:5376
29. Krönig B, Parade D, Schwarz W, Witzel U, Klemeit R, Jahnecke J, Wolff HP (1972) Blutdrucktelemetrie beim Menschen mit der Mikrokathetermethode. Klin Wochenschr 50:898
30. Krönig B, Zschiedrich H, Riechmann K, Emich J, Wolff HP (1977) Beeinflussung des Alltagblutdruckprofils Hochdruckkranker durch Metoprolol. In: Dietz R (Hrsg) Essentieller Hochdruck und seine Behandlung. Schattauer, Stuttgart, S 177
31. Leeuw PW de, Falke HE, Kho TL, Vandongen R, Wester A, Birkenhäger WH (1977) Effects of beta-adrenergic blockade on diurnal variability of blood pressure and plasma noradrenaline levels. Acta Med Scand 202:389
32. Littler WA, Honour AJ, Pugsley DJ, Sleight P (1975) Continuous recording of direct arterial pressure in unrestricted patients. Circulation 51:1101
33. Lund-Johansen P (1967) Hemodynamics in early essential hypertension. Acta Med Scand 183 (Suppl)
34. Lund-Johansen P (1973) Hemodynamic alterations in essential hypertension. In: Onesti G, Moyer JH (eds) Hypertension: Mechanism and management. Grune & Stratton, New York London
35. Maidorn K, Mellerowicz H (1963) Der arterielle Druck bei ergometrischen Leistungen. Vergleichende auskultatorische und registrierende Messungen an untrainierten Studenten, hochtrainierten Dauersportlern und Jugendlichen mit hypertoner Regulation. Z Kreisl-Forsch 52:53
36. Matthes D, Schütz P, Hüllemann KD (1978) Unterschiede zwischen indirekt und direkt ermittelten Blutdruckwerten. Med Klin 11:371
37. Sannerstedt R (1966) Hemodynamic response to exercise in patients with arterial hypertension. Acta Med Scand 180 (Suppl)
38. Watson RDS, Stallard TJ, Littler WA (1979) Influence once-daily administration of β-adrenoceptor antagonists on arterial pressure and its variability. Lancet II:1210
39. Zerzawy R, Bachmann K (1979) Telemetrie von arteriellem Druck und Herzfrequenz unter alltäglichen und sportlichen Belastungen im Vergleich zur Fahrradergometrie. Z Kardiol 69: 617

XI. Die Beeinflussung des Blutdruckverhaltens Hochdruckkranker während Ergometrie durch eine Reserpin-Diuretikum-Kombination und β-Rezeptorenblocker

W. D. Patyna

1. Problemstellung

Von allen kardiovaskulären Risikofaktoren kann der erhöhte Blutdruck am einfachsten diagnostiziert und behandelt werden. In der Mehrzahl der Fälle gelingt es auch mit den unterschiedlichsten Antihypertensiva den Ruheblutdruck zu normalisieren und damit die kardiovaskuläre Mortalitätsrate zu senken [1, 5, 6, 12]. Da sich aber der Erfolg einer antihypertensiven Therapie vor allem an den Ruheblutdruckwerten orientiert, bleibt es meist unbekannt, ob eine Normalisierung des Blutdrucks in Ruhe auch eine Normalisierung der Blutdruckwerte unter Belastung zur Folge hat. Eine weitere Reduktion der kardio-

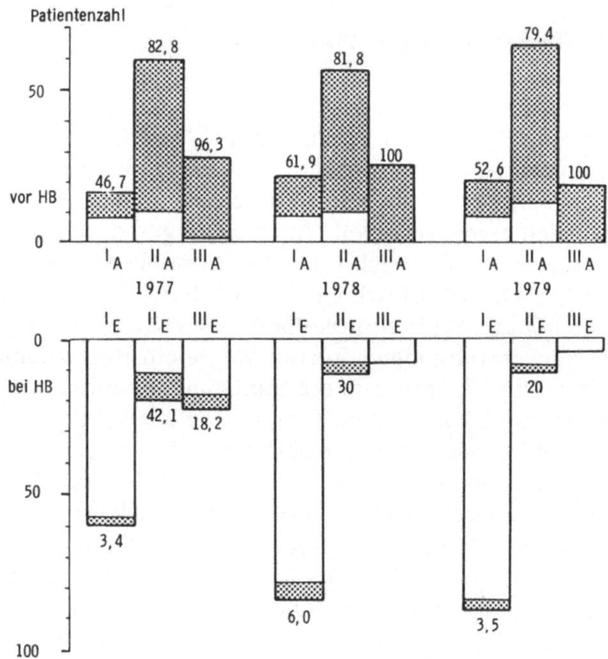

Abb. 1. Antihypertensive Therapie und Blutdruckverhalten vor und bei Heilbehandlung *(HB)* bei je 100 essentiellen Hypertonikern in 3 Jahren. ▨ Patienten mit erhöhten Blutdruckwerten bei Aufnahme *(A)* bzw. bei Entlassung *(E)*. Anteil am Gesamtkollektiv in %. I = sog. Basistherapie; II = sog. konventionelle Therapie; III = keine Therapie

vaskulären Mortalität, und dieses gilt besonders für die Morbiditäts- und Mortalitätsrate an koronarer Herzerkrankung, könnte möglicherweise durch eine gleichzeitige Senkung der erhöhten Belastungsblutdrücke erreicht werden, da zum einen die Entwicklung der Arteriosklerose von der tatsächlichen Druckerhöhung im 24-Stunden-Zyklus abhängt, und zum anderen das Ausmaß des myokardialen O_2-Verbrauchs vom Belastungsblutdruck wesentlich mitbestimmt wird [4, 7].

Obwohl in neueren Untersuchungen [2, 3, 7, 11] belegt wurde, daß durch eine antihypertensive Basistherapie mit Betarezeptorenblockern allein oder in Kombination mit Diuretika bzw. Vasodilatatoren auch die erhöhten Belastungsblutdrücke gesenkt werden können, wird die Mehrzahl der Hochdruckkranken weiterhin mit den herkömmlichen Antihypertensiva, insbesondere Reserpin-Diuretikum-Kombinationen, behandelt [10]. So erhielten in den Jahren 1977 bis 1979 nur etwa 20% der Hochdruckkranken die oben skizzierte antihypertensive Basistherapie (Abb. 1). Fast 60% wurden mit herkömmlichen Antihypertensiva (meist Reserpin-Diuretikum-Kombinationspräparate) behandelt.

In der vorliegenden Untersuchung soll der Frage nachgegangen werden, ob bei einer mit Reserpin-Diuretikum-Kombination bzw. mit Betarezeptorenblockern erzielten, vergleichbaren Normalisierung der Blutdruckwerte in Ruhe, auch eine vergleichbare Senkung der Blutdruckwerte unter körperlicher Belastung zu erwarten ist.

2. Patienten und Methodik

Untersucht wurden 35 Patienten (21 Männer und 14 Frauen) mit essentieller Hypertonie der Schweregrade I und II (WHO) und einem mittleren Alter von 51,9 Jahren (36–59 Jahre), deren Ruheblutdruckwerte mindestens 5 Tage lang vor den ergometrischen Untersuchungen durch die therapeutische Intervention in den Normalbereich (oberster Normalwert 160/100 mm Hg) gesenkt worden waren. Der Blutdruck wurde nach Riva-Rocci an beiden Armen gemessen und der höhere Wert protokolliert. Es wurden nur Patienten ohne kardiale oder renale Erkrankungen und mit normalem Herzvolumen und normaler endogener Kreatinin-Clearance in die Studie aufgenommen. Die Blutdruckeinstellung erfolgte bei 25 Patienten (Gruppe I) zunächst über 14 Tage mit einem Reserpin-Diuretikum-Kombinationspräparat (5 mg Clopamid; 0,58 Dihydroergocristin-methansulfonat; 0,1 mg Reserpin, Medikation A) und dann 14 Tage lang mit einem Betarezeptorenblocker (100 mg Metoprolol, Medikament B), wobei 10 Patienten (Gruppe II) zunächst mit Medikament B und dann mit Medikament A behandelt wurden. Als Vergleichskollektiv dienten 10 Normotoniker ohne A- und B-Medikation. Die Alters- und Geschlechtsverteilung war in allen Gruppen gleich. Am 14. Tag jeder Medikamentenphase wurde eine stufenweise fahrradergometrische Untersuchung im Liegen durchgeführt, die mit 50 Watt begann und alle 2 Minuten um 25 Watt bis zur individuellen Leistungsgrenze gesteigert wurde. Der Blutdruck wurde in Ruhe und in der letzten Minute der jeweiligen Leistungsstufe sowie in der ersten und dritten Minute nach Ergometrie halbautomatisch gemessen. Die Herzfrequenz wurde in den letzten 15 Sekunden der jeweiligen Untersuchungsphase aus dem EKG ermittelt. Die Untersuchungszeit lag bei 11 Uhr, etwa 3 Stunden nach der letzten Medikamenteneinnahme.

Zur Überprüfung der statistischen Signifikanzen wurde der t-Test nach Student für den paarigen und unpaarigen Vergleich verwendet.

3. Ergebnisse

Da sich in beiden Patientengruppen (I und II) für den systolischen Blutdruck und das Druckfrequenzprodukt in Ruhe und während Ergometrie in der jeweiligen Medikationsphase kein signifikanter Unterschied nachweisen ließ, sind in Abb. 2 und 3 die Einzelwerte aller 35 Hypertoniker in Ruhe und während ergometrischer Leistung dargestellt.

Die Abb. 2 zeigt, daß im Mittel der systolische Blutdruck in Ruhe sowohl unter Medikation A mit 150 ± 10 mm Hg als auch unter Medikation B mit 147 ± 13 mm Hg annähernd gleichstark und nicht signifikant unterschiedlich gesenkt wurde. Dagegen kam es unter Medikation A während ergometrischer Leistung mit 182 ± 17 mm Hg bei 50 Watt und mit 208 ± 19 mm Hg bei 75 Watt

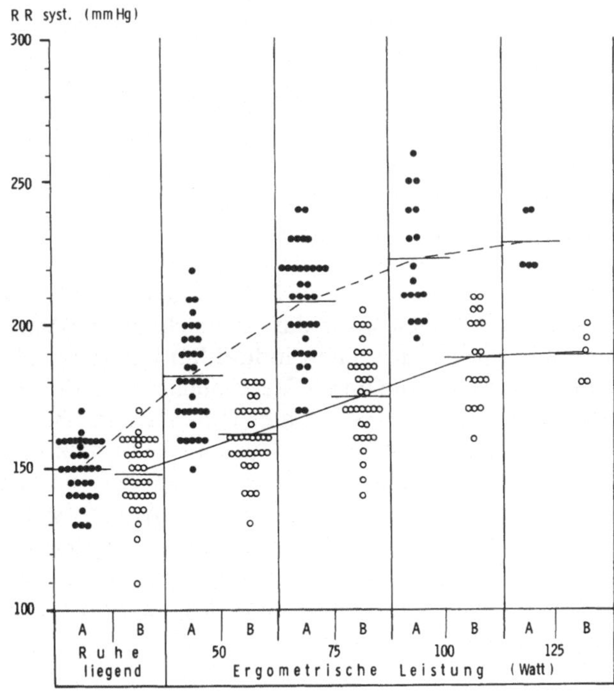

Abb. 2. Das Verhalten des systolischen Blutdrucks in Ruhe und während ergometrischer Leistung bei 35 essentiellen Hypertonikern unter Therapie mit einer Reserpin-Diuretikum-Kombination *(A, gefüllte Kreise)* bzw. einem β-Rezeptorenblocker *(B, offene Kreise)*

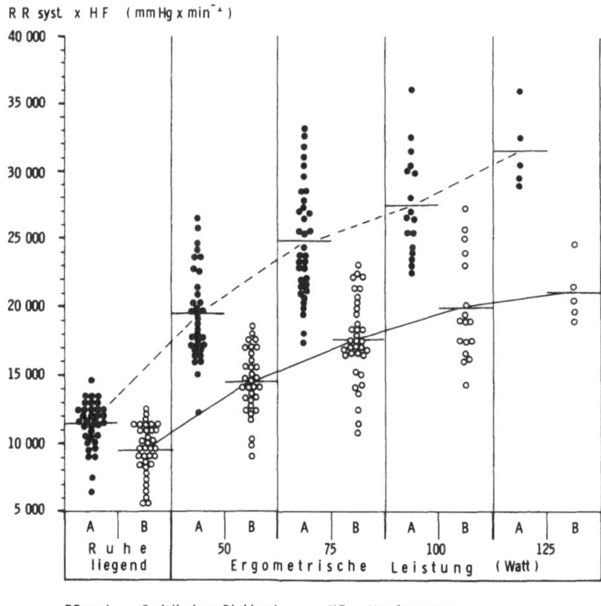

Abb. 3. Das Verhalten des Druck-Frequenz-Produkts in Ruhe und während ergometrischer Leistung bei 35 essentiellen Hypertonikern unter Therapie mit einer Reserpin-Diuretikum-Kombination *(A)* bzw. einem β-Rezeptorenblocker *(B)*

weiterhin zu einer pathologischen Erhöhung der systolischen Blutdruckwerte, die unter Medikation B hochsignifikant (p < 0,001) niedriger lagen und mit 161 ± 13 mm Hg bei 50 Watt und mit 175 ± 16 mm Hg bei 75 Watt dem Normalbereich entsprachen. Bei einer Leistungsstufe von 75 Watt lagen unter Medikation A 30 Hypertoniker (86%) über dem oberen Normbereich von 185 mm Hg [8], während es unter Medikation B nur 8 Hochdruckkranke (23%) waren.
Für den diastolischen Blutdruck fand sich unter beiden Antihypertensiva kein signifikanter Unterschied in Ruhe und während ergometrischer Leistung.
Besonders auffallend war das unterschiedliche Verhalten des Druckfrequenzprodukts (DFP), das einen indirekten Parameter der kardialen Belastung und damit des myokardialen O_2-Verbrauchs darstellt. Bereits in Ruhe zeigte sich ein deutlicher Unterschied. Unter Medikation B lag das DFP mit 9496 ± 1758 mm Hg/min im Bereich unseres Normalkollektivs, das einen Wert von 9317 ± 1550 mm Hg/min aufwies. Dagegen war unter Medikation A das DFP mit 11431 ± 1742 mm Hg/min schon in Ruhe signifikant (p < 0,001) erhöht. Während der ergometrischen Leistung stieg das DFP unter Medikation A in allen Stufen signifikant über den von Franz und Mellerowicz [4] angegebenen Normalbereich, während es unter Medikation B in allen Belastungsstufen normal ausfiel.

4. Schlußfolgerungen und Konsequenzen für die Praxis

1. Der Ruheblutdruck kann bei allen Hochdruckkranken der Schweregrade I und II (WHO) gleich gut mit einer Reserpin-Diuretikum-Kombination oder einem Betarezeptorenblocker auf normale Werte eingestellt werden.
2. Während sich unter dieser Dosis bei Betarezeptorenblockern auch die Blutdruckwerte unter Belastung normalisieren, kommt es unter einer Reserpin-Diuretikum-Kombination zu einer pathologischen Erhöhung der Belastungsblutdrücke.
3. Das Druckfrequenzprodukt bleibt unter einer Reserpin-Diuretikum-Kombinationstherapie bereits in Ruhe erhöht und liegt unter ergometrischer Leistung deutlich über den Normalbereichen. Eine antihypertensive Therapie mit Betarezeptorenblockern normalisiert das Druckfrequenzprodukt in Ruhe und während körperlicher Belastung und stellt somit eine echte kardioprotektive Behandlung dar.

Die Ergebnisse zeigen, daß unter der noch weit verbreiteten antihypertensiven Therapie mit Reserpin-Diuretikum-Kombinationspräparaten eine kardioprotektive Wirkung nicht zu erwarten ist. Dies könnte eventuell eine Erklärung dafür sein, daß bis heute bei den behandelten Hochdruckkranken, mit Ausnahme der Patienten unter β-Rezeptorenblockade [1], keine deutliche Abnahme der Herzinfarkthäufigkeit [9] gefunden wurde. Eine konsequent angewandte antihypertensive Basistherapie mit Betarezeptorenblockern alleine oder in Kombination mit Diuretika und Vasodilatatoren könnte diese Situation in Zukunft verbessern.

5. Literatur

1. Berglund G, Sannerstedt R, Anderson O, Wedel H, Wilhelmsen L, Hannson L, Sivertsson R, Wikstrand I (1978) Coronary heart-disease after treatment of hypertension. Lancet I: 1
2. Franz I-W, Lohmann FW (1978) Die Bedeutung der ergometrischen Untersuchung zur Beurteilung der antihypertensiven Therapie. Dtsch Med Wochenschr 103: 1478
3. Franz I-W, Lohmann FW (1979) Der Einfluß einer Salureticum-Betarezeptorenblocker-Kombination auf erhöhte Belastungsblutdrücke. Med Klin 74: 396
4. Franz I-W, Mellerowicz H (1980) Vergleichende ergometrische Untersuchungen über den Tension-Time-Index und die körperliche Leistungsbreite bei Patienten mit grenzwertiger und stabiler Hypertonie und Normalpersonen. Z Kardiol 69: 587
5. Hypertension Detection and Follow-up Program Cooperative Group (1979) Five-year-findings of the hypertension detection and follow-up program. I. Reduction in mortality of persons with high blood pressure, including mild hypertension. JAMA 242: 2562
6. Kannel WB (1974) Role of blood pressure in cardiovascular morbidity and mortality. Progr Cardiovasc Dis 17: 5
7. Krönig B, Knappen F (1977) Spezielle Aspekte der Blutdruckvariabilität Hochdruckkranker. Herz/Kreisl 9: 499
8. Maidorn K (1979) Der arterielle Druck bei ergometrischer Leistung. In: Mellerowicz H (Hrsg) Ergometrie. Grundriß der medizinischen Leistungsmessung. Urban & Schwarzenberg, München Wien Baltimore 147
9. Matzdorff F (1975) Herzinfarkt, Prävention und Rehabilitation. Urban & Schwarzenberg, München Wien Baltimore

10. Patyna WD, Matzdorff F (im Druck) Hochdruckkranke werden immer noch unzureichend behandelt. Med Klin
11. Porzenel H (1980) Zur Hochdruckbehandlung mit Betarezeptorenblockern und Diuretika. Therapiewoche 30: 1298
12. Schettler G, Greten H (1978) Koronare Herzkrankheiten: Entwicklung in der Bundesrepublik Deutschland und in den USA. Dtsch Ärztebl 40: 2263

XII. Ergometrische Untersuchungen zur Therapiekontrolle bei der arteriellen Hypertonie

I.-W. Franz

1. Einleitung

Üblicherweise wird die *Effizienz* einer antihypertensiven Behandlung an der Senkung des Ruheblutdrucks gemessen [44, 45]. Dabei werden jedoch grundlegende pathophysiologische Vorgänge bei der arteriellen Hypertonie außer acht gelassen. Während körperlicher Arbeit oder während einer psychischen Belastung ist die Arbeit des Herzens und die Belastung des Gefäßbetts, hervorgerufen durch den erhöhten Belastungsblutdruck, wesentlich größer als in Ruhe.

Das *therapeutische Ziel* einer blutdrucksenkenden Behandlung muß in Anbetracht der Häufigkeit solcher Belastungsreaktionen darauf gerichtet sein, gerade auch diese Blutdruckanstiege zu beeinflussen, um das Herz-Kreislauf-System zu entlasten. Deshalb muß an blutdrucksenkende Medikamente die Anforderung gestellt werden, daß sie neben der Normalisierung des Blutdrucks unter Ruhebedingungen auch die erhöhten Blutdrücke bei körperlichen und psychischen Belastungen zufriedenstellend senken.

Dieses ist jedoch nicht bei allen unter Ruhebedingungen antihypertensiv wirkenden Substanzen der Fall. Nach Untersuchungen von Lund-Johansen [21, 24] entfalten die zentralwirkenden Sympathikusinhibitoren wie Clonidin und α-Methyldopa ihre stärkste Wirkung beim ruhenden Menschen. Unter Belastungen zeigen diese Substanzen nur einen geringen Effekt auf den erhöhten Blutdruck und scheinen somit die hämodynamischen Störungen in solchen Streßsituationen nicht korrigieren zu können. Auch der von Stocker u. Mitarb. [37] durchgeführte Vergleich der blutdrucksenkenden Wirkungen von Metoprolol und α-Methyldopa während körperlicher Arbeit zeigte, daß trotz gleicher Blutdrucksenkung unter Ruhebedingungen α-Methyldopa den β-Rezeptorenblockern hochsignifikant unterlegen war.

Will man die Wirksamkeit einer antihypertensiven Therapie auf die überhöhten Belastungsblutdrücke überprüfen, so eignet sich eine *standardisierte ergometrische Untersuchung* in besonderer Weise [7, 11, 43]. Dieses soll anhand einiger Studien aufgezeigt werden.

2. Antihypertensive Wirkung von Diuretika in Vergleich zu β-Rezeptorenblockern und deren Kombination

Der Einsatz von Diurektika und β-Rezeptorenblockern zur Behandlung der arteriellen Hypertonie ist weit verbreitet. Dabei konnte in einer Vielzahl von vergleichenden Studien gezeigt werden, daß die verschiedenen β-Rezeptorenblocker und Diuretika einen annähernd gleichstarken blutdrucksenkenden Effekt *unter Ruhebedingungen* bei Patienten mit leichter bis mittlerer arterieller Hypertonie aufweisen [9, 13, 17, 25, 27, 28, 37, 46]. Bedenkt man jedoch die überproportionalen Blutdruckanstiege Hochdruckkranker schon bei alltäglichen physischen und psychischen Belastungen [1, 4, 7, 18, 42, 47], so ist es von größter klinischer Wichtigkeit zu untersuchen, ob Diuretika und β-Rezeptorenblocker die *überhöhten Blutdruckanstiege* ebenfalls gleichstark beeinflussen. Deshalb wurde vergleichend die antihypertensive Wirksamkeit des β-Rezeptorenblockers Acebutolol und der fixen Diuretikakombination aus Hydrochlorothiazid/Amiloridhydrochlorid auf überhöhte Belastungsblutdrücke untersucht. Weiterhin sollte geprüft werden, ob Diuretika den blutdrucksenkenden Effekt von β-Rezeptorenblockern auf überhöhte Belastungsblutdrücke verstärken.

2.1. Patientengut und Methodik

Es wurden 24 Hochdruckkranke (20 Männer, 4 Frauen) mit einer essentiellen Hypertonie des Stadiums I–II (WHO) und einem mittleren Alter von 42 Jahren (24–57 Jahre) untersucht [10], die zuvor keine antihypertensive Behandlung erfahren hatten.
Nach der Eingangsuntersuchung wurden die Patienten willkürlich in zwei Gruppen unterteilt und zunächst entweder mit einer morgendlichen Einzelgabe von 500 mg Acebutolol (Gruppe 1) oder mit der fixen Kombination aus 50 mg Hydrochlorothiazid und 5 mg Amiloridhydrochlorid (Gruppe 2) behandelt. Nach 6wöchiger Therapie erfolgte ein Substanzwechsel im Sinne eines Crossover und eine zweite 6wöchige Behandlungsphase.
Am Ende dieser vergleichenden Studie wurde bei 12 Patienten (5 der Gruppe 1 und 7 der Gruppe 2), bei denen die β-Rezeptorenblockade allein keine befriedigende Blutdrucksenkung bewirkte, eine weitere 6wöchige Kombinationsbehandlung mit 500 mg Acebutolol und 50 mg Hydrochlorothiazid sowie 5 mg Amiloridhydrochlorid angeschlossen.
Vor und am Ende der jeweiligen Behandlungsperioden wurden die Patienten ergometrisch (50–100 Watt) (genaue Methodik siehe Kap. VII) untersucht.

2.2. Blutdruck- und Herzfrequenzverhalten

Abb. 1 ist zu entnehmen, daß Acebutolol und die Diuretikakombination zu einer signifikanten (p < 0,01, p < 0,001) und nahezu gleichstarken Senkung des Blutdrucks unter Ruhebedingungen im Liegen führte, wogegen die Kontrolle während Ergometrie ein signifikant unterschiedliches Verhalten ergab. So be-

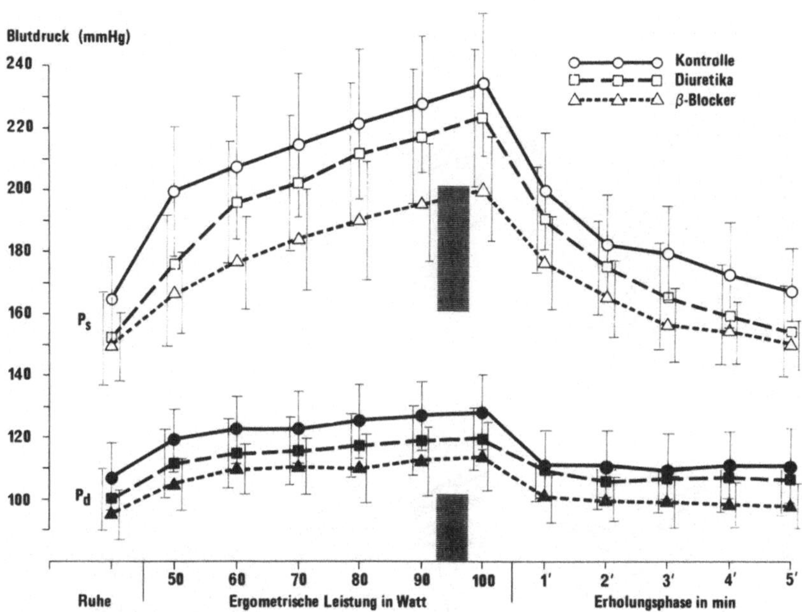

Abb. 1. Systolisches (P_s) und diastolisches (P_d) Blutdruckverhalten von 24 Hochdruckpatienten vor und während einer 6wöchigen Diuretikabehandlung (50 mg Hydrochlorothiazid/5 mg Amilorid) bzw. β-Rezeptorenblockade (500 mg Acebutolol). Die Säulen geben den Normbereich für den Blutdruck bei 100 Watt an

wirkten die Diuretika keine signifikante Senkung des systolischen Blutdrucks, wogegen die β-Rezeptorenblocker den systolischen Blutdruck hochsignifikant im Vergleich zur Kontrolluntersuchung ($p < 0,001$) und zur Diuretikatherapie ($p < 0,001$) bis in den oberen normotensiven Bereich senkten. Der diastolische Blutdruck wurde auch durch die Diuretikakombination signifikant ($p < 0,05$) gesenkt, allerdings war der antihypertensive Effekt der β-Rezeptorenblocker auch hier signifikant stärker ausgeprägt ($p < 0,05$, $p < 0,001$).

Da die Herzfrequenz durch die Diuretikatherapie sowohl unter Ruhebedingungen als auch während der Ergometrie nicht beeinflußt wurde, war somit das Doppelprodukt während der antihypertensiven Therapie nahezu unverändert, d. h. daß der bei den Hochdruckkranken nachgewiesene erhöhte myokardiale O_2-Verbrauch nach wie vor bestand. Dagegen senkte Acebutolol die Herzfrequenz signifikant ($p < 0,01$), und zwar unter Ruhebedingungen um 18,7% und während und nach Ergometrie um 19,4 bzw. 22,4%. Zusammen mit der hochsignifikanten Senkung des systolischen Blutdrucks kam es somit zu einer Normalisierung des myokardialen O_2-Verbrauchs [14].

Abb. 2 zeigt deutlich, daß die unterschiedliche blutdrucksenkende Wirkung der β-Rezeptorenblocker und Diuretika auf die überhöhten Belastungsblutdrücke unabhängig war von der Reihenfolge der Tabletteneinnahme und nicht hervorgerufen wurde durch einen Carry-over- oder Trainingseffekt. 9 der 12 Patienten der Gruppe 1, die mit Acebutolol die Behandlung begannen, wiesen nach dem Substanzwechsel auf die Diuretikakombination wieder eindeutig überhöhte Belastungsblutdrücke bei 100 Watt auf. Ein entsprechendes Verhalten fand sich

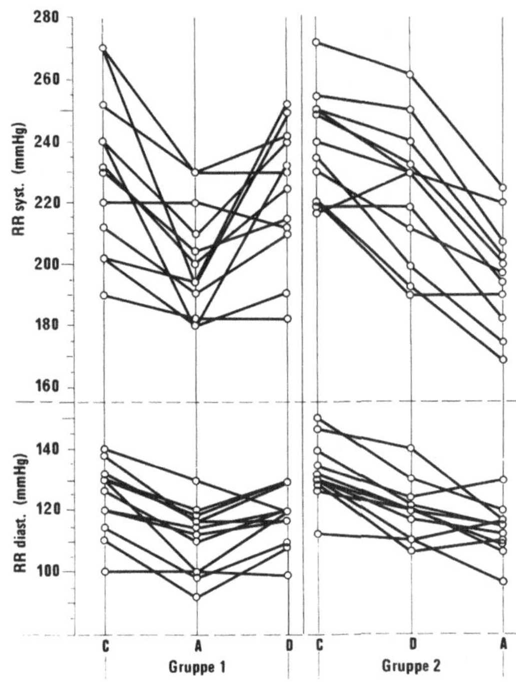

Abb. 2. Systolischer *(RR syst.)* und diastolischer *(RR diast.)* Blutdruck aller 24 Patienten bei 100 Watt anläßlich der Erstuntersuchung *(C)* und während der Therapie mit Acebutolol *(A)* und der Diuretikakombination *(D),* aufgeschlüsselt für die Gruppen 1 und 2

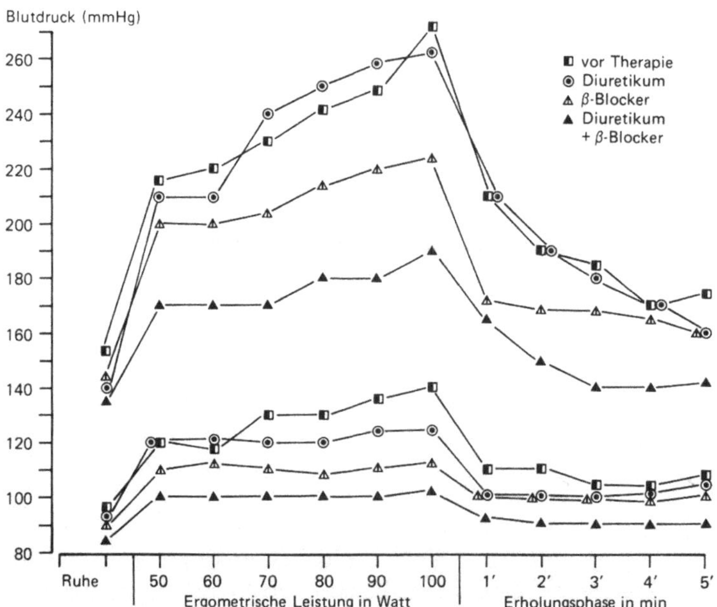

Abb. 3. Systolisches und diastolisches Blutdruckverhalten eines 25jährigen Patienten, der trotz einer Grenzwerthypertonie von 155/95 mm Hg unter Ruhebedingungen bei 100 Watt einen Blutdruck von 270/140 mm Hg aufwies. Bei der Behandlung zeigte sich die Diuretikakombination den β-Rezeptorenblockern deutlich unterlegen, wobei die Kombination das beste therapeutische Ergebnis erbrachte

148

bei 10 der 12 Patienten der Gruppe 2, welche mit dem Diuretikum die Behandlung begonnen hatten. Sie wiesen erst nach dem Substanzwechsel auf Acebutolol einen deutlichen Blutdruckabfall auf.

Somit wiesen 19 der insgesamt 24 Patienten unter Acebutolol eine bessere Blutdrucksenkung auf, wogegen sich bei 5 Patienten eine annähernd gleichstarke blutdrucksenkende Wirkung unter den Diuretika nachweisen ließ. Bei letzteren Patienten handelte es sich stets um jene, die nur geringe bis mäßige Blutdruckanstiege während Ergometrie aufwiesen (Abb. 2). Dagegen wurde die fehlende blutdrucksenkende Wirkung der Diuretika während Ergometrie besonders bei den Patienten eindrucksvoll erkennbar, die deutlich überhöhte Belastungsblutdrucke aufwiesen (Abb. 3).

Bei der Hälfte der Patienten (n = 12) ließ sich trotz signifikanter Senkung des Blutdrucks unter allen Versuchsbedingungen durch eine alleinige Gabe von β-Rezeptorenblockern keine befriedigende Blutdruckeinstellung erzielen (Abb. 4). Durch die zusätzliche Gabe der fixen Diuretikakombination ließ sich ein weiterer signifikanter Abfall des systolischen ($p < 0,05$) und vor allen Dingen des diastolischen Blutdrucks ($p < 0,01$) unter Ruhebedingungen und nach Ergometrie erzielen. Während der Ergometrie bewirkte die zusätzliche Diuretikagabe einen weiteren signifikanten Abfall des diastolischen Blutdrucks von z. B. 115 mm Hg auf 106 mm Hg bei 100 Watt.

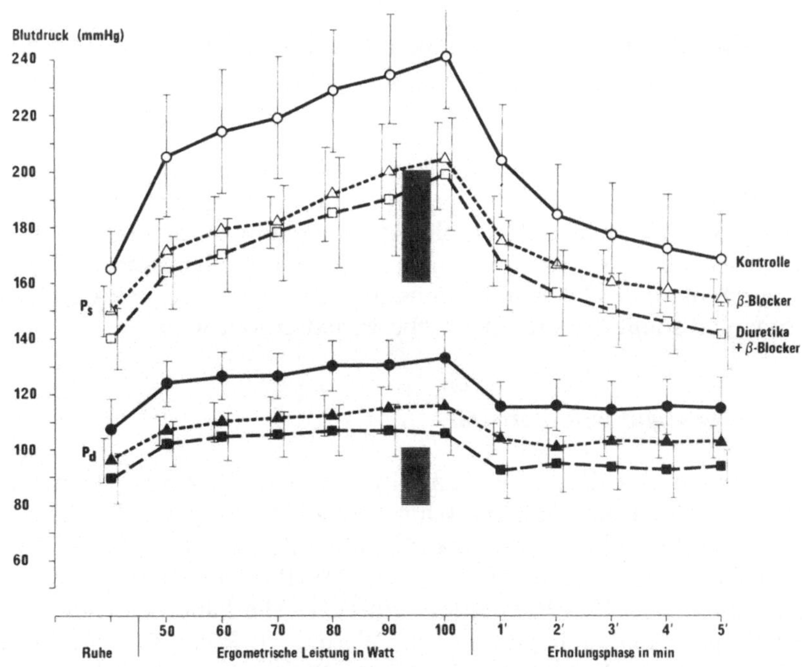

Abb. 4. Systolisches (P_s) und diastolisches (P_d) Blutdruckverhalten von 12 Hochdruckkranken vor und während einer 6wöchigen Behandlung mit 500 mg Acebutolol und der zusätzlichen Gabe von 50 mg Hydrochlorothiazid/5 mg Amilorid. Die Säulen geben den Normbereich für den Blutdruck bei 100 Watt an

2.3. Diskussion

Die fehlende Beeinflussung der überhöhten Belastungsblutdrücke durch Diuretika ist nicht nur für alle in Beruf und Freizeit körperlich aktiven Hochdruckkranken von großer klinischer Bedeutung, sondern ganz besonders auch für jene Patienten, bei denen bereits Folgeerkrankungen der arteriellen Hypertonie im Sinne einer koronaren Herzerkrankung bestehen. Für sie dürfte *trotz der antihypertensiven Therapie* durch die überhöhten Blutdruckanstiege während körperlicher Arbeit ein *unverändert erhöhtes Risiko einer myokardialen Hypoxie* bestehen [31, 38]. Dieses gilt um so mehr, wenn man berücksichtigt, daß Hochdruckkranke schon bei kleinsten alltäglichen Belastungen exzessive Blutdruckanstiege aufweisen können, wie die telemetrischen Untersuchungen von Bachmann u. Mitarb. [1], Krönig [18] und Taylor [42] deutlich zeigten. Dieses wird auch deutlich durch das Blutdruckverhalten eines 25jährigen Patienten, dessen Ruheblutdruck von nur 155/95 mm Hg bei 100 Watt auf 270/140 mm Hg anstieg (s. Abb. 3). Weiterhin berücksichtigt werden müssen auch die durch psychischen Streß hervorgerufenen Blutdruckanstiege, die nach Untersuchungen von Brod u. Mitarb. [4] durch einen Rechenstreß bei Hochdruckkranken einen Anstieg von 185/111 auf 218/132 mm Hg bewirkten, wogegen das normotensive Vergleichskollektiv nur eine Steigerung von 126,2/76 auf 138/87 mm Hg aufwies (siehe auch Kap. V).

3. Antihypertensive Wirkung einer fixen Kombination aus Diuretika und β-Rezeptorenblockern

Nur bei 44% der Hochdruckkranken läßt sich nach Bühler u. Mitarb. [5] durch eine Monotherapie mit β-Rezeptorenblockern der Blutdruck befriedigend senken, so daß die Mehrzahl kombiniert behandelt werden muß. In diesen Fällen bietet sich eine fixe Kombination aus β-Rezeptorenblockern und Diuretika an, da durch die einfache Applikationsform die Zuverlässigkeit der Tabletteneinnahme und somit der therapeutische Effekt erhöht wird.

3.1. Patientengut und Methodik

Unter diesem Aspekt wurde die antihypertensive Wirksamkeit und Verträglichkeit einer fixen Kombination (10 mg Timolol, 25 mg bzw. 2,5 mm Hydrochlorothiazid/Amilorid) bei 32 Patienten (29 Männer, 3 Frauen) mit einer essentiellen arteriellen Hypertonie des Stadiums I–II (WHO) und einem mittleren Alter von 40,1 Jahren (22–45 Jahre) untersucht [11]. Alle Patienten wiesen neben wiederholt gemessenen hypertensiven Werten in Ruhe von im Mittel 164,1/107,1 mm Hg auch deutlich überhöhte Blutdrücke während Ergometrie mit 230,8/127,3 mm Hg bei 100 Watt auf.
Nach einer mittleren Behandlungsdauer von 7,5 Wochen wurden die Patienten unter gleichen standardisierten ergometrischen Bedingungen, und zwar stets in

der Zeit zwischen 15.30 und 18.00 Uhr, nachuntersucht, nachdem sie die gesamte Tagesdosis morgens eingenommen hatten.

3.2. Blutdruck- und Herzfrequenzverhalten

Abb. 5 zeigt das Verhalten des systolischen und diastolischen Blutdrucks aller 32 Patienten in Ruhe liegend sowie während und nach Ergometrie. Vor Beginn der Therapie wiesen die Hochdruckkranken deutlich überhöhte Belastungsblutdruckwerte mit 231/127 mm Hg bei 100 Watt auf. Während der Behandlung kam es sowohl unter Ruhebedingungen als auch besonders während der ergometrischen Leistung und in der Erholungsphase danach zu einer signifikanten Senkung des systolischen Blutdrucks bis in den normotensiven Bereich (p < 0,001). Auch der diastolische Blutdruck wurde signifikant (p < 0,001) gesenkt, und zwar vor und nach Ergometrie ebenfalls bis in den Normalbereich, wogegen während der Ergometrie der obere Grenzwert nicht ganz erreicht wurde.

Bei 21 Patienten konnte mit einer morgendlichen Dosis von 1 Tablette eine befriedigende Blutdruckeinstellung auch noch am Nachmittag erreicht werden. Die Patienten, die 2 Tabletten benötigten, wiesen nicht nur in Ruhe, sondern auch besonders während und nach Ergometrie signifikant (p < 0,001) höhere systolische und diastolische Blutdruckwerte auf. Durch die ergometrische Kontrolle wurde besonders deutlich, daß die Erhöhung der Dosis auf 2 Tabletten

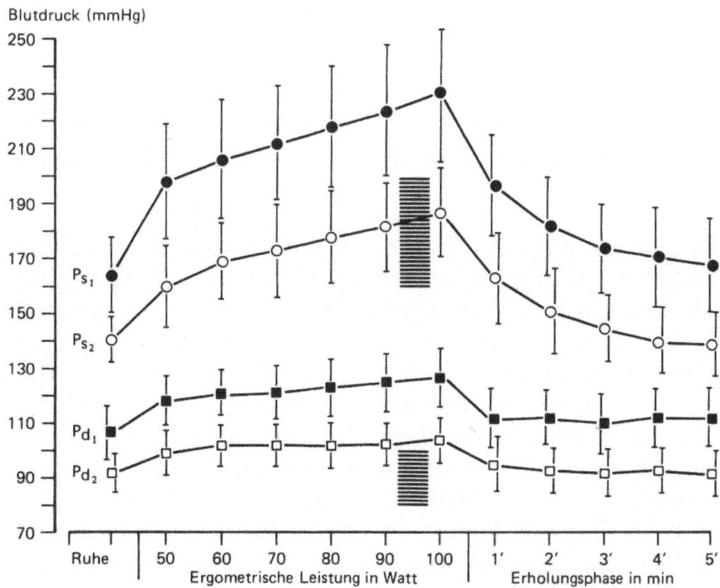

Abb. 5. Systolisches *(Pₛ)* und diastolisches *(P_d)* Blutdruckverhalten von 32 Hochdruckkranken vor *(P_{s1}; P_{d1})* und während einer Behandlung mit der fixen Kombination von 10 mg Timolol und 25 mg Hydrochlorothiazid/2,5 mg Amilorid pro Tablette. Die Säulen geben den Normbereich für den Blutdruck bei 100 Watt an

auch therapeutisch nutzbringend war, indem es zu einer signifikant stärkeren
(p < 0,001), prozentualen Senkung des Blutdrucks kam.
Die Herzfrequenz wurde durch die Therapie in Ruhe und während und nach
Ergometrie signifikant (p < 0,001) gesenkt.

3.3. Diskussion

Es muß besonders erwähnt werden, daß bei insgesamt 21 der 32 Hochdruckkranken mit 1 × 1 Tablette dieser fixen Kombination und somit mit relativ
geringen Einzeldosen ein guter antihypertensiver Effekt unter allen Untersuchungsbedingungen erzielt werden konnte. Hierdurch wird die potenzierende
blutdrucksenkende Wirkung von β-Rezeptorenblockern durch Diuretika bestätigt [8, 10, 27, 28, 46]. Als Erklärung für diesen verstärkenden blutdrucksenkenden Effekt von β-Rezeptorenblockern und Diuretika kann der grundsätzliche unterschiedliche antihypertensive Wirkungsmechanismus herangezogen
werden. Selbst nach einer Langzeitbehandlung konnte durch verschiedene hämodynamische Studien gezeigt werden, daß β-Rezeptorenblocker – trotz signifikanter Senkung der Belastungsblutdrücke – den peripheren Gefäßwiderstand
nicht wesentlich oder gar nicht senken konnten [22, 23, 41]. Demgegenüber
wurde für Diuretika gezeigt, daß sie den totalen peripheren Gefäßwiderstand
auch während Ergometrie senkten [20]. Dieses kommt möglicherweise dadurch
zustande, daß die pressorische Wirkung von Noradrenalin auf die Gefäßmuskulatur abgeschwächt wird [30]. β-Rezeptorenblocker wiederum wirken der von
Diuretika gegenregulativ ausgelösten Steigerung des Renin-Angiotensin-Systems effektiv entgegen.

4. Antihypertensive Wirkung einer β-Rezeptorenblocker-Diuretika-Kombination bei hohem Blutdruck im Alter

Wie bereits angeführt [8, 12, 15], weisen ältere Hochdruckkranke die höchsten
Belastungsblutdrücke verbunden mit einem deutlich gesteigerten myokardialen
O_2-Verbrauch auf. Da aber gerade bei ihnen mit bereits vorhandenen Folgekrankheiten der arteriellen Hypertonie zu rechnen ist [31], dürfte durch die
übermäßigen Blutdruckanstiege während körperlicher Arbeit ein erhöhtes Risiko einer myokardialen Hypoxie besonders bestehen [38].
Nach dem heute noch überwiegend praktizierten Vorgehen wird die medikamentöse Hochdruckbehandlung beim älteren Menschen in der Regel mit einem
Diuretikum bzw. einem Reserpinderivat begonnen. Da sowohl die Diuretika
[10] als auch die Reserpinderivate [29] die überhöhten Belastungsblutdrücke
nicht senken können, wurde in einer Studie geprüft, ob das für jüngere Patienten hervorragend geeignete kombinierte Behandlungsprinzip mit β-Rezepto-
renblockern und Diuretika auch für ältere Patienten therapeutisch sinnvoll und
vor allen Dingen auch anwendbar ist [12]. Neben der Überprüfung der blutdrucksenkenden Wirkung und der Beeinflussung des überhöhten myokardialen

O_2-Verbrauchs sollte besonders geprüft werden, ob sich durch die β-Rezeptorenblockade bei älteren Menschen pathologische EKG-Veränderungen im Ruhe- bzw. Ergo-EKG nachweisen ließen.

4.1. Patientengut und Methodik

Dazu wurden 30 Hochdruckkranke (8 Frauen, 22 Männer) mit einer essentiellen Hypertonie des Stadiums I–II (WHO) untersucht. Sie wiesen ein mittleres Alter von 60,3 Jahren (51–74 Jahre) auf. Nach der Eingangsuntersuchung wurden die Patienten jeweils über 4 Wochen mit einer fixen Diuretika-β-Rezeptorenblockerkombination – bestehend aus 25 mg Hydrochlorothiazid/2,5 mg Amiloridhydrochlorid und 10 mg Timolol – therapiert. Die Gesamttagesdosis wurde jeweils als einmalige morgendliche Gabe verabreicht und betrug bei 4 Patienten ½ Tablette, bei 20 Patienten 1 Tablette, bei 2 Patienten 1½ Tabletten und bei 4 Patienten 2 Tabletten der fixen Kombination. Die ergometrische Nachuntersuchung (50–100 Watt) erfolgte zum gleichen Zeitpunkt wie bei der Eingangsuntersuchung und zwar jeweils in der Zeit zwischen 15.00 und 18.00 Uhr.

4.2. Blutdruckverhalten

Abb. 6 zeigt das Blutdruckverhalten in Ruhe sowie während und nach Ergometrie vor und während der Therapie. Dabei zeigte sich, daß sowohl der systolische als auch der diastolische Blutdruck signifikant sowohl in Ruhe als auch während und nach Ergometrie bis in den normotensiven Bereich gesenkt werden konnte. Dieses galt auch für den Stehdruck, der von vorher 169/109 mm Hg auf 136/89 mm Hg gesenkt wurde. Beim Vergleich dieses Werts mit dem Liegenddruck während Therapie von 139/89 mm Hg ergab sich somit kein signifikanter, orthostatisch bedingter Blutdruckabfall.

4.3. Myokardialer O_2-Verbrauch und körperliche Belastbarkeit

Abb. 7 enthält das Doppelprodukt als Maß für den myokardialen O_2-Verbrauch [34]. Es zeigte sich, daß diese älteren Hochdruckkranken ein signifikant erhöhtes Doppelprodukt als Ausdruck eines gesteigerten myokardialen O_2-Verbrauchs aufwiesen. Während der Therapie mit der fixen Kombination kam es sowohl unter Ruhebedingungen als auch während und nach Ergometrie zu einer hochsignifikanten (p < 0,001) Senkung des myokardialen O_2-Verbrauchs. Diese betrug unter Ruhebedingungen 37,1%, während der Ergometrie 36,2% und in der Erholungsphase danach 34,2%, wodurch die Werte von Normalpersonen erreicht wurden [14, 15].
Dieser Effekt war von großem klinischen Interesse, da bei insgesamt 14 Patienten dieses Kollektivs vor Therapie eine koronare Herzkrankheit nachgewiesen werden konnte. Bei 6 dieser Patienten mit koronarer Herzerkrankung ließ sich eindrucksvoll nachweisen, daß die therapiebedingte Senkung des Doppelpro-

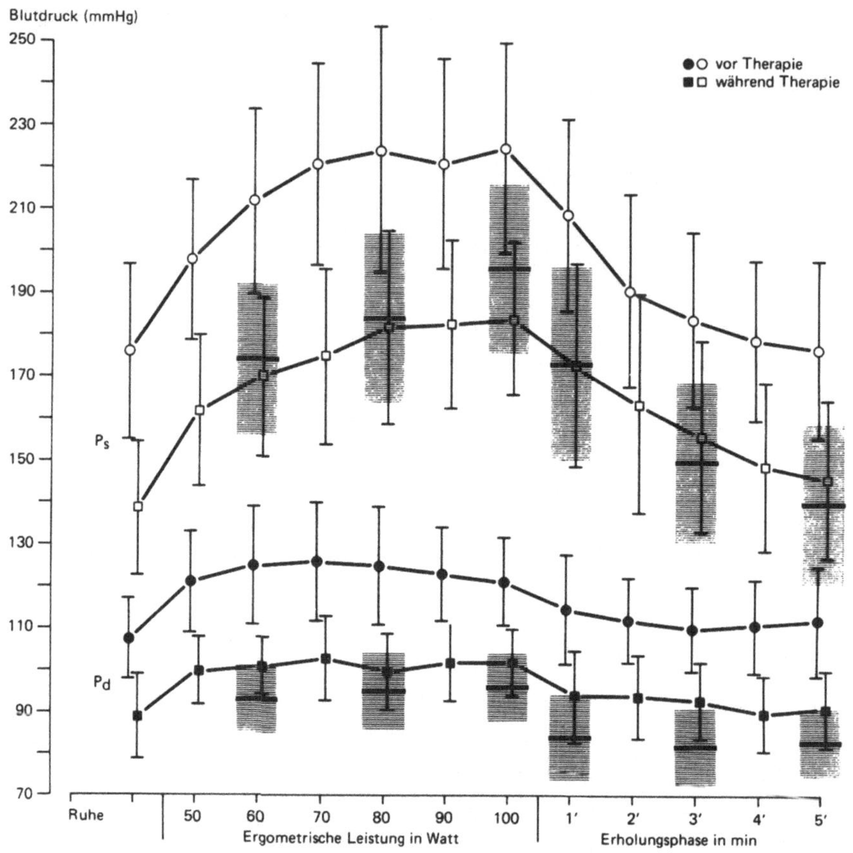

Abb. 6. Systolisches *(P_s)* und diastolisches *(P_d)* Blutdruckverhalten von 30 älteren Hochdruckkranken ($\bar{x}$ 60,3 J.) vor und während einer Behandlung mit der fixen Kombination aus 10 mg Timolol und 25 mg Hydrochlorothiazid/2,5 mg Amilorid pro Tablette. Die Säulen stellen das jeweilige Blutdruckverhalten eines altersentsprechenden Normalkollektivs dar

dukts auch klinisch relevant war. Vor der Behandlung wiesen sie neben einer ausgeprägten ST-Streckensenkung von im Mittel 0,27 ± 0,08 mV auch typische pektanginöse Beschwerden während der Ergometrie auf. Die Therapie bewirkte neben einer signifikant reduzierten ST-Streckensenkung auf 0,12 ± 0,01 mV auch, daß 5 der 6 Patienten selbst bei 100 Watt nicht mehr über pektanginöse Beschwerden klagten, obwohl bei 2 von ihnen bereits bei 80 Watt und bei einem bei 90 Watt die Ergometrie vor Therapie abgebrochen werden mußte.

Vergleicht man für alle 30 Patienten die körperliche Belastbarkeit anhand der erreichten letzten Leistungsstufe vor und während der Therapie, so ergab sich, daß alle Patienten 70 Watt, 27 von ihnen noch 80, 20 noch 90 Watt und 17 noch 100 Watt vor Therapie leisteten. Von den 13 Patienten, die somit die letzte Leistungsstufe von 100 Watt aufgrund pektanginöser Beschwerden, starker Dyspnoe oder wegen exzessiver Blutdruckanstiege nicht erreichten, verschlechterte sich keiner während der Therapie. 4 erreichten die gleiche Leistungsstufe,

154

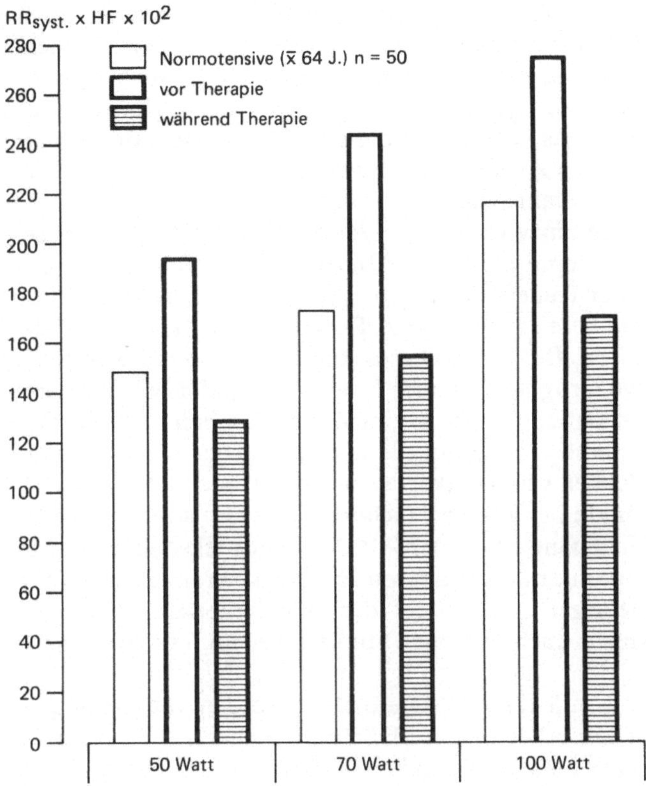

Abb. 7. Doppelprodukt *(P_s mal HF)* als Maß für den myokardialen O_2-Verbrauch von 30 älteren Hochdruckkranken vor und während einer Therapie mit der fixen Kombination aus 10 mg Timolol und 25 mg Hydrochlorothiazid/2,5 mg Amilorid pro Tablette sowie im Vergleich zu einem altersentsprechenden Normalkollektiv

wogegen 3 eine um 10 Watt und 6 eine um 20 Watt höhere Leistungsstufe während der Therapie aufwiesen. Entsprechend den jüngeren Hochdruckpatienten [9] wiesen somit auch die älteren Hochdruckkranken unter β-Rezeptorenblockern trotz der signifikant gesenkten Leistungsherzfrequenz keine eingeschränkte körperliche Leistungsfähigkeit auf.

4.4. Konsequenzen für die Praxis

Die Behandlung älterer Hochdruckkranker mit β-Rezeptorenblockern erfordert eine besondere Vorsicht und Aufmerksamkeit des behandelnden Arztes in der Einstellungsphase, da β-Rezeptorenblocker am Herzen sowohl negativ chronotrop, dromotrop und inotrop wirken [19]. Dabei darf jedoch eine isolierte Sinusbradykardie unter einer β-Rezeptorenblockertherapie dann nicht als ein krankhafter Befund oder gar ernsthafte Nebenwirkung angesehen werden [36], wenn es unter Sympathikusstimulation zu einem adäquaten Herzfreqzenzanstieg kommt. Zu dieser Überprüfung ist eine ergometrische Untersuchung besonders geeignet. In diesem Zusammenhang ist besonders erwähnenswert, daß die in dieser Studie durch die β-Rezeptorenblockade hervorgerufene Herzfrequenzsenkung während Ergometrie im Vergleich zu anderen Studien mit wesentlich jüngeren Kollektiven [10, 11] prozentual nicht stärker ausgeprägt war. Das heißt, auch bei den älteren Hochdruckkranken kam es zu einem adäquaten Anstieg der Herzfrequenz.

Die Gefahr einer bradykarden Rhythmusstörung unter β-Rezeptorenblockade ist im Sinne eines AV-Blockes II. und III. Grads zu sehen. Die Therapie mit der β-Rezeptorenblocker-Diuretika-Kombination beeinflußte weder die PQ-Zeit unter Ruhebedingungen noch die Verkürzung während Ergometrie. In keinem Fall kam es unter der β-Rezeptorenblockade zur Ausbildung eines AV-Blockes I. bzw. II. Grads. Dieses stimmt überein mit dem Bericht des Boston Collaborative Drug Surveillance Program [16], der bei insgesamt 268 ambulant behandelten Patienten nur in einem einzigen Fall einen kompletten AV-Block enthielt. Es muß jedoch auf die Einhaltung der Kontraindikationen für β-Rezeptorenblocker wie kranker Sinusknoten oder AV-Block II. und III. Grads [19, 35] gerade bei älteren Hochdruckkranken streng geachtet werden.

Unabhängig von der Art des blutdrucksenkenden Medikaments ist die Nebenwirkungsrate bei älteren Hochdruckkranken wesentlich höher. Trotz insgesamt niedriger Dosierung der kombinierten β-Blocker-Diuretika-Kombination klagte auch in dieser Studie eine, im Vergleich zu einem jüngeren Kollektiv, größere Anzahl von Patienten über Nebenwirkungen, wobei auch die Intensität ausgeprägter war. Diese Beschwerden verschwanden jedoch bzw. reduzierten sich in erheblichem Maße in den ersten 4 Wochen der Therapie.

Da es mit zunehmendem Alter unter alleiniger β-Rezeptorenblockade zu einem signifikanten Anstieg des extrazellulären Flüssigkeitsraums – verbunden mit einer unbefriedigenden Blutdrucksenkung – kommen kann [33], sollte ein β-Rezeptorenblocker mit einem Diuretikum kombiniert werden. Dieses gilt auch deshalb, weil hierdurch die β-Rezeptorenblockerdosis reduziert werden kann.

Wägt man somit die möglichen Risiken einer Behandlung gegen den zu erwartenden therapeutischen Erfolg ab, so muß auch gerade für ältere Hochdruckkranke eine Therapie mit β-Rezeptorenblockern in Kombination mit einem Diuretikum empfohlen werden. Diese Forderung basiert auf der 1979 vorgelegten Stockholmer Studie [6] an 3846 50jährigen Personen, die 14 Jahre nachverfolgt wurden. Es zeigte sich, daß der erhöhte Blutdruck als wichtigster Risikofaktor für das Auftreten eines Myokardinfarkts gerade oberhalb von 50 Jahren zum Tragen kam. Auch die 1979 publizierte Göteborger Studie [40] an 855 50jährigen Männern, die über 13,5 Jahre nachverfolgt wurden, ergab eine enge Korrelation zwischen der Höhe des Blutdrucks und der Mortalität an koronarer Herzkrankheit sowie eine enge Korrelation zwischen erhöhtem Blutdruck und der Morbidität an Myokardinfarkten, Schlaganfällen und koronaren Herzkrankheiten. Die Autoren folgerten daraus, daß auch in dieser Altersgruppe der erhöhte Blutdruck als bedeutender Risikofaktor anzusehen ist.

Daß dieses erhöhte Risiko durch eine therapeutische Gabe eines β-Rezeptorenblockers deutlich gesenkt werden kann, bestätigen die schwedischen Studien [2, 39], die zeigen konnten, daß eine antihypertensive Behandlung mit β-Rezeptorenblockern die Mortalität und Morbidität an koronarer Herzkrankheit senken kann, wogegen eine neue Studie von Morgan and Adams [26] zeigte, daß durch eine Thiazidbehandlung einer leichten Hypertonie im Alter die Mortalität an koronarer Herzkrankheit nicht gesenkt, sondern sogar erhöht wurde. Dieser Umstand wird anhand der hier dargestellten Ergebnisse gut verständlich, weisen doch gerade die älteren Hochdruckkranken auf den untersten Belastungsstufen von 50 Watt die absolut höchsten Blutdruckanstiege und einen signifikant erhöhten myokardialen O_2-Verbrauch im Vergleich zu jüngeren Hochdruckkranken auf [15]. Da nun das Doppelprodukt aus Herzfrequenz mal systolischem Blutdruck durch Diuretika im Gegensatz zu β-Rezeptorenblockern nicht gesenkt wird, wird unter der Diuretikabehandlung die Hypoxietoleranzschwelle mit der Gefahr einer myokardialen Ischämie [38] oder hypoxisch bedingter Herzrhythmusstörung [3] leichter überschritten.

Für das empfohlene Behandlungsregime einer Kombination aus β-Rezeptorenblocker und Diuretikum spricht auch die befriedigende Blutdruckeinstellung über den ganzen Tag, die durch eine einzige morgendliche Einnahme erreicht werden konnte. Hierdurch wird die Zuverlässigkeit der Tabletteneinnahme besonders bei älteren Hochdruckkranken wesentlich erhöht.

5. Schlußfolgerungen

1. Das *therapeutische Ziel* einer blutdrucksenkenden Behandlung muß auch die Beeinflussung überhöhter Belastungsblutdrücke beinhalten.
2. Deshalb erhöht eine ergometrische Untersuchung die *Therapiesicherheit,* da ein unter Ruhebedingungen gut eingestellter Hochdruck nicht bedeutet, daß während körperlicher Arbeit der Blutdruck ebenfalls zufriedenstellend beeinflußt wird.
3. So senken *β-Rezeptorenblocker* im Gegensatz zu Diuretika signifikant den überhöhten *Belastungsblutdruck* und den *myokardialen O_2-Verbrauch* und sollten deshalb bei der Monotherapie den Vorzug erhalten.
4. Durch die *zusätzliche* Gabe eines Diuretikums kann die antihypertensive Wirksamkeit von β-Rezeptorenblockern verstärkt werden.
5. Da überhöhte Belastungsblutdrücke auch einen *überhöhten myokardialen O_2-Verbrauch* bedeuten, ist ihre therapeutische Beeinflussung, besonders für ältere Hochdruckkranke und solche mit koronarer Herzerkrankung, von großer klinischer Bedeutung.

6. Literatur

1. Bachmann K, Zerzawy R, Riess PJ, Zölch KA (1970) Blutdrucktelemetrie – kontinuierliche, direkte Blutdruckmessung im Alltag und beim Sport. Dtsch Med Wochenschr 95:741
2. Berglund G, Wilhelmsen L, Sannerstedt R, Hansson L, Anderson O, Sivertsson R, Wikstrand J (1978) Decrease of CHD morbiditiy by treatment of hypertension. Lancet I:1
3. Bethge KP, Klein H, Lichtlen PR (1979) Koronare Herzerkrankung, Rhythmusstörungen und plötzlicher Herztod. Internist Welt 4:107

4. Brod J. Cachovan M, Bahlmann J, Bauer GE, Celsen B, Sippel R, Hundshagen H, Feldmann U, Rienhoff O (1979) Haemodynamic changes during acute emotional stress in man with special reference to the capacitance vessels. Klin Wochenschr 57:555

5. Bühler FR, Kiowski W, Bolli P, Bertel O (1978) Das Potential der Beta-Blocker in der Hochdruckbehandlung. Internist 19:510

6. Carlson LA, Böttiger LE, Åhfeldt P (1979) Risk factors for myocardial infarction in the Stockholm prospective study. Acta Med Scand 206:351

7. Franz I-W, Lohmann FW (1978) Die Bedeutung der ergometrischen Untersuchung zur Beurteilung der antihypertensiven Therapie. Dtsch Med Wochenschr 38:1478

8. Franz I-W, Lohmann FW (1979) Der Einfluß einer Diuretikum-β-Rezeptorenblocker-Kombination auf überhöhte Belastungsblutdrücke. Med Klin 774:396

9. Franz I-W, Lohmann FW (1979) Der Einfluß einer chronischen kardioselektiven und nichtselektiven β-Rezeptorenblockade auf den Blutdruck, die O_2-Aufnahme und den Kohlenhydratstoffwechsel. Z Kardiol 68:503

10. Franz I-W (1980) Differential antihypertensive effect of acebutolol and the fixed combination hydrochlorothiazide/amiloridehydrochloride on elevated exercise blood pressures in hypertensive patients. Am J Cardiol 46:301

11. Franz I-W (1980) Die antihypertensive Wirksamkeit einer fixen β-Rezeptorenblocker-Diuretikum-Kombination auf Ruhe- und Belastungsblutdruck von essentiellen Hypertonikern. Schweiz Med Wochenschr 110:1616

12. Franz I-W (1981) Der Einfluß einer fixen β-Rezeptorenblocker-Diuretika-Kombination auf den hohen Blutdruck im Alter. Ergometrische Untersuchungen über das Blutdruckverhalten und den myokardialen O_2-Verbrauch. Herz/Kreisl (im Druck)

13. Franz I-W, Lohmann FW, Koch G (1980) Excessive dopamine increase at rest and during exercise after long-term betaadrenoreceptor blockade in hypertensive patients. Br Heart J 44:25

14. Franz I-W, Mellerowicz H (1980) Vergleichende ergometrische Untersuchungen über den Tension-Time-Index und die körperliche Leistungsbreite bei Patienten mit grenzwertiger und stabiler Hypertonie und Normalpersonen. Z Kardiol 69:587

15. Franz I-W (1981) Ergometrische Untersuchungen zur Beurteilung des hohen Blutdruckes im Alter. Herz/Kreisl (im Druck)

16. Greenblatt DJ, Koch-Weser J (1973) Adverse reaction to propranolol in hospitalized medical patients. A report from the Boston Collaborative Drug Surveillance Program. Am Heart J 86:478

17. Kampffmeyer H, Conway I (1968) The antihypertensive and diuretic effects of amiloride and of its combination with hydrochlorothiazide. Clin Pharmacol Ther 9:350

18. Krönig B (1976) Blutdruckvariabilität bei Hochdruckkranken. Hüthig, Heidelberg

19. Lüderitz B (1978) Beta-Rezeptorenblocker bei kardialen Rhythmusstörungen. Internist 19:532

20. Lund-Johansen P (1970) Hemodynamic changes in long-term diuretic therapy of essential hypertension. Acta Med Scand 187:509

21. Lund-Johansen (1976) Hemodynamic effects of clonidine in man. In: Onesti G, Fernandes M, Kim KE (eds) Regulation of blood pressure by the central nervous system. Grune u. Stratton, New York, p 355

22. Lund-Johansen (1976) Hemodynamic long-term effects of timolol at rest and during exercise in essential hypertension. Acta Med Scand 199:263

23. Lund-Johansen P, Ohm OI (1976) Hemodynamic long-term effects of β-receptor blocking agents in hypertension: Comparison between alprenolol, atenolol and timolol. Clin Sci Mol Med 51:481

24. Lund-Johansen (1978) Beeinträchtigung der Hämodynamik bei Hypertonie – spontane Veränderungen und Auswirkungen einer Therapie. Wien Med Wochenschr 128, Sonderheft 1:1

25. Menard J, Bertagna X, N'Guyen PT, Degoulet P, Corwe P (1976) Rapid identification of patients with essential hypertension sensitive to acebutolol. Am J Med 60:886

26. Morgan T, Adam W (1979) Prognosis of elderly males with mild hypertension treated by drug therapy. Abstract. Sixth Scientific Meeting of the International Society of Hypertension. Göteborg, p 159

27. Muiesan G, Magnani B, Agabati-Rosei E, Alicandri C, Ambrosionie E, Miele N (1976) Evaluation of the effect of timolol alone and in combination with hydrochlorothiazide and amiloride in the treatment of mild to moderate arterial hypertension: a double-blind controlled study. Clin Sci Mol Med 51:529

28. O'Brien ET, Mc Kinnon J (1972) Propranolol and polythiazide in treatment of hypertension. Br Heart J 34:1042

29. Patyna W (siehe Beitrag in diesem Band)

30. Philipp Th, Distler A (1979) Gefäßreagibilität unter Diuretika. Med Welt 26:1015

31. Prachar H, Heller G, Jobst Ch, Kiss E, Nobis H, Spiel R, Enenkel W (1976) Zum koronaren Risiko bei Hypertonikern. Herz/Kreisl 8:174

32. Prichard BNC (1964) Hypertensive action of pronethalol. Br Med J I: 1227

33. Rasmussen S, Rasmussen K (1979) Influence of metoprolol alone and in combination with a thiazid diuretic, on blood pressure, plasma volume, extracellular volume and glomerular filtration rate in essential hypertension. Eur J Clin Pharmacol 15:305

34. Sarnoff S, Case JRB, Stainsky WN, Macruz R (1958) Hemodynamic determinants of oxygen consumption of the heart with special reference to the tension-time-index. Am J Physiol 192:148

35. Seipel L, Breithardt, G, Döhring HP (1977) Die Wirkung von Atenolol auf den Sinusknoten und die intrakardiale Erregungsleitung beim Menschen im Vergleich zu Propranolol. Z. Kardiol 66:719

36. Shaw DB, Holmann RR, Gowers JI (1980) Survival in sinoatrial disorder. Br Med J I:139

37. Stocker JB, Greeharan N, Linden RJ, Barbour MP, Lorimer AR, Hillis WS, Lawrie TDV (1979) The effects of exercise in hypertension controlles with metoprolol or methyldopa. Sixth Scientific Meeting of the International Society of Hypertension. Göteborg, p 171

38. Strauer BE (1979) Das Hochdruckherz. Springer, Berlin Heidelberg New York

39. Svärdsudd K, Berglund G, Tibblin G (1976) Morbidity and mortality in treated and untreated hypertension: results from the Göteborg 50-year-old men study. Drugs (Suppl) 1:34

40. Svärdsudd K, Tibblin G (1979) Mortality and morbidity during 13.5 years' follow-up in relation to blood pressure. Acta Med Scand 205:483

41. Tarazi RC, Dustan HP (1972) Beta adrenergic blockade in hypertension. Practical and theoretical implications of long-term hemodynamic variations. Am J Cardiol 29:633

42. Taylor SH (1975) The circulation in hypertension. In: Burley DM, Birdwood GFB, Fryer JH, Taylor SH (eds) Hypertension – its nature and treatment. Metropolis Press, London, p 29

43. Vereinbarungen des Standardisierungskomitees für Ergometrie im ICSPE. Leistungsumsatzbedingungen bei ergometrischen Untersuchungen (1967) In: Mellerowicz H, Hansen G (Hrsg) 2. Internationales Seminar für Ergometrie. Ergon, Berlin, S 314

44. Veterans Administration Cooperative Study Group on Antihypertensive Agents (1967) Effects of treatment on morbidity in hypertension: results in patients with diastolic blood pressure averaging 115 through 129 mm Hg. JAMA 202:1028

45. Veterans Administration Cooperative Study Group on Antihypertensive Agents (1970) Effects of treatment on morbidity in hypertension. II. Results in patients with diastolic blood pressure averaging 90 through 114 mm Hg. JAMA 213:1143

46. Vorburger C (1977) Die antihypertensive Wirkung von Timololmaleat (Blocadren) in gestaffelter Kombination mit einem Diuretikum. Schweiz Med Wochenschr 106:1474

47. Zerzawy R, Reis A, Bachmann K (1977) Belastungshypertonie bei Hochdruckkranken und Grenzwerthypertonikern. Autorreferateband 43. Jahrestagung Dtsch. Ges. Kreislaufforsch. Steinkopff, Darmstadt, S 112

XIII. Telemetrie von arteriellem Druck und Herzfrequenz unter alltäglichen und sportlichen Belastungen im Vergleich zur Fahrradergometrie*

R. Zerzawy

1. Problemstellung

Die berufliche und sportliche Aktivität von älteren Personen und Patienten mit Herz- und Kreislaufkrankheiten, insbesondere koronarer Herzkrankheit oder Hypertonie verlangt vom Arzt häufig Entscheidungen über die noch tolerable Art und Intensität psychischer und physischer Belastungen. Um zu entscheiden, welche Belastungen noch zulässig und welche als Risiko im akuten oder chronischen Sinne einzustufen ist, müssen Informationen sowohl über die individuelle Leistungsbreite als auch über die typischen hämodynamischen Reaktionen auf verschiedene Belastungsformen im Alltag oder im Sport vorliegen.

Die individuelle Belastungstoleranz ist mit Hilfe der Ergometrie in Klinik und Praxis abzuschätzen. Problematischer ist die Beurteilung alltäglicher und sportlicher Belastungen hinsichtlich Herzfrequenz, arteriellem Blutdruck und systolischem Druck – Frequenzprodukt als Indikator des myokardialen Sauerstoffverbrauchs. Eine Umfrage unter jeweils 50 Medizinstudenten, Allgemeinärzten und Internisten im Zeitraum 1977/78 deckte teils erhebliche Fehleinschätzungen der Kreislaufreaktion auf verschiedene Belastungsformen im Vergleich zu den telemetrisch gewonnenen Resultaten auf (Abb. 1).

Bei physischen Belastungen wie Schwimmen, Ski-Abfahrtslauf, isometrischer Belastung und im Sauna-Tauchbecken wird der *Blutdruckanstieg* deutlich *unterschätzt*. Noch erheblicher sind die Unterschätzungen der Herzfrequenz, von denen keine der physischen Belastungen ausgenommen bleibt. Dagegen werden psychische bzw. mentale Belastungen wie Rechnen, Autofahren oder Examensprüfungen teilweise in ihrer hämodynamischen Auswirkung überschätzt.

Diese Unsicherheit bei der Einschätzung hämodynamischer Reaktionen auf alltägliche und sportliche Belastungen war der Anlaß, bei normotonen Probanden ohne Erkrankungen des Herz-Kreislaufsystems radiotelemetrische Untersuchungen über arteriellen Blutdruck, Herzfrequenz und systolisches Druck-Frequenzprodukt unter verschiedenen Belastungen durchzuführen. Die Belastungshämodynamik beim Treppensteigen, Skilanglauf, Langlauf, Skiabfahrtslauf, Rudern und bei isometrischer Belastung wurde mit den Resultaten der stufenweise ansteigenden Fahrradergometrie im Sitzen verglichen.

---

* Mit Unterstützung durch die Deutsche Forschungsgemeinschaft

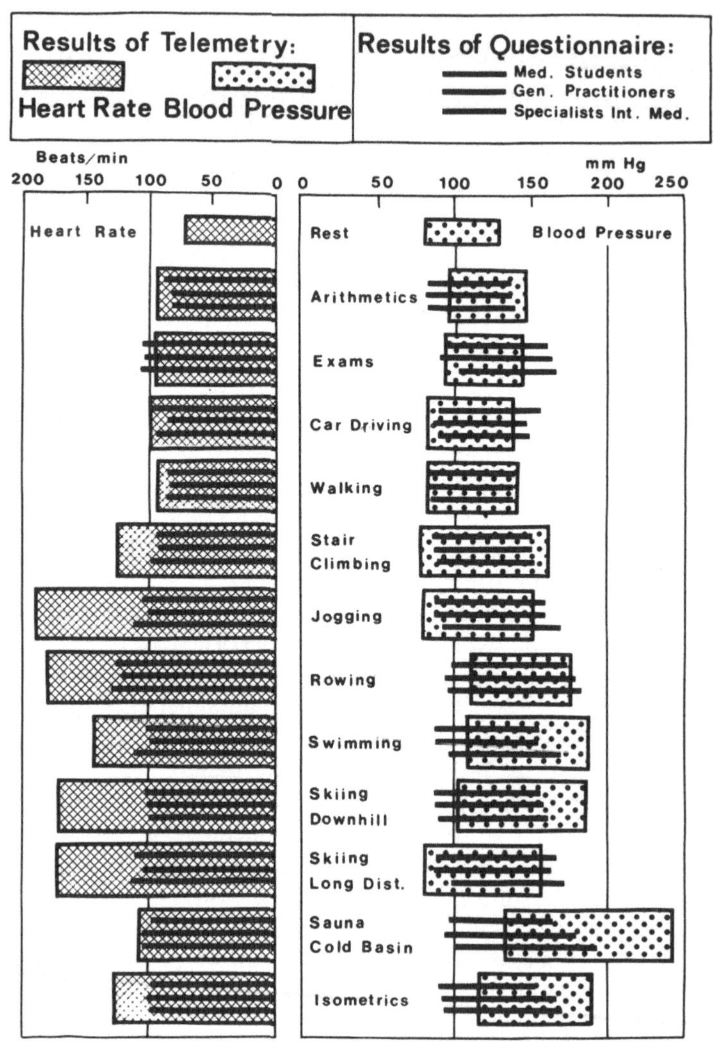

Abb. 1. Resultate einer Umfrage unter Medizinstudenten, Allgemeinärzten und Internisten über das geschätzte Blutdruck- und Herzfrequenzverhalten normotoner Personen bei diversen alltäglichen und sportlichen Belastungen (Umfrageergebnisse: *dünne schwarze Balken*). Im Vergleich dazu die Ergebnisse der Blutdruckelemetrie (Blutdruck: *gepunktete Säulen*, Herzfrequenz: *karierte Säulen*). Es zeigen sich teilweise erhebliche Unterschätzungen des systolischen Blutdruckanstiegs beim Treppensteigen, Schwimmen, Skiabfahrtslauf, bei isometrischer Belastung und im Abkühlbecken nach der Hitzeexposition in der Sauna. Die Herzfrequenz wird bei allen sportlichen Belastungen ebenfalls weit unterschätzt

2. Probanden und Methodik

Die Untersuchungen wurden an insgesamt 96 herzgesunden, normotonen Probanden mit einem Durchschnittsalter von 31 Jahren (Standardabweichung 9 Jahre) durchgeführt. Bei 30 dieser Probanden wurden Treppensteigen und

162

Tabelle 1. Mittelwerte und Streuung der Ruhewerte im Liegen des arteriellen Blutdrucks (*SAP*, systolisch; *DAP*, diastolisch; *MAP*, Mitteldruck), der Herzfrequenz *F* und des systolischen Druck-Frequenzprodukts SAP × F bei den 96 untersuchten Probanden

Parameter:	SAP	DAP	MAP	F	SAP × F
Einheit:		mmHg		Schläge/min	100mmHg/min
Mittelwert x̄:	128	74	95	71	91
Streuung:	14	9	11	12	13

isometrische Belastung direkt mit der stufenweise ansteigenden Fahrradergometrie im Sitzen verglichen. Bei den anderen sportlichen Belastungsformen konnte kein direkter gepaarter Vergleich mit der Ergometrie durchgeführt werden. Daher wurden an Hand von biometrischen Daten und der Ruhehämodynamik entsprechende Vergleichsgruppen zusammengestellt und im Labor ergometrisch belastet. Die Ruhewerte des Blutdrucks, der Herzfrequenz und des systolischen Druckfrequenzprodukts der 96 Probanden sind in Tabelle 1 zusammengestellt.

Zur kontinuierlichen Blutdruckmessung wurde entweder ein über eine Femoralarterie perkutan nach der Seldinger-Technik in die abdominale Aorta eingeführter roter Ödman-Ledin-Katheter oder ein transcutan in der linken Arteria brachialis lokalisierter Teflon-Mikrokatheter eingesetzt. Der Druckwandler vom Typ Statham P 23 war praesternal in Höhe des Ansatzes der der zweiten Rippe fixiert, wobei die hydrostatisch wirksame Höhendifferenz zwischen Druckwandler und rechtem Vorhof bei der Auswertung berücksichtigt wurde. Als Zusatzinformation wurden ein bis drei bipolare EKG-Ableitungen mitregistriert. Zur drahtlosen Meßwertübertragung diente eine Vierkanal-Radiotelemetrieanlage, deren Sender in einer Spezialweste auf dem Rücken des Probanden befestigt war.

3. Unterschiedliche körperliche Belastungen im Vergleich zur Fahrradergometrie

3.1. Blutdruck- und Herzfrequenzverhalten

Die Blutdruckprofile und Frequenzwerte bei den verschiedenen Belastungsformen sind in Abb. 2 dargestellt. Die Reihenfolge der Belastungen orientiert sich hier nach zunehmender Herzfrequenz und macht uns das unterschiedliche Blutdruckverhalten deutlich. Treppensteigen als repräsentative Alltagsbelastung führt zu einem mäßigen Anstieg des systolischen Blutdrucks auf 144 mmHg, während der diastolische Belastungsblutdruck auf dem Ruhewert von 74 mmHg verhaart. Die Herzfrequenz erreicht einen Mittelwert von 125 Schl./min und entspricht vergleichsweise einer ergometrischen Leistung von 1.16 Watt/kg. Im Gegensatz dazu führt die isometrische Belastung bei unseren Probanden zu einem exzessiv hohen Blutdruckanstieg auf 190 mmHg systolisch und

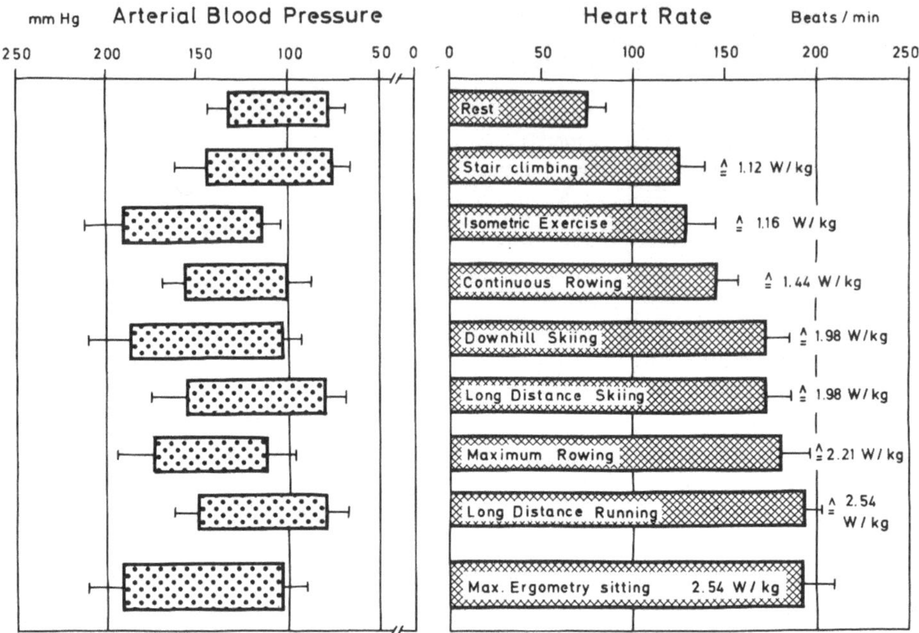

Abb. 2. Darstellung der Mittelwerte von arteriellem Blutdruck und Herzfrequenz in Ruhe, während verschiedener körperlicher Belastungen und bei maximaler fahrradergometrischer Belastung. Anordnung der einzelnen Belastungen nach zunehmender Herzfrequenz. Zu jeder Belastungsform ist die der Belastungsfrequenz entsprechende Leistung auf dem Ergometer eingetragen. Nähere Erläuterungen zu den unterschiedlichen Blutdruckprofilen siehe im Text

117 mmHg diastolisch, während die Herzfrequenz nur eine verhältnismäßig geringe Zunahme auf 128 Schl./min zeigt, die der vergleichsweise niedrigen ergometrischen Belastung mit 1.16 Watt/kg entspricht.

Die überwiegende Druckbelastung während isometrischer Muskelarbeit bleibt daher bei alleiniger Frequenzmessung unerkannt.

Unter den sportlichen Aktivitäten erweist sich kontinuierliches Rudern mit mittlerer Intensität als submaximale Herz-Kreislaufbelastung mit einem mäßiggradigen Blutdruckanstieg auf 156 mmHg systolisch und 100 mmHg diastolisch. Die Herzfrequenz von durchschnittlich 146 Schl./min entspricht einer ergometrischen Leistung von 1.44 Watt/kg.

Alle übrigen untersuchten sportlichen Belastungen, nämlich Skiabfahrtslauf, Skilanglauf, Rudern mit maximalem Krafteinsatz und Langlauf, provozieren im Durchschnitt eine Herzfrequenz zwischen 171 Schl./min und 192 Schl./min und sind damit in der Nähe der maximalen ergometrischen Belastung einzuordnen. Bei letzterer wird eine Herzfrequenz von 190 Schl./min bei einer Durchschnittsleistung von 2.54 Watt/kg erreicht.

Wie Abb. 2 zeigt, bestehen jedoch hinsichtlich des Blutdruckverhaltens erhebliche Unterschiede zwischen diesen Formen der Maximalbelastung. Der geringste Blutdruckanstieg wird beim Skilanglauf und beim Langlauf registriert. Kennzeichnend für diese beiden dynamischen Sportarten ist, daß der diastolische Belastungsblutdruck nicht über den Ruhewert ansteigt. Ebenso ist der systoli-

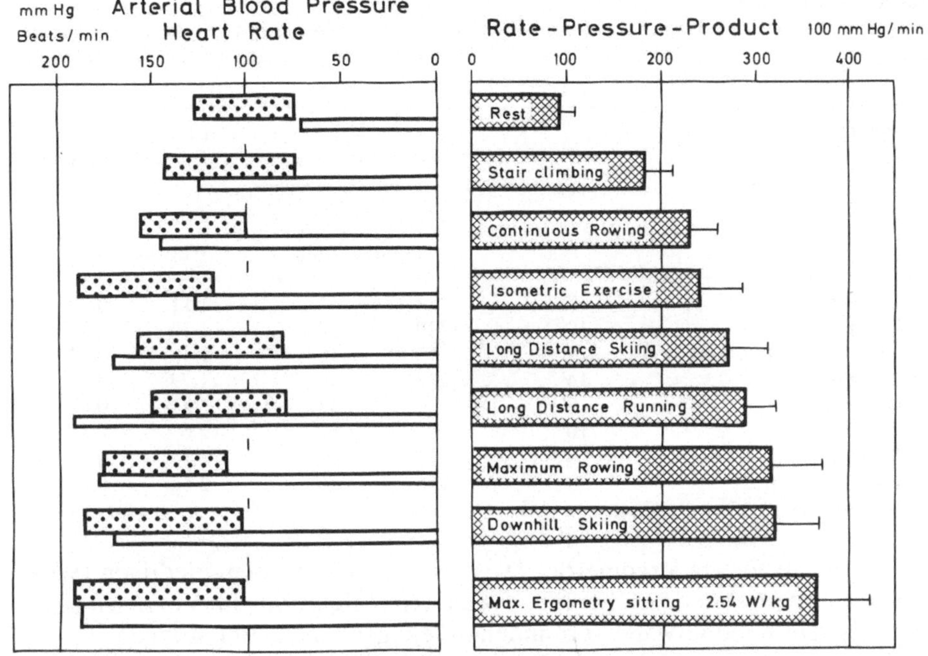

Abb. 3. Mittelwerte des systolischen Druck-Frequenzprodukts *(rechts)* sowie des arteriellen Blutdrucks und der Herzfrequenz *(links)* bei denselben Belastungsformen wie in Abb. 2, geordnet nach ansteigendem Druck-Frequenzprodukt.

sche Blutdruckanstieg auf 158 mmHg beim Skilanglauf und 151 mmHg beim Langlauf gering im Vergleich zum Ruhewert. Systolischer und diastolischer Blutdruck sind bei diesen dynamischen Sportarten statistisch signifikant niedriger als beim Skiabfahrtslauf, Rudern mit maximalem Krafteinsatz und bei maximaler Ergometerbelastung. Im Durchschnitt wird bei der Ergometrie ein Blutdruck von systolisch 192 mmHg (Streuung $\pm$ 19 mmHg) und diastolisch 102 mmHg (Streuung $\pm$ 13 mmHg) erreicht. Bei einer durchschnittlichen Herzfrequenz von 190 Schl./min (Streuung $\pm$ 15 Schl./min) resultiert ein systolisches Druck-Frequenzprodukt von 365×10^2 mmHg/min (Streuung $\pm$ 56×10^2 mmHg/min).

3.2. Systolisches Druck-Frequenzprodukt

Werden die untersuchten Belastungsformen nach zunehmendem *systolischem Druck-Frequenzprodukt* geordnet (Abb. 3), so ergibt sich eine andere Reihenfolge als bei Anordnung nach ansteigender Frequenz. Die zuzuordnenden Leistungen auf dem Ergometer sind in Tabelle 2 aufgelistet. Die Reihenfolge der Belastungen zeigt, daß rein dynamische Formen wie Skilanglauf und Langlauf zu einem niedrigeren Druckfrequenzprodukt und damit einer niedrigeren adäquaten Ergometerleistung führen als maximales Rudern, Skiabfahrtslauf oder

165

Tabelle 2. Systolisches Druck-Frequenzprodukt *(SAP × F)* bei verschiedenen Belastungsformen und die entsprechende Leistung auf dem Fahrradergometer (Mittelwerte $\bar{x}$ und Standardabweichung s). Gleiche Indexziffern hinter der Probandenzahl n bedeuten, daß die Probanden dem gleichen Kollektiv angehören

Belastung	n	SAP × F		Entsprechende Ergometerleistung	
		$\bar{x}$	s	$\bar{x}$	s
		100 mmHg/min		Watt/kg	
1) Treppensteigen	30[1]	182	34	1.11	0.23
2) Dauerrudern	10[2]	229	30	1.26	0.27
3) Isometrische Belastung	22[1]	243	46	1.48	0.52
4) Skilanglauf	14[3]	272	46	1.73	0.51
5) Langlauf	8[2]	290	32	1.87	0.66
6) Max. Rudern	10[2]	318	52	2.09	0.69
7) Skiabfahrtslauf	16[3]	320	45	2.14	0.60
8) Max. Ergometrie		365	56	2.54	0.53

die maximale Fahrradergometrie. Dies erklärt sich aus dem niedrigen systolischen Belastungsblutdruck bei rein dynamischer Belastung im Vergleich zu den mit höherem Kraftaufwand verbundenen letztgenannten Belastungen.

In Abb. 3 werden insbesondere die unterschiedlichen Relationen von Herzfrequenz zu arteriellem Blutdruck bei den verschiedenen Sportarten deutlich. Die augenfälligsten Unterschiede zeigen sich zwischen rein *isometrischer* Belastung (exzessiv hoher Druck bei verhältnismäßig geringer Frequenz) und dem *dynamischen* Langlauf (exzessiv hohe Frequenz, vergleichsweise niedriger Blutdruck), während das systolische Druck-Frequenzprodukt nur einen geringen Unterschied aufweist (isometrische Belastung: 243×10^2 mmHg/min, Langlauf: 290×10^2 mmHg/min). Der auf Grund der Frequenz als Maximalbelastung einzustufende Langlauf ist unter dem Gesichtspunkt des Druck-Frequenzprodukts nur eine submaximale Herz-Kreislaufbelastung. Dies wird deutlich beim Vergleich mit der maximalen Fahrradergometrie, wo mit 365×10^2 mmHg/min das höchste systolische Druck-Frequenzprodukt unter allen untersuchten Belastungen erreicht wird.

4. Extrembelastungen des Herz-Kreislaufsystems

4.1. Blutdruck- und Herzfrequenzprofil bei einem 400 m Lauf

Im vorausgegangenen Abschnitt wurden statistische Mittelwerte des Blutdruck- und Frequenzverhaltens bei Sportarten vorgestellt, die durch eine gleichförmig-rhythmische Muskelarbeit über mindestens 2.5 min, wie bei isometrischer Belastung oder beim Skiabfahrtslauf, oder länger gekennzeichnet sind. Ergänzend dazu konnten mit Hilfe der Blutdruckelemetrie exemplarisch einige Sportarten untersucht werden, die eine Kombination aus kurzen Laufspurts mit zusätzlichen Kraftübungen und mit Einsatz der Bauchpresse darstellen.

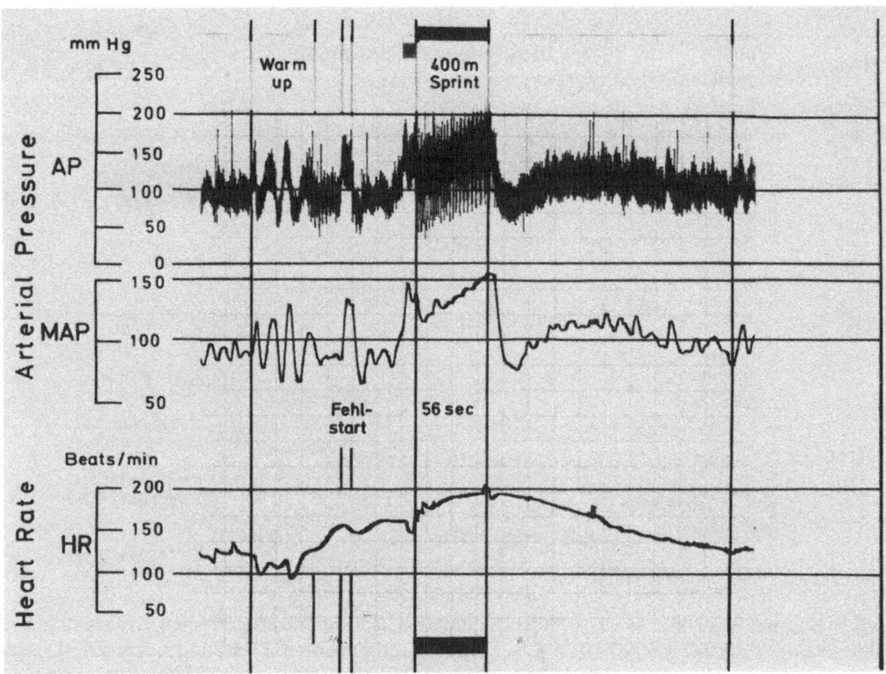

Abb. 4. Beispiel des Blutdruck- und Herzfrequenzprofils vor, während und nach einem 400 m-Lauf bei einem 25-jährigen Sportstudenten. Bereits vor dem Start überschreitet die Herzfrequenz 150 Schl./min. Während des Laufs kontinuierlicher Anstieg des arteriellen Drucks auf 200/ 102 mmHg und des arteriellen Mitteldrucks auf 152 mmHg. Nach dem Zieldurchlauf fällt der Blutdruck innerhalb von 10 s auf ein Minimum von 102/58 mmHg ab, während sich die Belastungsfrequenz von maximal 196 Schl./min nur langsam reduziert

Erstes Beispiel eines solchen Spurts ist der Mittelstreckenlauf über 400 m. Bei einem 25-jährigen Sportstudenten konnte hierbei der direkte arterielle Blutdruck radiotelemetrisch gemessen werden (Abb. 4). Bereits in der Vorstartphase steigt die Herzfrequenz auf Werte um 160 Schl./min an, welche allein durch die emotionelle Anspannung bedingt sind. Von Beginn des Mittelstreckenlaufs an steigt der arterielle Blutdruck kontinuierlich an, was im Gegensatz zu dem gleichbleibend niedrigen Blutdruckprofil beim Langstreckenlauf steht. Bemerkenswert ist beim Mittelstreckenlauf vor allem der deutliche Anstieg des diastolischen Drucks. Am Ende der 400 m Strecke beträgt der Blutdruck des normotonen Probanden 200/102 mmHg mit einem arteriellen Mitteldruck von 152 mmHg. Während der kurzen Laufbelastung wird eine Herzfrequenz von 196 Schl./min erreicht, welche nach Belastungsende in typischer Weise allmählich zurückgeht. Dagegen fällt der Blutdruck nach dem Ziel innerhalb von 10 sec systolisch um rund 100 mmHg ab.

4.2. Blutdruck- und Herzfrequenzprofil bei einem gymnastischen Fitnesstest

Als zweites Beispiel einer ungewöhnlichen Kreislaufreaktion ist in Abb. 5 die Hämodynamik während eines Fitneß-Tests gezeigt, welche ebenfalls bei dem

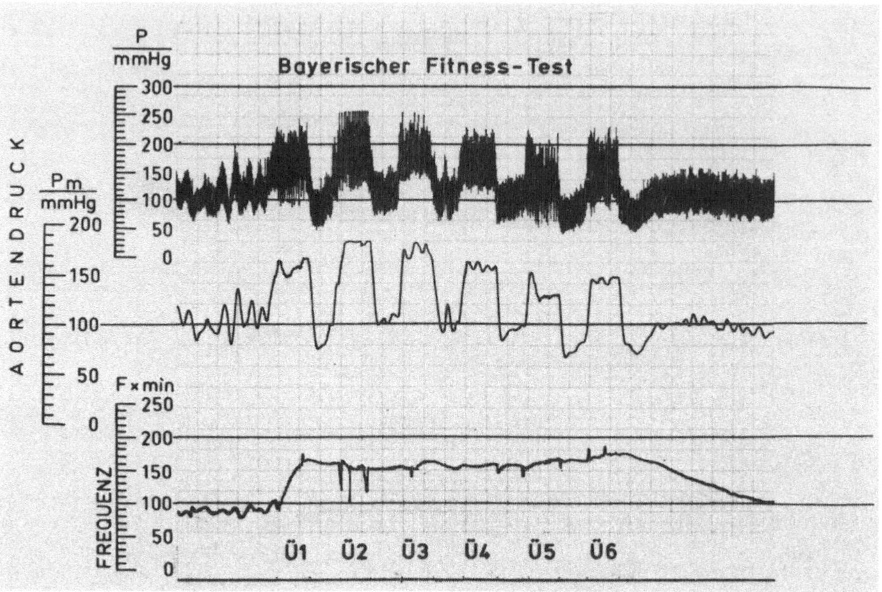

Abb. 5. Beispiel einer nur durch Blutdruckelemetrie nachweisbaren extremen Kreislaufbelastung während eines Fitneß-Tests bei einem 25-jährigen Sportstudenten. Das Blutdruckprofil ist gekennzeichnet durch exzessive Werte zwischen 200 und 250 mmHg bei allen 6 Übungen, während die Herzfrequenz ein annähernd konstantes Niveau zwischen 155 und 175 Schl./min zeigt

25-jährigen Sportstudenten radiotelemetrisch gemessen wurde. Der große Krafteinsatz bei den gymnastischen Übungen und die überlagerte Preßatmung resultieren in exzessiv hohen Blutdruckwerten, die z. B. bei der Übung Nr. 2 bis 250/140 mmHg ansteigen. Auch bei allen übrigen gymnastischen Übungen erreicht der systolische arterielle Druck Werte von 200 mmHg und darüber. Im Gegensatz zu dieser phasisch wechselnden Druckbelastung des Kreislaufsystems zeigt die Belastungsherzfrequenz eines relativen steady-state mit Werten zwischen 155 und 175 Schl./min, die in keiner Weise die tatsächliche Kreislaufbelastung reflektieren.

4.3. Blutdruck- und Herzfrequenzprofil auf einem Trimmpfad

Das letzte Beispiel (Abb. 6) demonstriert besonders deutlich den Einfluß der Bauchpresse und der Preßdruckatmung auf das Blutdruckprofil während einer Rumpfsenkübung auf einem Trimmpfad. Durch die vorangehende Laufphase ist die Herzfrequenz bereits maximal auf 208 Schl./min beschleunigt, wobei das Blutdruckprofil des 23-jährigen Probanden im Mittel bei 135 mmHg systolisch und 70 mmHg diastolisch liegt (die rhythmischen Schwankungen sind als Interferenzerscheinung zwischen den Pulswellen und den durch die Laufschritte induzierten Druckwellen aufzufassen). Beim Rumpfsenken werden rhythmische Druckschwankungen von rund 90 mmHg provoziert, so daß Spitzenblutdrücke von systolisch 225 mmHg auftreten. Obwohl die Laufphase auf dem Trimmpfad

168

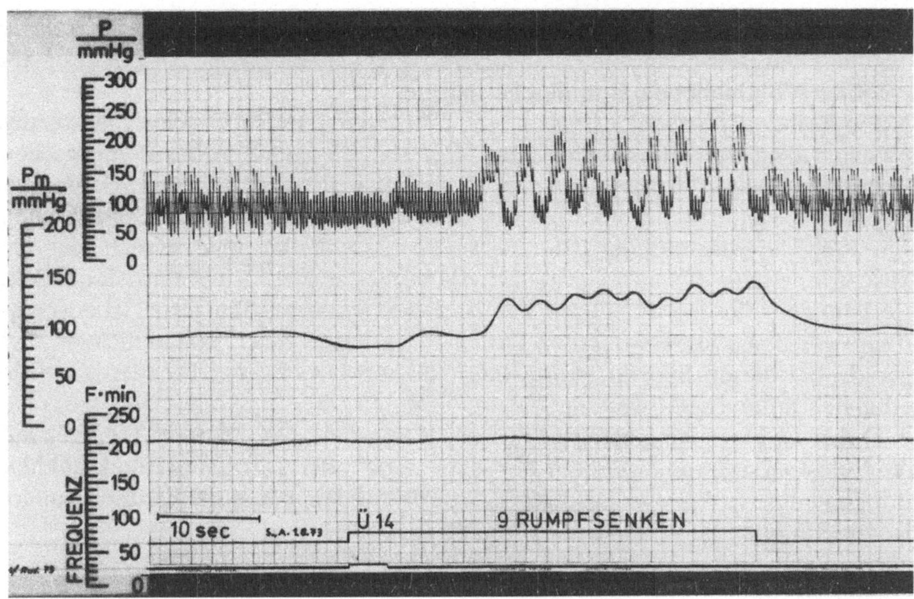

Abb. 6. Telemetrische Registrierung des arteriellen Blutdruckprofils mit arteriellem Mitteldruck und Herzfrequenzverlauf eines 23-jährigen Probanden während einer gymnastischen Übung auf einem Trimmpfad. Links und rechts sind jeweils Laufphasen mit den typischen Interferenzerscheinungen zwischen Pulswellen und den durch die Laufschritte erzwungenen intravasalen Druckschwingungen abgebildet. Die Rumpfsenk-Übungen führen zu wellenartigen Druckschwankungen um 90 mmHg innerhalb von 3 Sekunden mit Spitzenwerten über 200 mmHg

bereits eine Maximalbelastung darstellt, wird somit dem Herz- Kreislaufsystem durch derartige gymnastische Übungen eine *zusätzliche* enorme Druckbelastung aufgezwungen.

5. Schlußfolgerungen

1. Die Resultate der radiotelemetrischen Blutdruck- und Herzfrequenzmessungen bei verschiedenen sportlichen Belastungen zeigen die Notwendigkeit einer differenzierten Betrachtung der Kreislaufreaktion bei körperlicher Belastung auf. Im wesentlichen bestimmen drei Determinanten die Art des Blutdruck- und Frequenzverhaltens. Diese *Determinanten* sind: die *Intensität* der *dynamischen Muskelbelastung,* das Verhältnis von *isometrischer zu dynamischer Muskelarbeit* und die *Preßdrucküberlagerung.*
2. Die Belastungsart mit dem niedrigsten Belastungsblutdruck ist die rein dynamische Belastung durch Laufsportarten, speziell durch Langlauf zu Fuß oder per Ski. Hier steigt lediglich der systolische arterielle Druck mäßig über die Ruhewerte an, während der diastolische Druck nicht nennenswert vom Ruhewert abweicht, so daß bei nur gering erhöhtem arteriellem Mitteldruck von

einer „ökonomischen" Volumenhypertonie gesprochen werden kann. Bei der dynamischen Belastung spielt die Herzfrequenz die Hauptrolle zur Deckung des erhöhten Volumenbedarfs in der Peripherie.

3. Ein Teil der sportlichen Belastungen führt zu einem Blutdruckverhalten, das zwischen dem der rein dynamischen Muskelarbeit und dem der isometrischen Belastung einzuordnen ist. Hierzu gehören beispielsweise Rudern, Skiabfahrtslauf und die Fahrradergometrie. Aus dem deutlichen Anstieg des systolischen wie auch des diastolischen Blutdrucks ist zu schließen, daß es sich hier um Mischformen aus dynamischer und rhythmisch-statischer Muskelarbeit handelt. Belastungen dieser Art führen zur höchsten linksventrikulären Arbeitsbelastung, gemessen am systolischen Druck-Frequenzprodukt. Erstaunlich ist, daß gerade bei diesen Sportarten die tatsächlichen Druck- und Frequenzanstiege erheblich unterschätzt werden.

4. Daher ist hier eine Korrektur unserer Kenntnisse besonders im Hinblick auf die Belastbarkeit von Patienten mit Hypertonie oder koronarer Herzkrankheit dringend notwendig, um schädigende Überlastungen und akute kardiovaskuläre Komplikationen zu vermeiden.

6. Literatur

1. Bachmann K, Zerzawy R, Riess PJ, Zölch KA (1970) Blutdrucktelemetrie – kontinuierliche, direkte Blutdruckmessung im Alltag und beim Sport. Dtsch Med Wochenschr 95: 741
2. Zerzawy R, Bachmann K (1979) Telemetrie von arteriellem Druck und Herzfrequenz unter alltäglichen und sportlichen Belastungen im Vergleich zur Fahrradergometrie. Z Kardiol 9: 617

Arterielle Hypertonie

Ätiopathogenese – Diagnostik – Therapie

Herausgeber: J. Rosenthal
Mit Beiträgen zahlreicher Fachwissenschaftler
1980. 174 Abbildungen, 75 Tabellen. XII, 556 Seiten
Gebunden DM 89,–. ISBN 3-540-08713-3

J. Bonelli
Beta-Rezeptoren-Blockade

Klinische Pharmakologie und klinisch-therapeutische
Anwendung

1979. 42 Abbildungen, 8 Tabellen. XII, 141 Seiten
DM 49,–
Wien-New York: Springer-Verlag. ISBN 3-211-81553-8

S. Effert, P. Hanrath, W. Bleifeld
Echokardiographie

Mit einem Beitrag „Echokardiographie im Kindesalter"
von J. Keutel

1979. 98 Abbildungen, 6 Tabellen. X, 146 Seiten
Gebunden DM 68,–. ISBN 3-540-09166-1

The Heart in Hypertension

Editor: B. E. Strauer
1981. 197 figures, 55 tables. Approx. 480 pages
(International Boehringer Mannheim Symposia)
DM 89,–. ISBN 3-540-10496-8

Herzrhythmusstörungen

Herausgeber: H. Hochrein
Mit Beiträgen von O. A. Beck, F. B. Everling, H.-U. Lehmann,
E. Witt
1979. 108 Abbildungen, 57 Tabellen. XV, 298 Seiten
(Kliniktaschenbücher)
DM 29,50. ISBN 3-540-08714-1

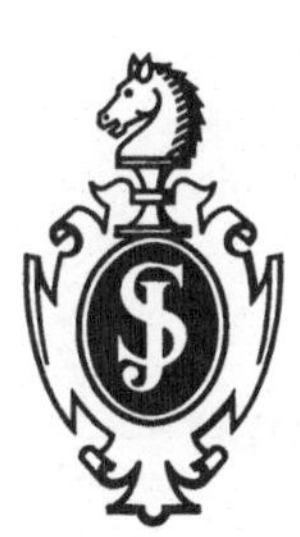

Springer-Verlag
Berlin
Heidelberg
New York

Hoher Blutdruck

Eine aktuelle Bestandsaufnahme

Herausgeber: R. Gotzen, F. W. Lohmann
1979. 65 Abbildungen, 40 Tabellen. V, 138 Seiten
DM 29,50. ISBN 3-540-08715-X